食品表示を裏づける分析技術

―科学の目で偽装を見破る―

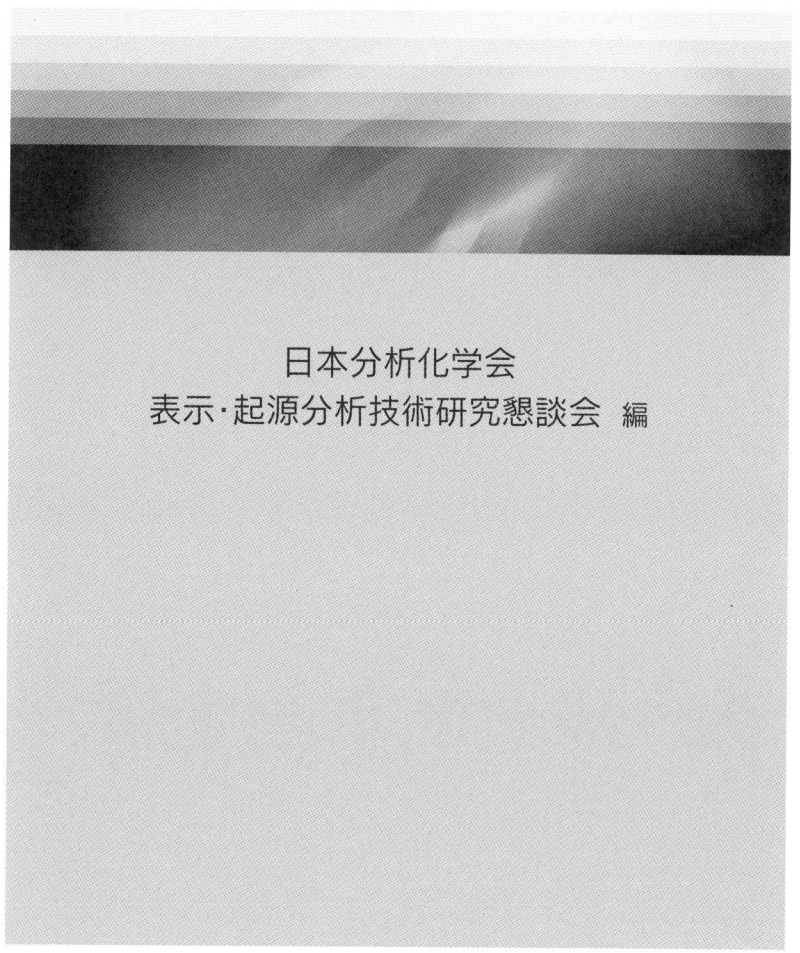

日本分析化学会
表示・起源分析技術研究懇談会 編

TDU 東京電機大学出版局

まえがき

　食品の「安心」は，科学的評価によって決定される「安全」と，行政，食品事業者などの誠実な姿勢と真剣な取り組みや消費者への十分な情報提供による「信頼」によって構成されます。食品表示は，消費者にとって，主として「信頼」にかかわる重要な要素です。従来，表示の信憑性を確認するには，立ち入りで書類を調査する社会的検証しか手段がありませんでしたが，表示についてのJAS法の改正や種苗法改正による育成権者の保護の強化などへの対応のために，表示内容などの科学的検証としての判別技術が必要となり，品種，産地，生産履歴，遺伝子組換え，放射線照射などについての研究が行なわれています。現在では，一つの分析手法だけでは起源の判別や推定に対応することは難しく，複数の分析手法の組合せが必要とされており，横断的な研究会を整備することが必要と考えられていました。

　表示・起源分析技術研究懇談会は，平成20年度に「起源と表示」をテーマに2回の勉強会を開催し，参加者の関心の高さを受けて，平成20年12月に（社）日本分析化学会の13番目の研究懇談会として発足し，平成21年度からは年2回の講演会を実施しています。

　今般，当研究懇談会の事業の一環として，食品表示の信頼性を確保するための技術について網羅的に理解していただくために，本書『食品表示を裏づける分析技術』を出版することといたしました。読者が，表示の根拠となる法律などを概観したうえで，食品の表示の検証に，どのような分析技術が使用され，あるいは研究されているのかを紹介します。

　本書では，第1章で表示の法的根拠について，主にJAS規格を紹介し，他の法律についても触れています。その他の各章では，技術開発の背景（社会からの要求も含めて），技術の紹介（原理，分析方法，限界など），および得られている成果を紹介します。また，開発された技術がそのままで社会に利用されるわけではなく，方法の妥当性確認という過程を通る必要があることも説明しています。

　表示内容の科学的検証技術について理解を深められるとともに，規格や規制にかかわる技術に要求される性能についても留意されることを期待します。

平成22年10月

編集委員を代表して　**安 井 明 美**

◆ CONTENTS ◆◆

第1章 食品表示のルール　1

1.1 JAS法に基づく品質表示基準　1
1.1.1 生鮮食品の表示　1
1.1.2 加工食品　4
1.2 加工食品の表示　6
1.2.1 名称　6
1.2.2 原材料名　6
1.2.3 原料原産地名　6
1.2.4 輸入品の表示　8
1.2.5 内容量　9
1.2.6 期限表示　9
1.2.7 特色ある原材料などの表示　10
1.2.8 表示禁止事項　11
1.2.9 表示の省略　11
1.3 遺伝子組換え食品の表示　11
1.4 有機食品の表示　12
1.5 食品衛生法に基づく表示　12
1.5.1 アレルギー表示　12
1.5.2 食品添加物の表示　13

第2章 産地判別　16

2.1 総論　16
2.1.1 背景　16
2.1.2 歴史　17
2.1.3 方法　18
2.2 元素組成　18
2.2.1 誘導結合プラズマ発光分析および誘導結合プラズマ質量分析　18
2.2.2 蛍光X線分析法　29
2.2.3 放射化分析法　38

2.3 安定同位体比　46
　2.3.1　軽元素　46
　2.3.2　重元素　53
2.4 遠紫外分光法　59
　2.4.1　紫外スペクトルによる分析　60
　2.4.2　遠紫外領域では何が見えるか　61
　2.4.3　減衰全反射（ATR）遠紫外分光法　62
　2.4.4　ATR遠紫外分光法で見る水とイオン　63
　2.4.5　透過型遠紫外分光法　63
　2.4.6　紫外および遠紫外分光法の展望　65

第3章 品種識別　71

3.1 総論　71
　3.1.1　ヒトにおけるDNA鑑定の現状　72
　3.1.2　農産物・加工品におけるDNA品種識別技術の現状　73
　3.1.3　DNA品種識別技術開発の今後のあり方　76
3.2 野菜　78
　3.2.1　イチゴの高精度品種識別技術の開発　78
　3.2.2　イチゴ以外の野菜の品種識別技術　83
3.3 果実　84
　3.3.1　果実や果樹類　84
　3.3.2　果実や果樹類でのDNA品種識別の現状　85
　3.3.3　果実加工品のDNA品種識別技術　89
　3.3.4　育成者権の侵害事例とDNA品種識別　91
　3.3.5　世界の技術開発動向　91
　3.3.6　今後の展開　92
3.4 穀類・豆類　93
　3.4.1　米　93
　3.4.2　小麦　96
　3.4.3　豆類　97
3.5 牛　97
　3.5.1　国産牛の品種　98
　3.5.2　日本への輸入牛肉と牛品種　99
　3.5.3　偽装表示の背景　100
　3.5.4　国内産牛の鑑別技術の開発　101
　3.5.5　豪州産輸入牛肉に対する鑑別技術の開発　103

3.5.6 米国産輸入牛肉に対する鑑別技術の開発　103
3.5.7 鑑別法の適用と注意点　104
3.6 **肉種判別**　104
3.6.1 肉種判別法　105
3.6.2 肉種判別法における問題点と今後の展望　109

第4章
栽培履歴　114

4.1 総論　114
4.1.1 多様化する農産物や食品　114
4.1.2 栽培法のいろいろ　114
4.1.3 栽培環境のいろいろ　116
4.1.4 窒素安定同位体の活用　117
4.1.5 生産環境と生産物の$\delta^{15}N$値　120
4.1.6 草本性と木本性の特徴　121
4.1.7 高度偽装防止技術の開発に向けた今後の展望　122
4.2 **野菜・果樹・茶・キノコ・花き**　123
4.2.1 野菜　123
4.2.2 果樹　126
4.2.3 茶　127
4.2.4 キノコ　127
4.2.5 花き　128
4.2.6 さらなる品目の拡大　128
4.3 **米**　129
4.3.1 米の$\delta^{15}N$値を用いた有機栽培米の判別法　130
4.3.2 有機質資材の$\delta^{15}N$値　130
4.3.3 水稲の窒素源と米の$\delta^{15}N$値の関係　131
4.3.4 土壌と玄米の$\delta^{15}N$値による判別の可能性　132
4.3.5 土壌と玄米の$\delta^{15}N$値の関係の地域性と栽培年の影響　134
4.3.6 まとめと課題　135

第5章
放射線照射履歴　139

5.1 放射線照射食品とは　139
5.2 EUにおける検知法開発と国際標準化　140
5.3 わが国の食品照射の実施状況と検知法　140

5.4　照射検知法の特徴と概要　142
　　　　5.4.1　熱ルミネッセンス（TL）法　142
　　　　5.4.2　光励起ルミネッセンス（PSL）法　144
　　　　5.4.3　電子スピン共鳴（ESR）法　145
　　　　5.4.4　化学分析法（2-アルキルシクロブタノン法および炭化水素法）　145
　　5.5　まとめと課題　145

第6章
水産物の解凍・生　　　　　　　　　　　　　　　　　　　　　　　　　　　　148

　　6.1　各種判別法とその原理　149
　　　　6.1.1　眼球の白濁に基づく判別　149
　　　　6.1.2　赤血球の崩壊に基づく判別　149
　　　　6.1.3　酵素活性の変化に基づく判別　150
　　　　6.1.4　非破壊分析による判別　150
　　6.2　可視・近赤外分光法による判別とその原理　151
　　　　6.2.1　近赤外分光法の特徴　151
　　　　6.2.2　近赤外分光法による判別（ラウンド魚）　151
　　　　6.2.3　近赤外分光法による判別（切り身）　153
　　6.3　おわりに　153

第7章
水産物の養殖・天然　　　　　　　　　　　　　　　　　　　　　　　　　　　157

　　7.1　魚類の一般成分と養殖・天然の判別　157
　　7.2　脂肪酸とその変動要因　158
　　7.3　養殖・天然判別のマーカーと脂質　160
　　7.4　アユにおける養殖・天然判別　161
　　7.5　カンパチにおける養殖・天然判別の検討　162
　　7.6　おわりに　163

第8章
遺伝子組換え農作物　　　　　　　　　　　　　　　　　　　　　　　　　　　168

　　8.1　遺伝子組換え食品に対する表示制度の導入と監視　168
　　8.2　遺伝子組換え食品の検査に利用されている技術　170
　　　　8.2.1　組換え遺伝子由来のタンパク質の検知　170
　　　　8.2.2　組換え遺伝子の検知　170

8.3 標準分析法による遺伝子組換え食品の検査　172
    8.3.1 定量PCR用コントロールプラスミド　172
    8.3.2 リアルタイムPCR法を用いた定量法　173
8.4 遺伝子組換え体検知における課題　174

第9章
アレルゲン　　178

9.1 食物アレルギー　178
9.2 表示制度　179
9.3 アレルギー食品の検知技術　180
    9.3.1 免疫学的手法による検知　180
    9.3.2 アレルギー食品由来核酸の検知　182
9.4 厚生労働省通知検査法　184
9.5 アレルギー食品新規検査技術の開発状況　187
9.6 おわりに　187

第10章
混合割合　　190

10.1 そば粉の配合割合を推定する種々の方法　190
10.2 アミノ酸パターン類似率　193
    10.2.1 アミノ酸パターン類似率を用いるそば粉配合割合推定方法　193
    10.2.2 アミノ酸パターン類似率を用いる方法の改良法　197
    10.2.3 アミノ酸パターン類似率を用いる方法のまとめ　200
    10.2.4 アミノ酸パターン類似率を用いる方法の現状と課題　201
10.3 蛍光指紋　202
    10.3.1 そばの表示　202
    10.3.2 そば粉の配合割合の推定　202
    10.3.3 蛍光指紋とは　202
    10.3.4 そば粉における蛍光指紋　204
    10.3.5 データ処理　205
    10.3.6 PLS回帰分析による実測値と推定値　206
    10.3.7 今後の方向性　206

第11章
判別技術の妥当性確認　　210

- 11.1　妥当性確認とは　210
- 11.2　測定法の妥当性確認の必要性　211
- 11.3　妥当性確認実施上の判別技術の分類　211
- 11.4　妥当性確認のガイドライン　211
- 11.5　定性法の妥当性確認　212
  - 11.5.1　正解率を計算するデータ数　212
  - 11.5.2　試験室数と反復数　214
  - 11.5.3　受け入れ可能な正解率　214
- 11.6　定量法の妥当性確認　215
  - 11.6.1　フルコラボの必要条件　215
  - 11.6.2　室間共同試験で求める性能指標　215
  - 11.6.3　単一試験室の妥当性確認で検討する主な性能指標　216
- 11.7　時間的検証　217

付録　　220

- 1　参考図書，研究機関などのウェブページ　220
- 2　用語集　222

索引　225

コラム

- 原料原産地と原産国　8
- 食品表示制度の変遷　15
- 地球化学図　70
- 放射性炭素を用いた年代測定　113
- 同位体分析の新たな方法論としてのアイソトポマー分析　138
- 地下水の起源　147
- 工業用発酵エタノール製造に使用する原料アルコールの起源　156
- 安定同位体比を用いた生態系研究の発展　166-167
- これからの同位体比分析　176-177
- 乱用薬物の安定同位体比質量分析　189
- 食品添加物高分子に含まれる水の物性分析　208-209
- 考古学における産地判別　219

第1章

食品表示のルール

　日本の食料自給率は41％に低迷しているが，わが国ではとても豊かな食生活を送っている。スーパーマーケットに行けば，国産の食品に加えて世界中の国々から輸入された生鮮食品，加工食品が所狭しと並べられている。例えば，同じ牛肉であっても，国産，米国産，豪州産，さらに国産でも和牛，交雑種などが一緒に売られている。これらを外見から判別することは難しく，消費者は食品に表示されている情報を信頼して食品を購入している。このため，食品表示は，わかりやすく誤解されることなく消費者に伝えられる必要があり，一方，製造業者，販売業者，輸入業者はルールに従って正しい内容を伝えなければならない。

　このため，わが国には，一般消費者の選択に資するための食品の品質表示基準を定めた「農林物資の規格化及び品質表示の適正化に関する法律」（JAS法），公衆衛生の危害の発生を防止するための「食品衛生法」，ビタミン豊富やノンカロリーなどの栄養成分や熱量に関する表示を行なう場合の基準を定めている「健康増進法」，密封した一定の商品について正味量の標記義務と量目公差のルールを定めた「計量法」，虚偽，誇大な広告を禁止している「景品表示法」（「不当景品類及び不当表示防止法」）や「不正競争防止法」などの法律のほか，公正取引委員会の認定を受けて事業者団体などが自主的に定めた公正競争規約がある。このほか，容器包装食品リサイクル法に基づくマークや，表示の基準を定めたものではないが消費者に注意を促す情報として，製造業者などが製造した製品の欠陥に起因して発生した損害に対しての損害賠償責任について定めた「製造物責任法」（PL法）に関連し，事故予防のための注意表示（例：「缶のまま電子レンジで温めないでください」，「内容液が膨張して容器が破損する恐れがあります」）などの表示がある（表1.1）。

1.1　JAS法に基づく品質表示基準

　JAS法は，一般消費者の食品の選択に資することを目的とした法律であり，告示により生鮮食品と加工食品を区分して広く品目横断的に適用される品質表示基準（横断品表），醤油など加工食品46品目，しいたけなど生鮮食品3品目の合計49の個別品目を対象とした品質表示基準（個別表），遺伝子組換え食品に関する表示の基準が定められている。

1.1.1　生鮮食品の表示
　生鮮食品については，JAS法に基づく生鮮食品品質表示基準により，名称と原産地の表示が義務づけられている。表示の対象となる生鮮食品を表1.2に示す。この表示は，容器包装や商品に近

表 1.1 食品の表示に関する主な法律

		表示する事項など
JAS法（品質表示基準）	生鮮食品	名称，原産地など
	加工食品	名称，原材料，内容量，賞味（消費）期限，保存方法，製造業者など
	遺伝子組換え食品	対象品が「遺伝子組換え」を含まないなど
	個別品目（49品目）	生鮮品3品目，加工食品46品目
食品衛生法	名称，非加熱食肉製品・加熱食肉製品の区別，添加物，賞味（消費）期限，アレルギー表示（特定原材料〜7品目など）など	
健康増進法	栄養表示（栄養成分，熱量などの表示）	
薬事法	医薬品的な効能効果の表示禁止	
景品表示法	虚偽，誇大な広告の禁止，公正競争規約	
計量法	特定商品にかかわる内容量の適正な表示	
製造物責任法	事故防止のための注意表示	
マーク	容器包装リサイクル識別マーク	

接した立て札やPOPなどに表示するが，どの表示方法であっても名称と原産地を表示する必要があり，省略は認められていない。また，これに加え，計量法第13条第1項に基づく「特定商品の販売に係る計量に係る政令」第5条に規定された特定商品であって，容器に入れ，または包装されたものについては，内容量と販売業者の氏名または名称および住所の表示が義務づけられている。

生鮮食品の名称はその内容を表わす一般的な名称を記載することとされており，具体的には，水産物には「魚介類の名称のガイドライン」（平成19年7月，水産庁），和牛と黒豚は「和牛等特色のある食肉の表示に関するガイドライン」（平成19年3月，農林水産省）が公表されている。

原産地表示について，農産物では，国産品については都道府県名または都道府県名に代えて市町村名その他一般に知られている地名を原産地として記載することができる。また，輸入品は原産国名または原産国名に代えて一般に知られている地名を原産地として記載することができる。

畜産物では，国産品については国産である旨を記載することとなっているが，これに代えて主たる飼養地が属する都道府県名，市町村名その他一般に知られている地名を原産地として記載することができる。また，輸入品は原産国名を記載することとなっている。なお，畜産物の原産地表示にあたって，飼養地が複数にまたがる場合は飼養期間が最も長い飼養地が原産地となる。

水産物では，国産品は水域名または地域名（主たる養殖場が属する都道府県名）を記載することとなっており，水域名の記載が困難な場合は水揚港名または水揚港が属する都道府県名を記載することができる。また，輸入品は原産国名を記載（水域名を併記することができる）することとなっている。さらに，水産物では水産物品質表示基準に基づき，名称，原産地表示に加えて，冷凍したものを解凍したものについては「解凍」と，養殖されたものについては「養殖」と記載しなければならない。なお，いずれの生鮮食品についても，同じ種類であって複数の原産地のものを混合した場合は，製品に占める重量の多いものから順に記載することとなっている。

また，しいたけと玄米および精米については，それぞれ「しいたけ品質表示基準」「玄米及び精米品質表示基準」に基づき表示する内容が定められている。しいたけについては，名称，原産地に加えて，栽培方法として，原木栽培の場合は「原木」と，菌床栽培の場合は「菌床」と表示するこ

表 1.2　生鮮食品品質表示基準に定められた生鮮食品（生鮮食品品質表示基準別表）

1 農産物（きのこ類，山菜類およびたけのこを含む）	
(1) 米穀 （収穫後調整，選別，水洗い等を行ったもの，単に切断したもの及び精麦または雑穀を混合したものを含む）	玄米，精米
(2) 麦類 （収穫後調整，選別，水洗い等を行ったもの及び単に切断したものを含む）	大麦，はだか麦，小麦，ライ麦，えん麦
(3) 雑穀 （収穫後調整，選別，水洗い等を行ったもの及び単に切断したものを含む）	とうもろこし，あわ，ひえ，そば，きび，もろこし，はとむぎ，その他の雑穀
(4) 豆類 （収穫後調整，選別，水洗い等を行ったもの及び単に切断したものを含み，未成熟のものを除く）	大豆，小豆，いんげん，えんどう，ささげ，そら豆，緑豆，落花生，その他の豆類
(5) 野菜 （収穫後調整，選別，水洗い等を行ったもの，単に切断したもの及び単に冷凍したものを含む）	根菜類，葉茎菜類，果菜類，香辛野菜及びつまもの類，きのこ類，山菜類，果実的野菜，その他の野菜
(6) 果実 （収穫後調整，選別，水洗い等を行ったもの，単に切断したもの及び単に冷凍したものを含む）	かんきつ類，仁果類，核果類，しょう果類，殻果類，熱帯性及び亜熱帯性果実，その他の果実
(7) その他の農産食品 （収穫後調整，選別，水洗い等を行ったもの，単に切断したもの及び単に冷凍したものを含む）	糖料作物，こんにゃくいも，未加工飲料作物，香辛料原材料，他に分類されない農産食品

2 畜産物	
(1) 肉類 （単に切断，薄切り等したもの並びに単に冷蔵及び冷凍したものを含む）	牛肉，豚肉及びいのしし肉，馬肉，めん羊肉，やぎ肉，うさぎ肉，家きん肉，その他の肉類
(2) 乳	生乳，生やぎ乳，その他の乳
(3) 食用鳥卵 （殻つきのものに限る）	鶏卵，アヒルの卵，うずらの卵，その他の食用鳥卵
(4) その他の畜産食品 （単に切断，薄切り等したもの並びに単に冷蔵及び冷凍したものを含む）	

3 水産物 （ラウンド，セミドレス，ドレス，フィレー，切り身，刺身（盛り合わせたものを除く），むき身，単に冷凍及び解凍したもの並びに生きたものを含む）	
(1) 魚類	淡水産魚類，さく河性さけ・ます類，にしん・いわし類，かつお・まぐろ・さば類，あじ・ぶり・しいら類，たら類，かれい・ひらめ類，すずき・たい・にべ類，その他の魚類
(2) 貝類	しじみ・たにし類，かき類，いたやがい類，あかがい・もがい類，はまぐり・あさり類，ばかがい類，あわび類，さざえ類，その他の貝類
(3) 水産動物類	いか類，たこ類，えび類，いせえび・うちわえび・ざりがに類，かに類，その他の甲かく類，うに・なまこ類，かめ類，その他の水産動物類
(4) 海産哺乳動物類	鯨，いるか，その他の海産ほ乳動物類
(5) 海藻類	こんぶ類，わかめ類，のり類，あおさ類，寒天原草類，その他の海藻類

ととなっている。また，原木栽培と菌床栽培によるしいたけを混合した場合には，重量の割合の多いものから「原木・菌床」または「菌床・原木」と記載することとなっている。玄米および精米については，名称（精米など），原料玄米（産地，品種，産年，使用割合），内容量，精米年月日，販売業者などの名称および住所の表示を義務づけている。

　生鮮食品と加工食品について，どちらかわかりにくいものがある。これらについては，農林水産省ホームページにある生鮮食品の表示に関するＱ＆Ａに詳しいが，紛らわしい事例の区別を表1.3に示す。

1.1.2　加工食品

　加工食品については，JAS法に基づく加工食品品質表示基準に従い，名称，原材料名，内容量，賞味（消費）期限，保存方法，製造業者などの氏名および住所を8ポイント以上（表示可能面積が

表1.3　生鮮と加工の区別表

生鮮食品に分類されるもの →名称および原産地を表示	加工食品に分類されるもの →名称，原材料名，消費期限，保存法，内容量，製造業者の氏名または名称および住所を表示
・単品の野菜を切断（カット野菜） 　（オゾン水，次亜塩素酸ナトリウムにより殺菌洗浄したものも生鮮）	・複数の野菜を切断したうえで混合 　（サラダミックス，炒め物ミックス） ・ブランチング処理したうえで冷凍した野菜
・単品の食品を切断，薄切りなど 　（ブロック肉，スライス肉など） ・複数の部位の肉の食肉を切断して盛り合わせ 　（焼き肉用盛り合わせ）	・複数の種類の家畜の食肉を切断，薄切りなどして混合，盛り合わせ 　（合挽肉，焼き肉セット） ・複数の部位の肉の食肉を切断して調味液につけて1つのパックに包装したもの 　（焼き肉セット） ・スパイスをふりかけた食肉，たたき牛肉，焼き肉のたれを混合した食肉，パン粉を付けた豚カツ用豚肉
・単品の魚を切断 　（マグロの刺身） ・キハダとメバチの盛り合わせ 　（同じマグロの盛り合わせ） ・マグロの赤身とトロの盛り合わせ ・身を取り出し，開き，内臓を除いた上で冷凍した赤貝のむき身 ・あじのたたき，1種類の魚のカマや身アラの詰め合わせ	・複数の種類の魚を切断した刺身の盛り合わせ 　（刺身盛り合わせ，鍋物セット） ・尾部のみを短時間加熱して赤変させた大正海老 ・短時間加熱して殻を開けてむき身を取り出したアサリ ・鍋セット（魚または食肉と野菜の組合せ） ・蒸しダコ，塩蔵わかめを塩抜きしたもの

（生鮮食品Ｑ＆Ａより作成）

```
名称　　　○○
原材料名
内容量　　　○g
賞味期限　　○年○月○日
保存方法　　常温で保存
製造業者　　○○株式会社　○県○市○町○○
```

図1.1　加工食品の一括表示例

おおむね 150 cm² 以下の場合は 5.5 ポイント以上）の大きさの文字で原則として一括表示することが義務づけられている。表示の対象となる加工食品を表 1.4 に，一括表示例を図 1.1 に示す。期限表示のようにあとから記載するなどの理由で一括して表示することが困難な場合は，一括表示欄に

表 1.4　加工食品品質表示基準に定められた加工食品（加工食品品質表示基準別表 1）

1	麦類	精麦
2	粉類	米粉，小麦粉，雑穀粉，豆粉，いも粉，調製穀粉，その他の粉類
3	でん粉	小麦でん粉，とうもろこしでん粉，甘しょでん粉，馬鈴しょでん粉，タピオカでん粉，サゴでん粉，その他のでん粉
4	野菜加工品	野菜缶・瓶詰，トマト加工品，きのこ類加工品，塩蔵野菜（漬物を除く），野菜漬物，野菜冷凍食品，乾燥野菜，野菜つくだ煮，その他の野菜加工品
5	果実加工品	果実缶・瓶詰，ジャム・マーマレード及び果実バター，果実漬物，乾燥果実，果実冷凍食品，その他の果実加工品
6	茶，コーヒー及びココアの調製品	茶，コーヒー製品，ココア製品
7	香辛料	ブラックペッパー，ホワイトペッパー，レッドペッパー，シナモン（桂皮），クローブ（丁子），ナツメグ（肉ずく），サフラン，ローレル（月桂葉），パプリカ，オールスパイス（百味こしょう），さんしょう，カレー粉，からし粉，わさび粉，しょうが，その他の香辛料
8	めん・パン類	めん類，パン類
9	穀類加工品	アルファー化穀類，米加工品，オートミール，パン粉，ふ，麦茶，その他の穀類加工品
10	菓子類	ビスケット類，焼き菓子，米菓，油菓子，和生菓子，洋生菓子，半生菓子，和干菓子，キャンデー類，チョコレート類，チューインガム，砂糖漬菓子，スナック菓子，冷菓，その他の菓子類
11	豆類の調製品	あん，煮豆，豆腐・油揚げ類，ゆば，凍り豆腐，納豆，きなこ，ピーナッツ製品，いり豆類，その他の豆類の調製品
12	砂糖類	砂糖，糖みつ，糖類
13	その他の農産加工品	こんにゃく，その他 1 から 12 に掲げるものに分類されない農産加工食品
14	食肉製品	加工食肉製品，鳥獣肉の缶・瓶詰，加工鳥獣肉冷凍食品，その他の食肉製品
15	酪農製品	牛乳，加工乳，乳飲料，練乳及び濃縮乳，粉乳，はっ酵乳及び乳酸菌飲料，バター，チーズ，アイスクリーム類，その他の酪農製品
16	加工卵製品	鶏卵の加工製品，その他の加工卵製品
17	その他の畜産加工品	はちみつ，その他 14 から 16 に分類されない畜産加工食品
18	加工魚介類	素干魚介類，塩干魚介類，煮干魚介類，塩蔵魚介類，缶詰魚介類，加工水産物冷凍食品，練り製品，その他の加工魚介類
19	加工海藻類	こんぶ，こんぶ加工品，干のり，のり加工品，干わかめ類，干ひじき，干あらめ，寒天，その他の加工海藻類
20	その他の水産加工食品	その他 18 及び 19 に分類されない水産加工食品
21	調味料及びスープ	食塩，みそ，しょうゆ，ソース，食酢，うま味調味料，調味料関連製品，スープ，その他の調味料及びスープ
22	食用油脂	食用植物油脂，食用動物油脂，食用加工油脂
23	調理食品	調理冷凍食品，チルド食品，レトルトパウチ食品，弁当，そうざい，その他の調理食品
24	その他の加工食品	イースト及びふくらし粉，植物性たん白及び調味植物性たん白，麦芽及び麦芽抽出物並びに麦芽シロップ，粉末ジュース，その他 21 から 23 に分類されない加工食品
25	飲料等	飲料水，清涼飲料，氷，その他の飲料

「表面下部に記載」などと具体的な表示箇所を明記したうえで別に記載することが可能である。

こうした加工食品としての表示が必要なものは，容器に入れ，または包装されたものが対象であり，飲食店で提供されるものや対面販売で販売される食品についてはその場で直接聞いて確認できることなどから，これらの表示義務は適用されない。一方，一括表示などの食品表示は，一般消費者に販売されるものについて適用されていたが，ミートホープ事件を契機として業者間の取引についても，名称，原材料名，製造業者名および住所などを表示しなければならなくなった。ただし，業者間取引の表示については包装のほかに送り状，納品書，規格書などに表示してもよいこととなっている。

1.2　加工食品の表示

1.2.1　名称

名称は，商品のパッケージ表面などに記載されている商品名ではなく，「チョコレート」「ジャム」「はちみつ」などその内容を表わす一般的な名称のことである。なお，個別の品質表示基準で定義されている食品，例えば，ソーセージ品質表示基準に従う「ウィンナーソーセージ」，醤油品質表示基準に従う「うすくち醤油」などは個別の品質表示基準に従って名称を表示しなければならない。

1.2.2　原材料名

食品添加物以外と食品添加物に区分し，それぞれ重量割合の大きいものから順に使用した原材料名をすべて記載しなければならない。食品添加物は食品衛生法施行規則に従って表示する。

複合原材料（2種類以上の原材料からなる原材料で，例えば煮物，エビフライなど）は，名称のあとに括弧で，その原材料の重量割合の大きいものから順に一般的な名称で表示する。例えば「煮物（里芋，たけのこ，ねぎ，醤油，砂糖）」などの表示を行なう。複合原材料の原材料が3種類以上ある場合，重量順が3位以下でかつ重量割合が5％未満のものは「その他」と記載できることとなっている。なお，食品衛生法では，卵などの特定原材料を含む場合は「原材料の一部に卵由来原材料が含まれます」などのアレルギー表示をすることを義務づけている。

1.2.3　原料原産地名

原料原産地表示とは，加工食品の原料に使われた農畜水産物の原産地に関する表示である。原料原産地の表示を行なうこととした背景には，原料調達先の多様化・グローバル化の進展に伴い，食品の品質に関する消費者の関心が高まり，国内で製造・加工される加工食品の原料の原産地についても品質に関する情報として重要視されるようになってきた中で，加工食品は実質的な加工がなされた地域（加工地）を製品の原産地として表示することができることから，なかには，あたかも原料の原産地であるかのように加工地を強調する表示を行ない，消費者の誤認を招く恐れが出てきた。例えば，外国産の原料を利用して，国内で味つけ加工した食品に国産，○○県産と表示する場合，あたかも原材料が国産のように誤認される恐れが出てきた。

このため，生鮮食品に近い20の加工食品群について原料原産地の表示を義務化するとともに，産地名が加工地を示すのか原料の産地を示すのか不明確な表示を禁止することを主な内容とした原

料原産地表示のルール化が行なわれた。

具体的には，原料の品質が製品に反映されやすい「乾燥きのこ類，乾燥野菜及び乾燥果実」「素干魚介類，塩干魚介類等」など20食品群について，原材料に占める割合が50％以上の原材料について原料原産地の表示が義務づけられている。また，うなぎ加工品，かつお削り節，農産物漬物および野菜冷凍食品については，個別品目の品質表示基準に基づいて原料原産地の表示が義務づけられている。原料原産地の表示が義務づけられた食品を表1.5に示す。

表示方法は，主な原材料が国産の場合は国産の旨，輸入の場合は原産国を記載する。なお，国産の場合は，国産に代えて，農産物の場合は都道府県名そのほか一般に知られている地名，畜産物の場合は主たる飼養地が属する都道府県名そのほか一般に知られている地名，水産物の場合は生産した水域名そのほか一般に知られている地名を記載することができる。また，原産地が2以上ある場合は重量の多い順に記載し，3以上ある場合は3以下をその他と記載することができる。具体的な表示方法は，原材料名欄の原材料の名称のあとに括弧書きで記載する方法，原料原産地名欄に記載する方法がある。原料原産地の表示例を図1.2に示す。

表1.5 原料原産地の表示が義務づけられた食品（加工食品品質表示基準別表2）

原料原産地表示対象品目
(1) 乾燥きのこ類，乾燥野菜及び乾燥果実（フレーク状又は粉末状にしたものを除く）
(2) 塩蔵したきのこ類，塩蔵野菜及び塩蔵果実（農産物漬物品質表示基準（平成12年12月28日農林水産省告示第1747号）第2条に規定する農産物漬物を除く）
(3) ゆで，又は蒸したきのこ類，野菜及び豆類並びにあん（缶詰，瓶詰及びレトルトパウチ食品に該当するものを除く）
(4) 異種混合したカット野菜，異種混合したカット果実そのほか野菜，果実及びきのこ類を異種混合したもの（切断せずに詰め合わせたものを除く）
(5) 緑茶及び緑茶飲料
(6) もち
(7) いりさや落花生，いり落花生，あげ落花生及びいり豆類
(8) こんにゃく
(9) 調味した食肉（加熱調理したもの及び調理冷凍食品に該当するものを除く）
(10) ゆで，又は蒸した食肉及び食用鳥卵（缶詰，瓶詰及びレトルトパウチ食品に該当するものを除く）
(11) 表面をあぶった食肉
(12) フライ種として衣をつけた食肉（加熱調理したもの及び調理冷凍食品に該当するものを除く）
(13) 合挽肉その他異種混合した食肉（肉塊又は挽肉を容器に詰め，成形したものを含む）
(14) 素干魚介類，塩干魚介類，煮干魚介類及びこんぶ，干のり，焼きのりその他干した海藻類（細切若しくは細刻したもの又は粉末状にしたものを除く）
(15) 塩蔵魚介類及び塩蔵海藻類
(16) 調味した魚介類及び海藻類（加熱調理したもの及び調理冷凍食品に該当するもの並びに缶詰，瓶詰及びレトルトパウチ食品に該当するものを除く）
(17) ゆで，又は蒸した魚介類及び海藻類（缶詰，瓶詰及びレトルトパウチ食品に該当するものを除く）
(18) 表面をあぶった魚介類
(19) フライ種として衣をつけた魚介類（加熱調理したもの及び調理冷凍食品に該当するものを除く）
(20) 4又は13に掲げるもののほか，生鮮食品を異種混合したもの（切断せずに詰め合わせたものを除く）

【原材料名欄の原材料名のあとに括弧書き】

名　称	あじの開き
原材料名	真あじ(A国), 食塩
内容量	○g
消費期限	○年○月○日
保存方法	10℃以下で保存
製造業者	○○株式会社

【原料原産地名の欄に記載】

名　称	あじの開き
原材料名	真あじ, 食塩
原料原産地名	A国
内容量	○g
消費期限	○年○月○日
保存方法	10℃以下で保存
製造業者	○○株式会社

図1.2　原料原産地の表示例

1.2.4　輸入品の表示

輸入品については，一括表示事項に加えて原産国名を表示しなければならない。加工食品品質表示基準でいうところの輸入品とは，

① 容器包装され，そのままの形態で消費者に販売される製品
② バルクの状態で輸入されたものを，国内で小分けし容器包装した製品
③ 製品輸入されたものを，国内で詰め合わせた製品
④ その他，輸入された製品について，国内で「商品の内容について実質的な変更をもたらす行為」が施されていない製品である。

なお，上記④にいう「商品の内容について実質的な変更をもたらす行為」に含まれない行為としては，

ⅰ．商品にラベルをつけ，その他標示を施すこと
ⅱ．商品を容器に詰め，または包装をすること
ⅲ．商品を単に詰合せ，または組み合わせること
ⅳ．簡単な部品の組立てをすること
ⅴ．単なる切断
ⅵ．輸送または保存のための乾燥，冷凍，塩水漬けそのほかこれに類する行為
ⅶ．単なる混合

がある。このため，輸入された製品について上記ⅰ～ⅶに該当する行為を国内で行なった場合であっても，当該製品は，JAS法に基づき，製品輸入した製品と同様に「実質的な変更をもたらす行為」が行なわれた国を原産国として表示しなければならない。

コラム　原料原産地と原産国

よく似ている言葉であるが，原料原産地表示は，原料の品質が製品に反映されやすい20食品群について，原材料に占める割合が50％以上の原材料について義務づけられている表示である。一方，原産国表示は輸入品について義務づけられている表示である。したがって，一括表示に「原産国A国」と記載してあれば，その製品はA国で生産されて日本に輸入された輸入品であるのに対して，「原料原産地A国」と記載してあれば，その製品は主原料をA国から輸入し，日本で加工された製品ということになる。(小森栄作)

1.2.5 内容量

内容重量，内容体積または内容数量を記載する。内容重量は，グラムまたはキログラム単位，内容体積はミリリットルまたはリットル単位，内容数量は個数などの単位により記載する。また，計量法第13条第1項に基づく「特定商品の販売に係る計量に係る政令」第5条に規定された特定商品については，計量法の規定に従って記載する。

1.2.6 期限表示

食品の特性に応じて消費期限または賞味期限を表示する。消費期限（use-by date）は傷みやすく品質が急速に劣化する食品（弁当，生めん類など）が対象であり，期限を過ぎたら食べないほうがよい期限である。賞味期限（best-before date）は，おいしく食べることができる期限であり，この期限を過ぎてもすぐに食べられないということではない。賞味期限および消費期限の定義を表1.6に示す。なお，これらは開封前の期限であり，開封後は消費者自ら判断することとなる。

これらの期限は，表示対象となる食品の品質保持に関する情報を把握する立場にあり，当該製品に責任を負う食品製造業者などが科学的・合理的根拠をもって設定することとなっている。この期限表示の設定にあたっては，「食品期限表示の設定ガイドライン」（農林水産省，厚生労働省，平成17年2月）が示されている。ガイドラインでは，期限表示設定の基本的な考え方として，次のようなものを掲げている。

① 食品の特性に配慮した客観的な項目（指標）の設定

期限表示が必要な食品は，生鮮食品から加工食品まで多岐にわたることから，個々の食品の特性に十分配慮し，食品の安全性や品質などを的確に評価するための客観的な項目（指標）に基づき，期限設定をする。利用する指標（項目）としては「理化学試験」「微生物試験」などの数値化することが可能な項目（指標）のほか，「官能検査」についても的確な手法によって実施され数値化をした場合は客観的な項目として利用可能である。

② 食品の特性に応じた「安全係数」の設定

食品の特性に応じ，設定された期限に対して1未満の係数（安全係数）をかけて，客観的な項目（指標）において得られた期限よりも短い期間を設定する。

③ 特性が類似している食品に関する期限の設定

食品の特性などを十分に考慮したうえで，その特性が類似している食品の試験・検査結果などを参考にすることにより，期限を設定することも可能と考えられる。

④ 情報の提供

製造者などは，期限設定の設定根拠に関する資料などを整備・保管し，消費者などから求められたときには情報提供するよう努める。

表 1.6 賞味期限および消費期限の定義（加工食品品質表示基準第2条）

賞味期限	定められた方法により保存した場合において，期待されるすべての品質の保持が十分に可能であると認められる期限を示す年月日をいう。ただし，当該期限を超えた場合であっても，これらの品質が保持されていることがあるものとする。
消費期限	定められた方法により保存した場合において，腐敗，変敗その他の品質の劣化に伴い安全性を欠くこととなる恐れがないと認められる期限を示す年月日をいう。

期限表示は，具体的には，製造から消費期限または賞味期限までの期間が3カ月以内のものにあっては，次のいずれかの方法により記載する．
　(ア)　平成12年4月1日
　(イ)　12.4.1
　(ウ)　2000.4.1
　(エ)　00.4.1
また，製造から賞味期限までの期間が3カ月を超えるものにあっては，次のいずれかの方法により記載する．
　(ア)　平成12年4月
　(イ)　12.4
　(ウ)　2000.4
　(エ)　00.4
　なお，品質の変化がきわめて少ないでん粉，チューインガムおよび冷菓，砂糖，アイスクリーム類，食塩およびうまみ調味料，飲料および清涼飲料水［ガラス瓶入りのもの（紙栓をつけたものを除く）またはポリエチレン製容器入りのものに限る］，ならびに氷は期限表示を省略できる（加工食品品質表示基準第3条）．

1.2.7　特色ある原材料などの表示

　特色ある原材料とは，特色のあることを示す用語を冠することにより一般的名称で表示される原材料に対して差別化が図られるものであり，以下に該当するものである．
　① 特定の原産地のもの（○○県産大豆使用など）
　② 有機農産物，有機畜産物および有機加工食品（有機小麦粉を使用など）
　③ 非遺伝子組換えのもの
　④ 特定の製造地のもの（○○県で製造された小麦粉を使用など）
　⑤ 特別な栽培方法により生産された農産物（特別栽培ねぎ使用など）
　⑥ 品種名など（ふじ使用など）
　⑦ 銘柄名，ブランド名，商品名（宇治茶使用など）
　こうした特定の産地や有機などの特色ある原材料を使用した場合に，消費者に誤認を与えないように，原材料の特色について強調する場合のルールが定められている．例えば「A県産○○使用」と表示する場合，消費者は「A県産○○」が100％使用されていると考えるが，「A県産○○使用」について誤認を与えないため，「特色ある原材料に占める割合」または「特色ある原材料と同一の種類の原材料に占める割合」のいずれかを，例えば「○○（A県産80％）」のように，強調表示に近接した場所または一括表示の原材料の欄に表示しなければならない．なお割合の表示方法は，％表示ではなく「大豆（A県産8割）」としてもよく，また，使用する割合が変動する場合は最小値を記載し「大豆（A県産○○％以上）」と表示することも可能である．また，使用割合が100％の場合は，割合の表示を省略することが可能である．

表 1.7　表示の省略

	表示を省略できる事項
容器又は包装の面積が 30 cm² 以下であるもの	原材料名，賞味期限又は消費期限，保存方法及び原料原産地名
原材料が 1 種類のみであるもの（缶詰及び食肉製品を除く）	原材料名
内容量を外見上容易に識別できるもの（特定商品の販売に係る計量に関する政令（平成5年政令第249号）第5条にかかげる特定商品を除く）	内容量
品質の変化が極めて少ないでん粉，チューインガム及び冷菓，砂糖，アイスクリーム類，食塩及びうまみ調味料，飲料及び清涼飲料水（ガラス瓶入りのもの（紙栓をつけたものを除く）又はポリエチレン製容器入りのものに限る）並びに氷	賞味期限及び保存方法
常温で保存すること以外にその保存方法に関し留意すべき特段の事項がないもの	保存方法

1.2.8　表示禁止事項

　消費者の商品の選択にあたって誤認を招くような表示は禁止されている。表示が禁止されている事項は，名称や原材料名などの義務表示事項と矛盾する用語，産地名を示す表示で，加工地なのか原料原産地なのか不明確な表示，内容物を誤認させる文字，絵，写真その他の表示，屋根型紙パック容器の上端の一部を1カ所切り欠いた表示は，目の不自由な人が牛乳を容易に識別できるようにつけられているものであることから，牛乳以外の屋根型紙パック容器にこの表示をすることは禁止されている。特選，極上，厳選，甘口，辛口，朝搾りなどの用語については，客観的な説明が可能であることが必要である。このほか，果実飲料や食酢では天然や自然の用語を禁止するなど，個別の品質表示基準での表示禁止事項もあることから注意が必要である。

1.2.9　表示の省略

　次のような場合には表示事項そのものを省略することができる（表1.7）。なお，これらは省略することができるものであって，表示をしてもかまわない（加工食品品質表示基準第3条第7項）。

1.3　遺伝子組換え食品の表示

　遺伝子組換え作物が開発されている大豆，とうもろこし，ばれいしょ，なたね，綿実，アルファルファ，てんさいの7つの農産物と，これらを原材料とする豆腐，油揚げ類などのように，食品の加工工程後も組み換えられたDNAまたはこれによって生じたタンパク質が残存する32の加工食品群に対して遺伝子組換え農産物を使用した場合に「大豆（遺伝子組換え）」などの表示を義務づけている。

　具体的には，加工後も組み換えられたDNAまたはこれによって生じたタンパク質が検出できる加工食品については，次の表示をする。なお，①と②は義務表示であり，③は任意表示であることに留意する必要がある。

　①　分別生産流通管理*が行なわれた遺伝子組換え農産物を原材料とする場合，「大豆（遺伝子

---

*　分別生産流通管理とは，遺伝子組換え農産物と非遺伝子組換え農産物を生産・流通および加工の各段階で善良なる管理者の責任をもって分別管理し，その旨を証明する書類により明確にした管理の方法のことである。

組換え）」などの義務表示
② 遺伝子組換え農産物と非遺伝子組換え農産物が不分別の農産物を原材料とする場合，「大豆（遺伝子組換え不分別）」などの義務表示
③ 分別生産流通管理が行なわれた非遺伝子組換え農産物を原材料とする場合，「大豆（遺伝子組換えでない）」などの任意表示

一方，加工後に組み換えられたDNAまたはこれによって生じたタンパク質が検出できない大豆油，醤油などの加工食品については，表示は不要である。なお，遺伝子組換え食品表示にかかわる禁止事項として，米や小麦のように遺伝子組換え農産物の対象となっていない農産物およびその加工食品については「遺伝子組換えでない」などの表示は禁止されていることに留意する必要がある。

1.4　有機食品の表示

農産物またはこれを原材料とする加工食品については，有機JASマークが付されている食品だけが「有機農産物」「有機農産物加工食品」や「オーガニック」などと表示できる（JAS法第19条の15）。有機JASマークは，登録認定機関から認定を受けた農産物の生産者や加工食品の製造業者が，有機JAS規格に基づき，作づけ前2年以上禁止されている農薬や化学肥料を使用していない圃場で生産する，化学的に合成された農薬や化学肥料を使用しないで栽培する，原則として有機栽培された種苗を利用するなどの条件を満たして生産された農産物やこれを原材料とした加工食品についてのみ付すことが認められている。

1.5　食品衛生法に基づく表示

食品衛生法は，公衆衛生の危害を防止することを目的とした法律であり，飲食店などの営業許可，食品などの輸入の届け出，残留農薬基準，食中毒の報告などを定めており，表示に関しては施行規則の中で，アレルギー表示，食品添加物，賞味期限などの表示を定めている。

1.5.1　アレルギー表示

食物アレルギーとは，食品を摂取したのちに食品中に含まれる特定のタンパク質を異物として認識し，自分の身体を防御するために過敏な反応を起こすことであり，例えば，かゆみ，じんましん，まぶたのはれ，嘔吐などのアレルギー症状のほか，意識障害などのアナフィラキシーショックといわれる重篤な症状もある。こうした健康被害を防止する観点から，食品衛生法により特定のアレルギー物質を含む食品について，これらを含むことの表示を義務づけている。

表示が義務づけられているアレルギー物質（特定原材料）は25品目あり，このうち，症状が重篤か，または症例数が多い7品目については表示が義務づけられており，表示が奨励されているものが18品目ある。表示対象となる食品は，これらの品目を原材料として含む加工食品および食品添加物であり，表示方法は，一括表示の原材料名欄に，含まれている特定原材料などを記載することとされており，個別で表示する方法と一括表示する方法がある。アレルギー表示が義務づけられている品目および具体的な表示例を示す。

【アレルギー表示が義務づけられている品目】

表示が義務づけられている品目（特定原材料）	卵，乳，小麦，えび，かに，そば，落花生
表示が奨励されている品目（特定原材料に準ずるもの）	あわび，いか，いくら，オレンジ，キウイフルーツ，牛肉，くるみ，さけ，さば，大豆，鶏肉，バナナ，豚肉，まつたけ，もも，やまいも，りんご，ゼラチン

【アレルギー表示の具体的な表示例】

① 個別で表示する方法

名称	パン
原材料名	小麦粉，糖類，卵，ショートニング（大豆油を含む），脱脂粉乳，イースト，食塩
(以下略)	

② 一括表示する方法

名称	パン
原材料名	小麦粉，糖類，卵，ショートニング，脱脂粉乳，イースト，食塩，（原材料の一部に大豆を含む）
(以下略)	

1.5.2 食品添加物の表示

　食品添加物を食品に使用した場合には，原則としてすべての添加物名を記載しなければならない。食品添加物の表示は，物質名による表示が原則となっているが，食品添加物の化学名は馴染みがなく，わかりにくい場合もあることから，添加物の品名に加えて別名，簡略名および類別名が定められており，これらのいずれかで表示してもよいこととなっている。

　例　品名：L－アスコルビン酸
　　　別名：ビタミンC
　　　簡略名：アスコルビン酸またはV.C

　また，保存料や甘味料など8種類の用途に使われる食品添加物については，食品添加物名とあわせて用途名を表示することとなっている。具体的には「保存料（ソルビン酸）」「甘味料（ステビア）」などのように用途名と物質名を表示する。

【用途名を併記する添加物】

①甘味料，②着色料，③保存料，④増粘剤・安定剤・ゲル化剤または糊料，⑤酸化防止剤，⑥発色剤，⑦漂白剤，⑧防かび剤または防ばい剤

　さらに，食品添加物は原則としてすべての添加物名を記載することとなっているが，香料のように微量のものを多種類配合したものなどがあり，こうしたものは配合したすべての添加物名を表示するよりも「香料」とその目的効果を表示したほうがわかりやすいことから，次の14種類については「一括名」での表示が認められている。

【一括名で表示できる添加物】

イーストフード，ガムベース，かんすい，苦味料，酵素，光沢剤，香料または合成香料，酸味料，軟化剤，調味料，豆腐用凝固剤または凝固剤，乳化剤，pH調整剤，膨脹剤・膨張剤・ベーキングパウダーまたはふくらし粉

このほか，栄養強化の目的で使用される添加物，加工助剤，キャリーオーバーに該当する添加物は表示が免除されている。

■**参考文献**
食品の表示に関連した情報については，消費者庁，農林水産省，厚生労働省のほか，地方公共団体や食品関係団体などのホームページにおいて詳細な説明やQ＆A，パンフレットなどが掲載されているので，より詳しい情報が必要なときは参考にするとよい。

1) 消費者庁（食品）　http://www.caa.go.jp/foods/index.html
2) 農林水産省（食品表示とJAS規格）　http://www.maff.go.jp/j/jas/index.html
　　厚生労働省（食品安全情報）　http://www.mhlw.go.jp/topics/bukyoku/iyaku/syoku-anzen/index.html

| コラム | 食品表示制度の変遷 |

　食品の表示に関するさまざまな法律などは，1章の冒頭部分に記載したとおり，消費者の選択に資する観点，公衆衛生の観点，公正な取引の観点から，その時々の社会情勢を反映して，制定・改正されてきている。

　このうち，JAS法についてみてみると，昭和25年（1950），「農林物資規格法」が制定され，品質の良好な商品に対してJASマークを貼付する制度が始まった。昭和35年（1960）に発生したニセ牛缶事件（牛肉の代わりに馬肉，鯨肉が使われていた事件）が発生し，その後，消費者保護の社会的要請の高まりを受けて，昭和43年（1968）に「消費者保護基本法」が制定され，同法において表示の適正化の施策を講じることが求められた。こうした動きを受け，昭和45年（1970年），「農林物資規格法」は「農林物資の規格化及び品質表示の適正化に関する法律」（JAS法）として改正され，政令指定された飲食料品に表示を義務づける品質表示基準制度が導入された。

　平成5年（1993）には，消費者の健康志向への高まりなどを背景として，特色のある生産方法に着目した特定JAS規格の制定が可能となるJAS法改正が行なわれ，熟成ハムや地鶏のJAS規格が制定された。また，品質表示基準についても，これまではJAS規格制定品目に限定されていたが，日持ちのしない日配品や青果物など，JAS規格を制定することが困難な農林物資であっても，消費者の選択に特に必要なものについては品質表示基準を制定できることとされた。

　平成7年（1995）には，これまで加工食品に義務づけられていた製造年月日表示について，保存技術の進歩により何時まで日持ちするかわからなくなってきたこと，製造年月日表示が返品や廃棄を増加させていたこと，国際規格（包装食品の表示に関するコーデックス一般規格）との調和を求められたことなどの理由により，期限表示（賞味期限，消費期限の表示）へ移行された。

　平成11年（1999）には，輸入食品を含め食品の多様化が進む中で，消費者の適切な商品選択が可能となるよう品質表示制度の充実が求められたことを背景として，すべての飲食料品について品質表示を義務づけるとともに，有機農産物の表示の適正化が図られることとなった。この改正を受けて，平成12年（2000）から生鮮食品品質表示基準に基づいて生鮮食品の原産地表示が義務づけられ，また，平成13年（2001）から加工食品品質表示基準に基づいて原材料名などの表示が義務づけられるとともに，遺伝子組換え食品の表示基準に基づく表示も義務づけられた。

　平成15年（2003）には，同じ概念で用語の異なっていたJAS法の「賞味期限」と食品衛生法の「品質保持期限」の用語が「賞味期限」に統一され，用語の混乱が避けられるようになった。さらに平成18年（2006）からは加工食品品質表示基準に基づいて，生鮮食品に近い20の食品群について原料原産地の表示が義務づけされた。

　またこの間，平成14年（2002）に罰則の強化，平成20年（2008）には業者間の取引についても品質表表示対象とするなど，食品表示を取り巻く環境や事件などに対応して改正がなされてきている。（小森栄作）

第2章

産地判別

2.1 総論

2.1.1 背景

2000年「農林物資の規格化及び品質表示の適正化に関する法律」(JAS法) の改正によりすべての生鮮食品に対して原産地表示が義務づけられた。また, 加工食品の原料原産地表示対象品目の拡大, 流通過程での表示義務化, 外食産業における原材料の原産地表示のように, 食品およびその原材料に対して原産地を表示する流れが拡大している。わが国では近年になって食品の産地表示に対する関心が高まり, 表示の徹底が求められるようになった。これには次のような理由が考えられる。① 近年食品の表示偽装事件が相次いで明らかになり, 消費者が食品に対してより安全と安心感を求めるようになったことから, 産地表示が食品の品質や安全性を判断する拠り所となっている。② 日本の食料自給率がカロリーベースで40％前後を推移している中, 行政側としては国内産農水畜産物の消費拡大による自給率上昇の手段として, 産地表示が有効であると考えている。③ 国内の農水畜産業者としては, 消費者の国産回帰による需要拡大の手段として, 産地表示が有効と考えている。④ 地方自治体としては, 自地域の産品に産地を明記することにより地域ブランドとして需要を喚起する経済的な戦略として, 産地表示を活用している。⑤ 食品メーカーや生産者, 小売店としては, 産地表示を明記することで独自ブランドとして付加価値をつけ, 営業利益拡大の手段としている。

西欧では自国や地域の農畜産業の活性化など主に経済的観点から, 以前からブランド（知的所有権）として食品およびその原材料の産地を国や地域で認証して表示している。例として, フランスのシャンパーニュ地域で栽培されたブドウのみを用いて, 規格に則って生産されたスパークリングワインのみが「シャンパーニュ」と表示できることになっており, 世界中から高い評価を得ている。ほかにイタリア パルマ産のパルミジャーノ・レッジャーノ（パルメザンチーズ）やプロシュット・ディ・パルマ（パルマハム）などがある。日本でも今後, 世界中から高い評価と関心を得ている日本の高品質な農水畜産物の輸出を拡大する際に, 日本ブランドの表示の徹底が不可欠になり, また, 世界的な経済の発展に伴って食品の原産地表示の拡大が予想される。

このような背景の下, 産地表示の偽装とそれを防ぐ方法が, 今後よりいっそう求められるようになると予想される。ワインを例にすれば, 産地が異なれば数百倍以上の価格差がある場合もあり, もし産地表示を偽って販売すれば, 本来得られる利益の数百倍以上の利益を得ることもできる。他

の食品についても同様であり，経済的差益を見込んだ産地表示の偽装は今後もなくならないであろう。このような偽装を防ぐための方法として，理化学分析による産地判別法の開発は必要であり，現在では世界中で研究開発が行なわれている状況にある。

なお，JAS法では農水畜産物が生育・生産された土地を「原産地」としているが，生物学や農学では「原産地」は動植物の元来の産地を意味し[*1]，JAS法でいうところの「原産地」は「産地」となる。本章では農水畜産物が生育・生産された土地を意味する表記として，JAS法など表示制度にかかわる場合は「原産地」，それ以外は「産地」を用いる。

2.1.2 歴史

食品およびその原材料の産地表示にかかる制度は西欧で最も早くから実施されるようになり，ポルトガルでポートワインに対して原産地呼称管理法が1756年に制定された。近代的な表示制度は，フランスで1919年に原産地保護に関する法律が整備され，1925年にAOC（Appellation d'Origine Contrôlée，原産地呼称統制制度）の第1号としてロックフォールチーズが認定された。その後，ワイン，チーズなどさまざまな農産物とその加工品が国により認定されている。1963年にはイタリアでDOP（Denominazione di Origine Protetta，原産地名称保護制度）が国により制定され，スペイン，ギリシャなど他の欧州諸国でも同様の制度が国により制度化され，1992年にはEUで統一的に認証するPDO（Protected Designation of Origin，原産地名称保護制度）が制度化された。現在EUでは，各国独自の制度からPDOに沿った統一的な規定に基づいて，製造，認証マークを表示する方向に変更が進んでいる。

このような表示制度の整備に伴い，理化学分析により産地を判別する研究も，西欧で早い時期から行なわれるようになった。これらの中で，見た目で産地を判別することが困難なワインの産地判別に関する研究が他に比べて早く進み，1972年に元素組成により産地を判別する研究が報告された[1]。日本では農林水産省の特別研究として1997～1999年度に行なわれた「穀粒の一粒判定技術の開発」の中で，玄米の産地判別として元素組成[2]，BとSr同位体比[3]に基づく方法が研究されたのが最も早い研究例である。その後，食品表示の偽装事件が次々と明らかになるにつれて，2000年代初めごろから研究が盛んに行なわれるようになり，その勢いは衰えず現在に至っている。

理化学分析による産地判別法に関する研究開発は西欧が最も進んでおり，現在，日本，中国など他の地域でもその手法を取り入れ，追随している状態である。EUでは2005～2009年の5年間，Trace（Tracing the origin of food；http://trace.eu.org/）Projectとして，EUが一体となって判別法の開発を行なってきた。その成果は順次論文などで公表されている。その中には650種類のミネラルウォーターに加えて，ハチミツと小麦のSr同位体比を分析し，得られた分析値を地質情報とリンクさせて同位体比地図を作成した報告[4]もある。このような情報を蓄積することにより，信頼性の高い判別が可能となる。このほかに，さまざまな手法を用いてオレンジジュース[5]やお茶[6]などの産地判別を試みている。

[*1] この用法では，トマトやジャガイモの原産地は南米ということになる。

2.1.3 方法

　食品またはその原材料の産地を理化学分析により判別する方法の開発は，非常に難しい研究テーマである。(品)種が異なっていればDNAの塩基配列や発現される表現形質に必ず違いがあるため，それらを明らかにすることで(品)種を判別することができる。しかし，同じ(品)種で塩基配列にほぼ違いがない産地間の判別となると，明確な違いを見つけることは非常に困難なため，分析科学の研究テーマとしては非常に難しく，それゆえに研究者としてはやりがいのあるテーマであるともいえる。拠り所となるのは，対象となる農水畜産物が生育した環境・条件の違いに起因する，対象品目の産地間の違いとなる。つまり生育した土地と生育条件に特有の指標を見つけ出して判別に利用することになる。農水畜産物に含まれるさまざまな脂肪酸の濃度の組成（脂肪酸組成）[7]，同様にカロテノイド組成[8]，元素組成[9]，C，N，Oなどの軽元素の同位体比組成[10]，NMRスペクトル[11]，Srのような重元素の同位体比[12]など，これまでさまざまな指標に着目して研究が行なわれてきた。

　これらの中で，わが国で最も研究が進んでいるのが，元素組成と軽元素の同位体比組成に基づく判別法である。一部はすでに検査などにも利用され，海外でもこれらの方法は盛んに研究されている。また，Trace Projectでは，より判別精度と信頼性の高い判別法を開発するため，軽元素として，H，C，N，OおよびSの同位体比，重元素としてSr同位体比，さらに元素組成と複数の手法を組み合わせ，統計解析により産地を判別する研究も行なわれた[4-6,13,14]。

　このように，ほとんどの手法がさまざまな指標を組み合わせて判別するため，そのための統計解析法として多変量解析や，より広い概念として化学分析により得られる情報から，数学あるいは統計的にパターンを分類する「ケモメトリックス」[15]と呼ばれる手法を利用している。産地判別法ではケモメトリックスとしてどの方法をどのように使い，判別基準をどう定めるかが重要になるが，次節以降に具体例を紹介する。以上，産地判別研究全般を簡単に紹介したが，以降の節ではわが国で研究開発されている判別方法の一部を紹介する。

2.2 元素組成

2.2.1 誘導結合プラズマ発光分析および誘導結合プラズマ質量分析

A. 農産物

(1) 背景

　近年，ICP-OES (inductively coupled plasma optical emission spectroscopy，誘導結合プラズマ発光分析) 装置の低価格化および性能向上により，農産物中の無機成分を比較的簡便に定量できるようになった。この装置はICP-AES (inductively coupled plasma atomic emission spectroscopy) 装置とも呼ばれ，一度に多くの元素を比較的簡便に定量できることから，多くの分野で利用されている。また，ICP-OESより高価になるが，より低濃度まで定量できるICP-MS (inductively coupled plasma mass spectroscopy，誘導結合プラズマ質量分析) 装置も低価格化と性能の向上が進み，広い分野で利用されている。この装置を用いれば，数十ppm～数百pptレベルまで濃度差のある元素を，2,3分で20～30元素を同時に測定することもできる。現在，元素の定量分析において，最も汎用性のある装置として普及している。これらの装置を利用することで，比較的簡便に農産物に含まれる多くの元素の濃度情報を得られることから，わが国では最も早い時期から産地判

別の研究開発が行なわれ，開発された手法の一部はすでに検査にも利用されている。日本では最も普及している産地判別法であり，海外でも最も研究開発が進んでいる手法の一つである。

(2) 原理

元素組成による農産物の産地判別では，主に産地による土質の違いや，イネのように水を大量に要するものでは土質と水質の違いが元素組成に反映されることで判別を可能にしている（図2.1）。対象とする元素を何にするかにもよるが，たとえ隣り合った圃場でも，土質や水質，施肥状況など栽培条件が違えば，農産物の元素組成も変わる。適切な元素を多数組み合わせれば，通常レベルの栽培条件の変動に起因する元素組成の変動は，産地間の差よりも小さいことが示されているが[16]，より信頼性の高い判別法を確立するには，対象となる産地内の多くの圃場由来の農産物の元素データを収集する必要がある。多くのデータを蓄積することにより，初めて判別に有効な元素が明らかになり，より信頼性の高い判別法を確立することができる。すべての圃場の農産物を毎年分析してそのデータを得ることは現実的には不可能であるため，100％正確に判別することはできない。ただし，判別したい産地の農産物の間で著しく大きな濃度差のある元素を見つけられれば，限りなく正確に判別することは可能である。また，データの蓄積が多ければ多いほど信頼性の高い判別法にすることができる。

キノコ類に関しては，天然のものについてはその産地が元素組成の違いに大きく影響するが，ほとんどのキノコ類が栽培品であり，これらについては各産地で栽培に利用される原木や菌床培地，栄養剤などの資材の違いが元素組成の違いの主要な因子となる。一般の農産物と同様，栽培時に吸収される元素濃度の違いが元素組成に反映されて判別が可能となるが，キノコ類では栽培条件の違いが重要になる。

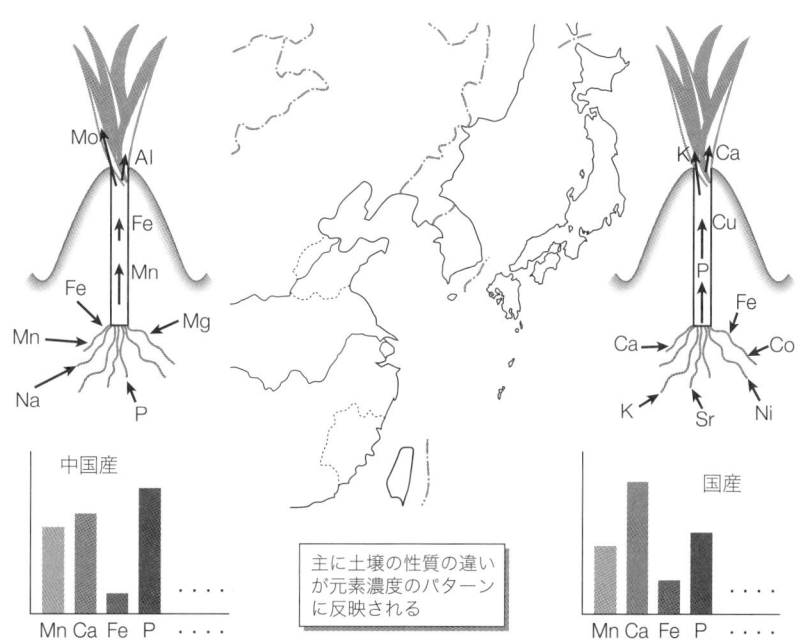

図2.1　土壌から農産物に吸収される元素の濃度パターンの違いから産地を判別する

(3) 方法
● 多元素分析

　農産物に含まれるさまざまな元素の濃度を調べるためには，ネギのような大きな農産物については，分析対象部位を切り出し粉砕して均一化し，一部を分析に供する。米のような小さなものについては，規定量採取し分析に供する。それを酸などを用いて分解して有機物を揮散させ，無機成分だけの溶液にし，ICP-OES またはICP-MS により多元素を同時に測定する。

● 解析

　得られた分析結果の解析では，通常，多元素のデータを用いる必要があるため，多変量解析またはケモメトリックスが用いられる。産地判別で利用される方法の例を表2.1に示す。

　これらの中で最もよく利用されるのが線型（線形）判別分析であり，すでに開発されている手法のほとんどは，この手法に基づいて判別する。線型判別分析では，産地のわかっている試料の多元素のデータを用いて解析することで，判別に有効な元素を選別し，それらからなる1次（線型）関数を判別するためのモデルとして構築する。この判別モデルに元素の濃度を代入し，得られる値（スコア）から産地を判別する（図2.2）。

(4) 判別法開発の流れ
● 試料の収集

　産地判別法を開発するうえで最も重要であり，かつ非常に労力を要するのが試料の収集である。求められる試料の条件を次にあげる。

　① 由来の確かな試料
　② 対象となる産地を代表する試料（母集団を代表している試料）
　③ さまざまな地域由来の試料

　試料の収集次第で判別法開発の成否，判別法の精度，信頼性が大きく左右されるため，特に注意深く，着実に実施することが求められる。

● 多元素分析法の開発

　ICP-MS により一度に多くのデータが得られるが，それが本当に正しい値であるか確認する必要がある。そのため，判別したい品目と似たマトリックスからなる認証標準物質を分析し，信頼でき

表2.1 産地判別に用いられるケモメトリックスの例

1. 教師なしのパターン分類
   （説明変数のみのデータを用いて探索的に解析・分類）
   主成分分析，クラスター分析
2. 教師ありのパターン分類
   （目的変数の分類に沿うように説明変数中の変数を選択あるいは重みづけして解析・分類）
   2-1 ノンパラメトリックな手法
       （統計分布を仮定しない，少ない試料数でも適用可）
       K-nearest neighbor（KNN），artificial neural network（ANN）
   2-2 パラメトリックな手法
       （統計分布を仮定，多くの統計情報を入手可）
       線型判別分析（LDA），soft independent modeling of class analogy（SIMCA）

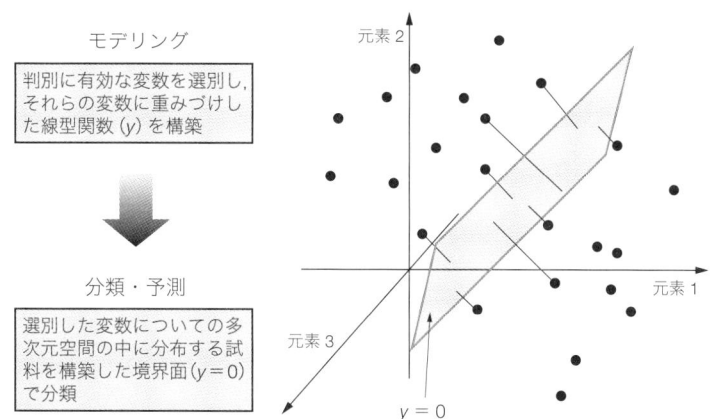

図 2.2　線型判別分析のイメージ（3 つの元素濃度を用いて 2 つのグループに分類する場合）

る値が得られるか確認する必要がある．求める認証標準物質がない場合や，認証値にない元素の確認をしたい場合には，添加回収試験を行なう．この際，可能な限り多くの元素を対象に加えるようにすることを勧める．これはのちの多変量解析で選択の幅が大きくなり，結果的に判別精度（判別の正確さを意味する）が高くなる可能性があるためである．以上の分析法の真度の確認は，判別法開発において最も重要である．開発したい判別法のレベルに応じて，ほかに精度の確認などを行なう．

● **多元素分析データの蓄積**

プロトコールに沿って分析し，できるだけ多くのデータを蓄積する．途中で必要に応じて，対象元素から外すなどして分析法の修正と最適化も行なう．

● **ケモメトリックス**

得られたデータを用いてケモメトリックスを行なうが，目的に応じて表 2.1 に示した解析法などを試みて最適な方法を見つける．最もよく用いられる線型判別分析では，安定な判別モデル構築のため，データ数が判別関数を構成する元素数の 3 倍より多くなるようにする[15]．

● **妥当性確認**

構築した判別モデルは妥当性確認によりその有効性を確認する．判別モデルを構築するのに使用した試料を，その判別モデルで分類したのでは，正しい判別精度を見積もることはできず，得られる判別精度は実際よりも高くなる．判別モデルがどの程度有効であるかを知るには，クロスバリデーションなどを行なう必要があり[17]，ケモメトリックスなどにより判別モデルを構築した場合には，必要な手続きである．また，必要に応じて分析法の妥当性確認を行ない，試料のばらつきも含めて判別法の精度を求める．具体的な方法は複雑になるため，文献 18 を参照すること．

(5) 判別法の実例

市販品を対象として理化学分析により表示の信憑性をチェックしている農林水産消費安全技術センター（FAMIC）において，判別法が開発され，マニュアル化された手法には，「ネギの原産国判別」[19]，「乾シイタケの栽培方法及び原料原産地判別」[20]，「黒大豆（丹波黒）の原産国判別」[21]，「タマネギの原産地表示（北海道，兵庫県，佐賀県）判定」[9]，「ニンニクの原産国判別」[22]，および「ショウガの原産国判別」[23] などがあり，一部を除いてウェブサイト（www.famic.go.jp）に掲載されて

いる。これらはすべて ICP-MS による元素組成に基づく産地判別法である。前処理の仕方や対象元素などは異なるが、基本的にはすべて同様の分析操作を行ない、解析することで、産地を判別する。具体例として、以下にタマネギの産地判別を紹介する。

● タマネギの産地判別

タマネギは生鮮野菜の中でも輸入量が多く、国産品と輸入品の価格の差が2倍以上あることから、産地偽装を見破るための科学的手法の開発が求められてきた。そこで、元素組成によるタマネギの産地判別法の開発が行なわれた。国産品は北海道、佐賀県および兵庫県が主産地であり、国内出荷量の81%（2005年産）を占めたことから、これら3産地の産地表示品を対象に、外国産でないかを判定する手法が開発された[9]。

北海道産108点、兵庫県産77点、佐賀県産52点、外国（中国、米国、ニュージーランド、豪州、タイ、チリ）産72点の、合計309点のタマネギ試料に含まれる28元素を分析し、得られた元素濃度を用いて線型判別分析を行なった。図2.3は4産地を分類する判別モデルによるスコアの3次元座標に分布するプロットを2次元に投影したもので、各産地でまとまる傾向が得られている。残念ながらこの判別モデルでは十分な判別精度が得られなかったため、北海道、兵庫県および佐賀県産品について、外国産でないかを判定する判別モデルを3種類構築した。

Na, Mg, P, Mn, Zn, Sr, Rb, Mo, Cd, Cs および Ba の11元素の分析値を、これらの判別モデルに適用したところ、国産品についてはクロスバリデーションの結果100%に近い的中率で判別でき、外国産品については86〜90%の的中率で判別できた（表2.2）。スクリーニング判別法としては、十分なレベルの精度であった。

この判別法では、国産品については主要3産地のみが対象になっているが、他の国内産地のデータも収集し、国産試料、外国産試料のデータを用いることで、産地が日本か外国かを判別する方法も開発された[24]。同じ11元素を用いて新たな判別モデルを構築したところ、国産品は97%、外国産品は84%の判別的中率で判別できた。日本に流通するタマネギの産地が、日本か外国かをスクリーニング判別できる手法が開発された。

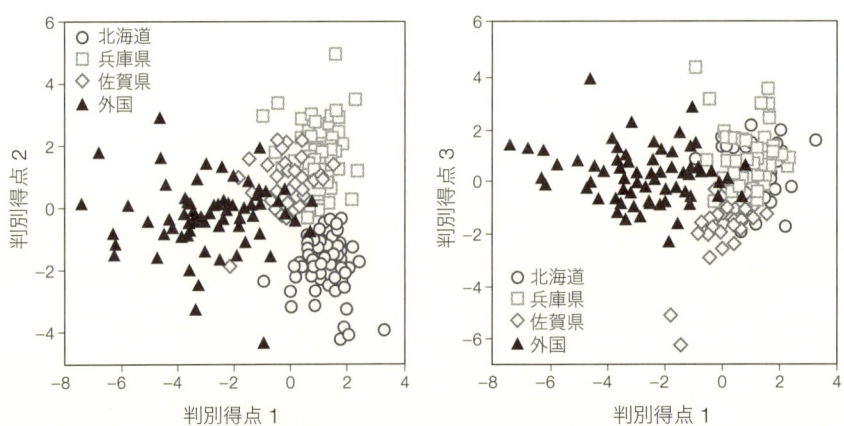

図2.3 4産地に分類するための線型判別分析により構築した12元素（Na, Mg, P, Co, Cu, Zn, Rb, Sr, Mo, Cd, Cs, Ba）からなる判別モデルによる判別得点のプロット[9]

表 2.2　判別モデルによる分類とクロスバリデーションの結果[9]

対象産地	元素	試料数	分類（%）	クロスバリデーション（%）
北海道-外国間の判別				
北海道	7元素	108	100	100
外国	Na, P, Mn, Sr, Mo, Cd, Ba	72	89	86
兵庫県-外国間の判別				
兵庫県	8元素	77	100	100
外国	Na, P, Mn, Zn, Sr, Cd, Cs, Ba	72	93	90
佐賀県-外国間の判別				
佐賀県	8元素	52	98	98
外国	Na, Mg, P, Mn, Rb, Sr, Mo, Ba	72	92	90

(6) 今後の課題

いくつかの農産物で判別法が開発されているが，まだ開発されている品目はごく一部に限られるので，品目の拡大が望まれる。すでに多くの実績があり取り組みやすいことから，ICP-MS（およびICP-OES）を用いた元素組成による判別法がわが国では最も普及しているが，分析には高額な分析機器や設備，危険な酸の取り扱いが必要であり，ある程度時間がかかる（2日以上）点，試験者には熟練を要する点などが問題となっている。そこで，より簡便・迅速な分析法や，より信頼性の高い手法の開発も望まれるなど，さらなる産地判別法の高度化が待ち望まれている。信頼性向上のためには，他の手法と組み合わせることも有効であり，今後の発展を期待したい。

(7) 妥当性確認の必要性

元素組成に基づく農産物の産地判別法として，ICP-OESおよびICP-MSによる方法を紹介してきた。新たな分析法を開発した場合には，その分析法がどの範囲の試料まで適用できるのか（適用範囲），また，試験担当者，試験室，測定機器の機種など分析条件が変わっても実施可能なのかなどについて確認する必要がある。それらに加え，開発された分析法に則って分析した場合，定量分析ならば分析値がどの程度の範囲でばらつく可能性があるのか，定性分析なら分析結果がどの程度の確率で実際から外れるのかを明らかにする必要がある。これらは「妥当性確認」と呼ばれ，産地判別法でも新たな方法が開発された場合には行なう必要がある。なぜなら，妥当性が確認されていなければ，用いようとする産地判別法が信頼できる方法なのか，判別結果がどの程度確かなのか，誤判別はどの程度なのかなどが判断できず，結局，実試料の分析には使えないことにもなりかねないためである。また，特に元素組成に基づく産地判別法では，妥当性確認がどのように，あるいはどの程度なされているかが，判別法の有効性の判断に大きく依存する。同時に，ICP-OESおよびICP-MSによる多元素分析はかなり一般的にはなってきているが，まだまだ熟練を要する分析法であるため，妥当性確認の実施が重要になる。

本書は食品表示にかかわる分析技術について幅広く紹介することを趣旨としていることから，妥当性確認については詳しく取り上げていない。分析についてさらに深く勉強したい，あるいは実際に分析法の開発に携わっている読者は，文献17，18などを参照してぜひ妥当性確認についても勉強していただきたい。

B. 水産物

近年，ウナギやアサリをはじめ，水産物の産地偽装が食の安心を揺るがす問題となっており，水産物の表示が適切であるかどうかを科学的に検証するための技術の確立が求められている。元素組成に基づく産地判別法は，産地偽装を見破る技術の一つとして注目されており，生物種や品種などの DNA の差異を利用した DNA 分析に基づく方法と違い，生育環境が異なっていれば産地判別ができることが多い。農林水産消費安全技術センターでは，これまでにカボチャ，黒大豆，乾しいたけなどの農産物について，ICP 分析を用いた産地判別法が開発され[20,21,25]，市販品の原産地表示についての検査業務に活用されている。水産物についても，塩蔵わかめやコンブの産地判別法[26]が市販品の原産地表示の調査に用いられているが，農産物に比べると対象品目が少なく，今後も研究の余地が残されている。

海外における水産分野の研究では，耳石の元素組成から回遊経路，摂餌生態などの生育環境を推定する手法として用いられている[27,28]。耳石には，成長に伴い生育環境を反映した元素が蓄積されるといわれており，地中海の異なる海域で漁獲されたクロマグロの耳石の元素を測定したところ，Li および Ba 含量の組成比から，回遊経路が異なることが報告された[27]。一部にはこのような産地判別につながる研究も行なわれているが，ICP 分析は主に水産物の Pb や Cd 含量など，有害重金属のモニタリング調査で用いられており，産地判別に関する研究はあまり行なわれていない。

筆者らは，水産物の産地を推定するために，アサリやウナギなどについて ICP を用いた元素組成による判別法の開発を行なってきた。本項では，筆者らが研究を行なってきたアサリやウナギを中心に，その成果を紹介する。

(1) 分析手順

水産物の筋肉組織，内臓，貝殻などの試料の有機物を分解し，溶液化させる。その溶液化した試料を ICP 質量分析装置（ICP-MS）または ICP 発光分析装置（ICP-OES）を用いて各元素を測定

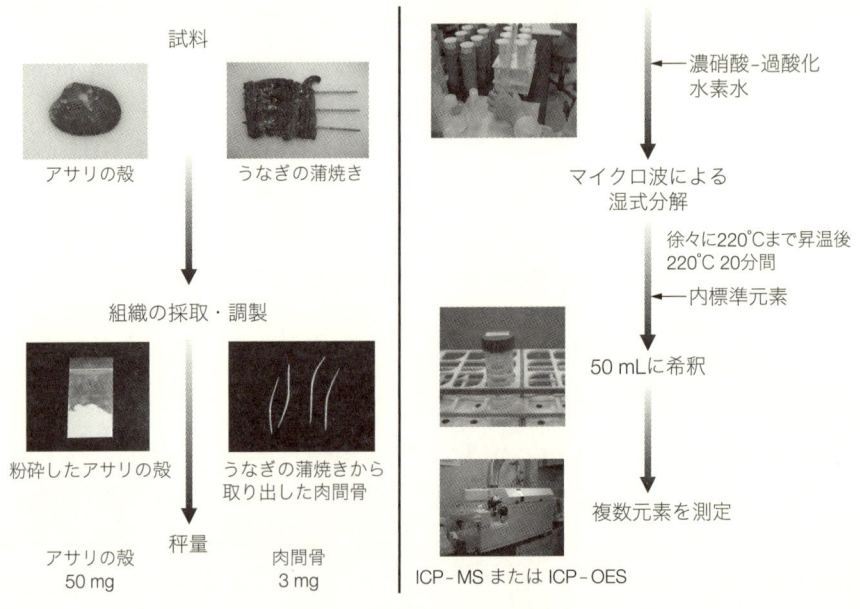

図 2.4 元素分析の手順例

するまでが一連の工程となる（図2.4）。

　水産物またはその加工品は，農産物と比べNaやKなどを多く含むため，ほかの元素の測定を妨害する場合がある。試料量は0.1〜0.5g程度が目安であるが，試料中の有機物や元素の量，試料の均質性などを考え，調整する。魚介類の筋肉組織や内臓などは脂質を多く含む場合があるため，試料量が多いと分解できないことがある。

　試料の分解方法は，主に湿式分解法と乾式分解法がある。湿式分解法は硝酸や硫酸などの酸を用いて，フッ素樹脂などの容器中で有機物を分解する方法であり，乾式分解法は白金皿などの容器中で高温により有機物を灰化させ，その後，酸分解や溶解などの処理を行なうものである。湿式分解法はさらに開放系と密閉系の2種類に分けられる。開放系による分解は，大気圧下で有機物を分解する方法である。このとき，酸の揮発とともに元素も揮散する場合があるので，注意が必要である。密閉系による分解は，フッ素樹脂の密閉容器に試料と酸を加え，マイクロ波分解装置にセットし，高温・高圧下で有機物を分解する方法である。開放系による分解方法と比べ，高圧下で分解するため，用いる試薬の常圧下での沸点以上の高温が得られ，脂質の多い難分解性試料にも適用でき，また分解中に元素の揮散や外部からの汚染も少ない。これらの利点のため，筆者らは密閉系での湿式分解法を選択することが多い。

　分解が終わった酸溶液は超純水で希釈し，ICP-MSまたはICP-OESで複数の元素を測定する。検出感度の違いから，Mn，Ba，Cdなどの試料中含有量が数ppm以下の元素はICP-MSで，Na，K，Caなどの試料中の含有量が数十ppm以上の元素はICP-OESで測定するのが基本となる。水産物は一部の元素を多量に含有している場合があり，酸溶液中のそれらの元素濃度が数百から数千ppmを超えると，多原子イオンの形成やイオン化の阻害などが起こり，正確に分析ができないことがあるので注意しなければならない。

(2) 判別モデルの構築

　判別したい各産地の試料の元素濃度の差違に着目して，線型判別分析により産地を判別するための判別モデルを構築する。カボチャや黒大豆などの農産物の産地判別の場合，Na，K，Pなど主要元素も判別モデルに含めることがあるが，筆者らが研究した水産物に関しては，これまで主要元素を判別指標として用いたケースはなかった。しかし，アユではSr/Ca比の違いにより生息地の塩分を予測でき[29]，主要元素であるCaを利用することにより産地判別につながる研究も行なわれていることから，主要元素も場合によっては産地判別の指標になりうると考えられる。

(3) 研究事例

　次に，元素組成によるアサリおよびウナギの産地判別について研究した例を紹介する[30,31]。

● **アサリ**

　アサリ（*Ruditapes philippinarum*）は，国内で年間39,000tが生産されている（2008年漁業・養殖業生産統計）が，それだけでは国内消費量を満たすことができず，26,000tのアサリが韓国や中国などから輸入されている（2008年貿易統計）。最近，国産のアサリよりも安価な外国産のアサリを国産のアサリとして偽って販売していた事件があり，表示の真正性を検証する方法が求められている。アサリの産地表示については，他の生鮮食品と同様に国産品にあっては水域や地域名を，輸入品にあっては原産国名を記載することになっているが，アサリの場合は砂抜きや出荷調整として水槽で数週間蓄養させたり，稚貝を砂浜にまき生育させたりする場合がある。その際には，生育

期間が最も長い国が原産国となるが，日本での生育期間が長くなることはほとんどない。

アサリの産地表示の真正性について，すでに遺伝学的解析手法による産地判別法が報告されている[32]。この手法は，中国，韓国，日本のアサリのミトコンドリア DNA の塩基配列を解析し，この知見を基に，ポリメラーゼ連鎖反応（PCR）-制限酵素断片長多型（PCR-RFLP）法により，中国沿岸・韓国西岸地域系群と，日本沿岸・韓国南岸地域系群とに判別する技術である。しかし，この手法では韓国南岸産アサリと国産アサリを判別することができない。また，外国産稚貝が外国で生育された期間より長く日本で生育された場合，産地は日本となるが，DNA は変化しないため，この技術による産地判別は不可能である。そのため，生育環境に由来するとされる元素含量を測定し，判別モデルの構築を試みた。

試料の採取は，日本産においては生産量の多い愛知県，熊本県，福岡県，静岡県，千葉県などから収集した。中国産においては遼寧省，山東省の主要産地から，韓国産においては西海岸，南海岸のそれぞれ主要産地から収集した。試料の採取時期により，元素濃度が変動する可能性があるため，さまざまな年，季節の試料を収集した。分析に用いた組織は，砂抜きや出荷調整など短期間の蓄養の影響を受けにくいと考えられる殻を用いた。殻を超純水で洗い，乾燥後，粉砕機で粉砕した。分解は，濃硝酸-過酸化水素水混液を用いて，マイクロ波分解装置で行ない，Be，Sc，Y，In および Bi を内標準として添加した。試料液を ICP-MS で分析し，12 元素（Li，V，Mn，Ni，Co，Cu，As，Rb，Mo，Ba，Pb および U）の濃度を測定した。

3 産地のアサリの殻中の元素濃度を比較すると，V，Mn，As，Rb，Ba および Pb について，日本と韓国・中国間で大きな差が認められた（表 2.3）。日本産アサリの平均 As，Rb 濃度は韓国・中国産に比べ半分以下であった。特に日本産アサリの平均 Pb 濃度は韓国産に比べ 1/4，中国産に比べ半分程度であり，これらの元素が判別の指標になると考察された。

各元素の濃度データを基にしてアサリの産地（日本，韓国，中国）を推定するために，それぞれの国の間で判別する 3 種類の判別モデル（日本-韓国，日本-中国，韓国-中国）を線型判別分析に

表 2.3　日本，韓国および中国産アサリの殻中元素濃度（μg/g）

	日本 $n=135$	韓国 $n=50$	中国 $n=46$
Li	0.89 ± 0.44	1.30 ± 0.70	1.31 ± 0.56
V	0.14 ± 0.12	0.21 ± 0.09	0.18 ± 0.05
Mn	13.0 ± 9.8	28.3 ± 12.9	22.1 ± 6.6
Ni	1.22 ± 0.30	1.27 ± 0.22	1.42 ± 0.21
Co	0.56 ± 0.06	0.53 ± 0.06	0.56 ± 0.07
Cu	0.92 ± 0.19	0.95 ± 0.37	0.93 ± 0.23
As	0.18 ± 0.19	0.40 ± 0.13	0.38 ± 0.19
Rb	0.06 ± 0.06	0.19 ± 0.06	0.13 ± 0.04
Mo	0.02 ± 0.02	0.05 ± 0.03	0.04 ± 0.03
Ba	3.6 ± 3.4	6.2 ± 1.9	9.0 ± 1.7
Pb	0.09 ± 0.08	0.36 ± 0.09	0.22 ± 0.60
U	0.12 ± 0.12	0.14 ± 0.07	0.16 ± 0.06

数値は平均値 ± 標準偏差を表示。

表2.4 アサリの殻の元素組成を用いて構築した判別モデルの判別精度

判別モデル	利用元素	産地	モデル構築用試料の分類率（％）[a]	モデル検証用試料の判別的中率（％）[b]
日本–韓国	Li, V, Mn, Rb, Ba, Pb, U	日本 韓国	97.8（132/135） 98.0（49/50）	100（21/21） 100（10/10）
日本–中国	V, Mn, As, Ba, Pb	日本 中国	99.3（134/135） 91.3（42/46）	100（10/10） 100（10/10）
韓国–中国	Ni, Rb, Ba	韓国 中国	84.0（42/50） 84.8（39/46）	90（9/10） 90（9/10）

[a] モデル構築用試料を正しく分類できた率。（ ）内数値は，正しく分類された数/試料数を示す。
[b] モデル検証用試料を正しく判別できた率。（ ）内数値は，正しく判別された数/試料数を示す。

より構築した（表2.4）。日本–韓国，日本–中国モデルで産地推定の指標となる元素は，日本と韓国・中国産アサリで元素濃度に大きな差のあった V, Mn, Rb, As, Ba, Pb などが選択された。日本–韓国モデルは，この判別モデルを構築した試料（モデル構築用試料）である日本産135試料のうち97.8％を正しく日本産に分類し，韓国産50試料のうち98.0％を正しく韓国産に分類した。日本–中国モデルは，モデル構築用試料をそれぞれ99.3％と91.3％に正しく分類した。韓国–中国モデルはモデル構築用試料をそれぞれ84.0％と84.8％に正しく分類し，日本–韓国，日本–中国モデルの分類率と比べて低かった。これは，韓国と中国のアサリが黄海沿岸で採取されており，生育環境が似ているためであると考察された。

構築した判別モデルを用いてモデル構築用試料を分類すれば，100％に近い値で正しく分類することが予想されるが，判別モデルに含まれない試料についての判別精度はわからない。そのため，モデル構築用試料とは別に，由来の確かな試料をモデル検証用試料として収集し，判別モデルの分類率と検証用試料の判別的中率に大きな差がないことを確認した。構築したアサリの判別モデルに3産地の検証用試料の元素データを代入したところ，日本–韓国，日本–中国モデルではすべて100％，韓国–中国モデルではすべて90％の判別的中率を示した。検証用試料でも構築した判別モデルと同じような判別率を示すことが確認された。

● ウナギ

ウナギは，ウナギ科 Anguillidae に属する魚の総称である。ウナギは海で産卵・孵化し，河川に遡上する「降河回遊」という生活形態をとる。日本ではウナギは重要な食用魚の一つで，年間10万 t ものウナギが消費されている。日本で消費されているウナギのほとんどはニホンウナギ（*Anguilla japonica*）とヨーロッパウナギ（*A. anguilla*）の2種であり，そのほとんどが稚魚から養殖されたウナギである。日本で養殖されているウナギはほとんどすべてニホンウナギであり，年間約2万 t 養殖されている。日本は主に台湾と中国からウナギを輸入しており，台湾では主にニホンウナギが養殖されているが，中国ではニホンウナギとヨーロッパウナギが養殖されている。ニホンウナギは産卵場がマリアナ諸島西方海域にあり，稚魚は孵化したのち黒潮にのって北上してくるため，台湾または西日本沿岸で稚魚が採取され，それが養殖される。ヨーロッパウナギはほぼヨーロッパ全域とアフリカの一部に生息しており[33]，稚魚の一部が中国へ輸出されている。日本の主な養殖地域は，鹿児島県，愛知県，宮崎県，静岡県であり，これらの養殖場ではコンクリート製の水槽を使って養殖されている。一方，中国と台湾では主に露地池でウナギの養殖が行なわれている。

最近，中国産ウナギを日本産ウナギとして販売する事件が多発している。ウナギは中国産と日本産の間で価格に大きな差があることから，産地を偽装することにより得られる利益が大きく，偽装があとを絶たない。生体のニホンウナギとヨーロッパウナギは，形態的な特徴から判別は可能であるが，日本ではほとんどが加工された蒲焼きの状態で流通しているため，この状態では判別が困難である。また，同じニホンウナギの中国産と日本産であれば，形態から産地を判別することはさらに困難である。このため，表示の真正性を検証する科学的方法が求められている。

　DNA分析により，ニホンウナギとヨーロッパウナギを判別する技術はすでに開発されており[34]，農林水産消費安全技術センターの市販品調査で使われている。しかし，中国産にはニホンウナギも存在しており，またヨーロッパウナギは2009年からワシントン条約の規制下に入り，中国におけるヨーロッパウナギの生産量は減少するとみられていることから，ニホンウナギの輸入割合は増加すると考えられる。そのため，DNA分析による種判別法以外による産地判別法の開発が求められており，筆者らは蒲焼きの元素組成の違いによる判別法の開発を試みた。

　前述のように，ウナギはほとんどが蒲焼きとして流通しているため，筋肉組織は調味液などに含まれる元素が混ざり，加工工程の影響を受けやすい。分析には，加工工程による影響を受けにくい部位，もしくは影響を取り除くことのできる部位を用いなければならない。そのため，筆者らは肉間骨という上肋骨，上神経骨，上椎体骨などの小骨を分析部位とした。蒲焼きから肉間骨を樹脂製ピンセットで取り出し，アセトンと超純水で洗浄することで，ウナギの脂質と調味液による影響を取り除くことができた。肉間骨3mg程度をアサリと同様に，濃硝酸-過酸化水素水混液を用いてマイクロ波分解装置で分解し，Be，Sc，Y，InおよびBiを内標準として添加した。試料液をICP-MSにより12元素（Li，Ti，V，Mn，Ni，Co，Zn，Rb，Sr，Ba，PbおよびU）の濃度を測定した。日本産は主要産地である鹿児島，愛知，宮崎，静岡県産ウナギの蒲焼き，外国産は中国産と台湾産ウナギの蒲焼きを収集した。

　3カ国のウナギの元素濃度を比較すると，Mn，Sr，BaおよびPbについて，日本と中国・台湾間で差が認められた（表2.5）。アサリに比べ，個体差がかなりあるものの，Mn，Sr，Baの日本産の濃度は，中国と台湾産に比べ5〜8割程度であった。特に日本産の平均Pb濃度は中国産に比べ1/6，台湾産に比べ1/4程度であり，これらの元素が判別の指標になると考察された。各元素データを基としてウナギの産地（日本，中国，台湾）を推定するために，それぞれの国の間で判別する3種類のモデル（日本-中国，日本-台湾，中国-台湾）を構築した。日本-中国，日本-台湾モデルで産地推定の指標となる元素は，日本と中国・台湾産ウナギで濃度に差が認められたMn，Ba，Pbなどが選択された。日本-中国モデルでは，モデル構築用試料の日本産を90.0%，中国産を56.7%正しく分類し，日本-台湾モデルではそれぞれ87.5%と74.1%正しく分類した。

　日本産ウナギを日本産と正しく分類した割合は高かったが，外国産ウナギを外国産と分類した割合は低かった。これは，外国産の中に，PbやBaなどの元素濃度が低く，日本産に近い元素濃度を示す個体が多く存在したためと考えられた。日本産の中には外国産に似た元素組成を示すウナギはほとんど存在しなかった。中国と台湾産のウナギはLiやMnなどで元素濃度が異なり，中国-台湾モデルはモデル構築用試料をそれぞれ96.3%と70.0%正しく分類した。本研究は検討中であり，さらに判別精度を上げるためには，さらに多くの地域から，また試料採取時期による変動を確認するため異なる時期の試料を収集することが必要である。外国産をより正しく判別するためには，今

表 2.5　日本，中国および台湾産ウナギの肉間骨中の元素濃度（μg/g）

	日本 ($n=40$)	中国 ($n=30$)	台湾 ($n=27$)
Li	0.20 ± 0.14	0.33 ± 0.24	0.13 ± 0.04
Ti	138 ± 22	132 ± 19	133 ± 24
V	0.07 ± 0.09	0.06 ± 0.08	0.16 ± 0.12
Mn	126 ± 89	175 ± 129	209 ± 213
Ni	0.96 ± 0.52	0.91 ± 0.21	0.80 ± 0.44
Co	0.42 ± 0.23	0.34 ± 0.13	0.27 ± 0.06
Zn	150 ± 45	147 ± 35	164 ± 28
Rb	0.73 ± 0.42	0.76 ± 0.55	0.88 ± 0.37
Sr	275 ± 96	352 ± 121	334 ± 88
Ba	10.1 ± 6.1	22.0 ± 15.0	12.1 ± 3.0
Pb	0.10 ± 0.19	0.61 ± 0.62	0.46 ± 0.28
U	0.01 ± 0.02	0.02 ± 0.01	0.03 ± 0.02

数値は平均値±標準偏差を表示。

回対象としていない元素も判別の指標に加えたり，多元素分析以外の安定同位体比分析など，ほかの分析法を組み合わせたりすることも必要になる可能性がある。

(4) 今後の課題と展望

　これまで述べてきた元素組成を用いた産地判別技術は，産地ごとの試料中の元素濃度の差を基に開発されている。元素濃度の差は水，土壌，餌などの生育環境の違いを反映して生じると考えられているが，その原因を解明する研究はあまり行なわれていない。また，水産物は年によって潮流や餌の種類など生育環境が変わり試料中の元素濃度の変動が予想されるが，判別にどの程度影響があるのか知見がない。栽培試験などを通して産地ごとの試料中の元素濃度の差が生じる主な原因を探り，生育環境の変化の影響を受けにくい判別技術を開発することが重要である。しかしながら，生育環境の変化を受けにくい判別技術を作成できても，判別技術を構築するときの試料は，対象となる品目のすべての生産地から集めることはできないことから，100％正確に産地を判別することはきわめて困難である。このため，元素分析を用いた産地判別技術は，スクリーニング法として市販されている商品の調査に用いられている。もし，分析結果と食品表示に離齬があった場合には，業者が保管する仕入れ伝票などの書類を調査することで最終的に表示の真正性が判断される。

　産地判別法が開発される以前から，産地表示の真正性調査は，行政機関による小売の巡回調査，企業内部からの告発情報に基づいて行なわれてきたが，元素組成による産地判別技術が開発されたことにより，市販品の産地表示の調査，監視が能動的・効率的に行なえるようになってきた。今後，偽装の多い品目など，さらに多くの品目についても判別技術の開発が望まれる。

2.2.2　蛍光X線分析法

　従来，蛍光X線分析は高感度分析法としてはあまり認知されていなかったが，最近の高感度タイプの蛍光X線分析装置では，食品のサブppmレベルの微量元素成分の定量が可能となってきている。これは，2次ターゲットによる励起光の単色化，偏光光学系によるバックグラウンドの低減，フィルター技術，高加速電圧のX線源の利用など，X線分析装置・技術における近年の進歩によ

るところが大きい。得られた元素組成のうち，特に識別に有用な元素の定量値を用いて多変量解析を行なうと，ホウレンソウ[35]，小麦粉[36]，コーヒー豆[37] などの農作物の産地判別に有効であることが報告されている。

蛍光 X 線分析には以下のような特長がある。

① 試料の酸分解などの溶液化が不要で，非破壊で多元素同時分析ができる。
② 原理的には Be より原子番号の大きな元素が分析できるが，多くの装置は Na より原子番号が大きな元素が対象となる。
③ 試料調製法を工夫することで，主成分からサブ ppm の微量成分まで分析できる。
④ 蛍光 X 線強度を数分から数十分かけて測定するので，統計的ばらつきが平均化され，測定時間の短い ICP 発光分析（〜数秒）と比べて分析精度が高い。

A. 蛍光 X 線分析の原理[38]

蛍光 X 線分析は，試料に X 線を照射して，発生する蛍光 X 線を検出して分析する方法である。X 線は電磁波の一種で，紫外線より波長が短く，γ 線より波長の長い光で，波動性と粒子性を持つ。前者は波長 λ を持つ波として，後者はエネルギー E を持つ光子（粒子）として特徴づけられ，λ を Å 単位で，E を keV 単位で表わすと，両者には $E = 12.398/\lambda$ の簡単な関係がある。蛍光 X 線分析では，通常エネルギーを用いる。

蛍光 X 線スペクトルの一例として，小麦粉から得られた蛍光 X 線スペクトルを図 2.5 に示す。横軸が蛍光 X 線のエネルギー（keV），縦軸がその強度（カウント）を表わしている。図 2.5 のようなスペクトルにおける各ピークのエネルギー値を読みとり，エネルギー（波長）表と比較することで，どんな元素が存在するのか同定することができる。一方，スペクトルの縦軸の強度は，試料から発生して検出器に飛び込んできた蛍光 X 線の単位時間あたりの光子数［単位：cps（count per second）］を表わし，X 線の管電流で割った（cps/mA）が使われることも多い。蛍光 X 線強度は試料に存在する原子数に比例すると近似できることから，強度を測定することにより定量分析が可能となる。これが蛍光 X 線分析の基本原理である。ただし蛍光 X 線の励起効率は，励起 X 線のエネルギーが分析元素の吸収端のエネルギー（E_b）より少し大きいときが最も効率がよく，励起

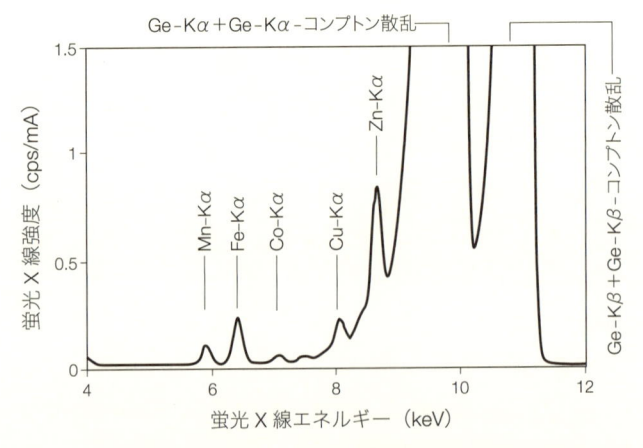

図 2.5　SRM 1567a Wheat Flour から得られた蛍光 X 線スペクトル
2 次ターゲット材として Ge を使用。測定時間 1800 秒。

X線のエネルギーが E_b から離れるほど効率が悪くなる。また後述するようなX線の試料による吸収の影響などもあることから，蛍光X線強度を濃度に換算するためには，マトリックスの似た物質を用いる検量線法の適用や物理定数を用いる補正計算が必要となる。

B. 蛍光X線分析装置

蛍光X線分析装置の構成は，試料にX線を照射するためのX線源と，蛍光X線のエネルギーと強度を測定するスペクトロメータ（分光・検出器）からなる。蛍光X線スペクトルの測定法には，波長分散分光（WDX：wavelength dispersive X-ray spectrometry）とエネルギー分散分光（EDX：energy dispersive X-ray spectrometry）の2種がある。

WDXでは，試料から発生した蛍光X線を分光結晶にあて，特定の回折角で回折した特定の波長の蛍光X線を検出する。ブラッグの回折条件 $\lambda_1 = 2d \sin\theta_1$ により，特定の波長 λ_1 のX線は一定の回折角 θ_1 で回折することから，分光結晶の角度 θ を変えながらX線を検出すれば，θ の関数としてさまざまな波長（エネルギー）の蛍光X線を検出できる。

EDXでは，X線検出器自身が高いエネルギー分解能を持っている半導体検出器を用いるので，試料からの蛍光X線を検出器で直接検出する。したがって，WDXのように分光結晶を動かす機構を必要としないため小型化が可能である。小型の検出器を試料のごく近傍に設置すると蛍光X線の検出効率がよいので，出力の小さな空冷式のX線源を用いることもできる。ただEDXのエネルギー分解能はWDXより悪く，スペクトル線の重なりが著しく，多数成分の分析にはピーク分離が必要な場合がある。WDXでは結晶により分光するため，試料からの十分な蛍光X線強度が必要であり，より強力なX線源が必要で，結晶分光器も必要なため，装置はEDXに比べて大型になる。反面，EDXに比べてエネルギー分解能に優れ，軽元素の分析にも適している。いずれにしても，微量成分の定量にあたっては，装置の性能を最大限に活かすための測定条件の最適化を行なうことが非常に重要である。本項では，近年普及が著しいEDX方式の装置を使った分析例を紹介する。

C. 定量分析

蛍光X線分析法の定量法には，蛍光X線の発生に関する理論的な定数や装置固有の元素感度係数を用いて元素の含有量を算出するFP法と，試料のマトリックスに似た濃度既知の標準物質を用いて検量線を作成する検量線法がある[35]。未知試料と化学組成の似た濃度既知の認証標準物質が複数あれば，蛍光X線強度と濃度の関係式（検量線）を作成して定量することができる。一方，FP法では，物理定数（ファンダメンタルパラメータ）と装置固有の元素感度係数を用いて，蛍光X線の理論式から蛍光X線の理論強度を算出し，次にその理論強度と実測強度の差がなくなるように元素の含有量を求めていく方法で，含有量組成の合計が100％になるように計算を行なう。どちらの定量法のソフトウェアも市販の装置には標準的に付属されているので，ユーザーは難しい理論を知らなくても定量分析を行なうことができる。

(1) 蛍光X線強度に影響を与える因子

正確な定量を行なうためには，蛍光X線強度に影響を与える因子について知っておくことが必要である。以下に主な事項を説明する。

● 試料の厚み

試料の厚みによって，蛍光X線強度は変化する。高エネルギーのX線ほど試料に対するX線の透過性はよくなり，試料のより深部からの情報が得られる。また試料の密度によっても蛍光X線

強度は変化する。

　直径 20 mm の錠剤成型器を使い，さまざまな試料量を用いて測定した Ca や Cd など 8 元素の蛍光 X 線強度を図 2.6 に示す。図にみられるように，試料量（試料厚み）が増えるに従い，発生する各元素の蛍光 X 線強度は増大する。しかしある量以上になると蛍光 X 線強度は一定の値となる。このときの試料厚みを「無限厚」という。高エネルギーの X 線ほど試料透過率が高く，また食品のように密度が低い試料の場合には，重元素の K 線を分析する際の無限厚は比較的大きな値になる。図 2.6 において，Ca（K_a = 3.6 keV）は 300 mg 程度でも無限厚であるが，Cd（K_a = 23.1 keV）では 800 mg でも無限厚に達していないことがわかる。このため実際に分析を行なう際には，まず図 2.6 のようにさまざまな厚みの試料を準備し，測定したい元素の中で蛍光 X 線のエネルギーがいちばん低い元素といちばん高い元素について蛍光 X 線強度を測定して，蛍光 X 線強度が変化しない厚み（無限厚）を求めることが必要である。そして定量分析の際には，無限厚以上の厚みを持つ試料を作製し，測定した各元素の蛍光 X 線強度から定量を行なう。

　このように原理的には無限厚以上の試料を用意するべきであるが，それでは多くの試料量を必要とすることになる。試料厚みが大きい場合，励起 X 線のコンプトン散乱線やレイリー散乱線などの強度も厚みに比例して高くなるため，これらの強度を用いて各元素の蛍光 X 線強度を規格化することが可能である。図 2.6b はコンプトン散乱線あるいはバックグラウンドの強度を使って，Ca や Cd など各元素の蛍光 X 線強度を規格化したものである。試料厚みによる蛍光 X 線強度の増加が規格化され，無限厚に達していない試料を使っても定量分析できることがわかる。実際に試料へ適用する場合には，使用する試料量や錠剤成型のやりやすさなどを考慮して，試料量を決定する。

● X 線管球の管電流

　現在広く普及している半導体検出器を使っている場合（EDX）は，強い X 線が入ると検出器が飽和する。その結果，検出器が応答できない時間が生じ，それを不感時間（デッドタイム）というが，その時間が長くなることを避けるため，一般的に装置は自動的に X 線の管電流を下げて X 線

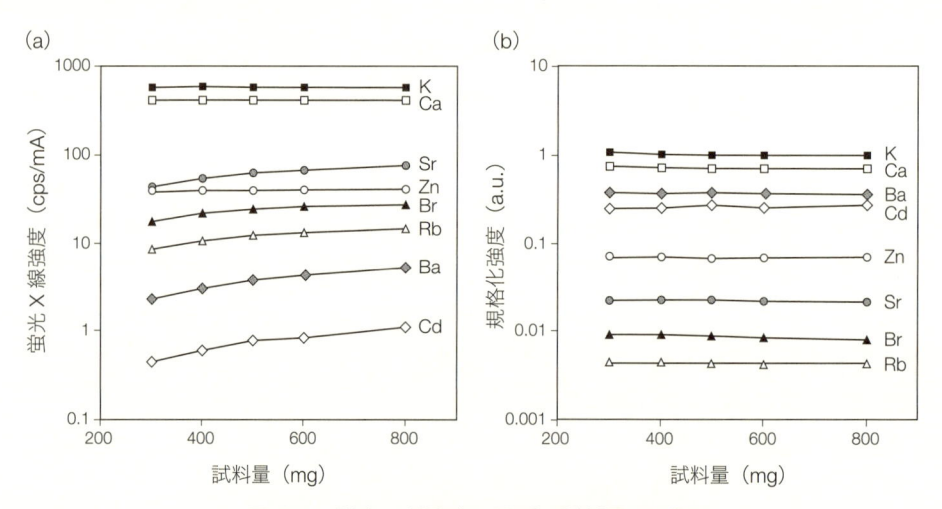

図 2.6 蛍光 X 線強度に及ぼす試料量の影響

K, Ca, Sr, Zn, Br, Rb, Ba, Cd の蛍光 X 線強度およびそれぞれの規格化強度。規格化強度：各元素の蛍光 X 線強度を散乱 X 線強度で規格化したもの。試料：NIST SRM 1570a (Spinach Leaves)，錠剤の直径：20 mm，測定時間：1800 秒。

の強度を落とすことが行なわれる。したがって，蛍光X線強度を表記する際，実際の強度（cps）でなく，管電流で割った値（cps/mA）が表示される装置もある。この場合，前述の散乱線による規格化も管電流で割った強度に対して行ない，検量線を作成する際にはこの規格化された強度を用いる。

● 感度と測定時間

　蛍光X線分析の感度（S/N比）の向上は，信号強度（S）を増やすか，ノイズ（N）を下げることで達成される。蛍光X線で信号強度を上げるのは，励起X線強度を上げることであるが，これは一般的に装置が大型になるので難しい。Nを小さくするには，モノクロメータで励起X線を単色化する方法，2次ターゲットを使って準単色化する方法，偏光光学系の採用，フィルターの利用などがあげられる。これらは装置の性能で決まってしまうので，装置購入後ではどうしようもない。測定時にできるS/N比の向上手段としては，長時間の測定である。長時間のスペクトルの積算が可能であるということは，蛍光X線分析の隠れたメリットである。目的元素の蛍光X線強度がバックグラウンドよりわずかでも高ければ，長時間積算すればピークとして検出できるようになる可能性がある。したがって，蛍光X線分析では，1時間という長時間の測定（積算）なども検討する価値がある。特に，試料自動交換機能がついている装置では，長時間測定も現実的な選択肢となる。もちろん装置の性能にもよるので，いくら積算しても測れない元素はある。そこで，分析条件の検討では，その装置の定量限界近くの濃度の試料を用いて，長時間積算の効果を検証してみることは意味がある。特に，食品の産地判別ではできるだけ数多くの微量成分元素に着目することが重要なためである。

(2) 検量線法

　分析試料と類似したマトリックス（主成分組成）を持つ数種の標準物質を用いて検量線を作成することで，共存元素の影響を最小限に抑え，正確な定量値を算出できる。マトリックスが測定対象物質と似ていることが重要である。自作もできるが，元素の含有量が認証されている植物や生体の認証標準物質[*2]を利用することが推奨される。正確な定量を行なうためには，試料中の対象元素の含有量をはさむような濃度範囲の検量線を作成することが重要である。農産物を分析する際の検量線作成に有用な認証標準物質の例を表2.6に示す。試料のマトリックスと分析対象元素濃度が自分の測定試料に近いものを4～8種選んで蛍光X線強度を測定し，各元素の検量線を作成する。一例を図2.7に示す。

(3) FP法

　FP法では理論的な計算を行なうので，濃度既知の標準試料がなくても定量分析ができる。しかしマトリックスの見積もりを誤ると不正確な定量値を算出してしまう。食品の分析，特に軽元素の分析では半定量分析と考えるべきであろう。FP法では含有量の合計が100%となるように各元素の定量値を算出する。そこで，主成分であるが蛍光X線スペクトルの測定ができないC，H，N，Oなどの元素については，あらかじめバランス成分として主成分の組成式を入力する。例えば，植

[*2] 認証標準物質は，いくつかの研究機関から頒布されている。国内では，国立環境研究所，産業技術総合研究所，日本分析化学会などが頒布している。なお標準物質には，認証標準物質（CRM），市販の標準物質（RM），共同試験や合意による標準物質などがある。

表 2.6 認証標準物質の一例

頒布機関	標準物質番号	標準物質名
NIST[a]	SRM 1515	Apple Leaves
NIST[a]	SRM 1567a	Wheat Flour
NIST[a]	SRM 1573a	Tomato Leaves
NIST[a]	SRM 1570a	Trace Elements in Spinach Leaves
NMIJ[b]	CRM 7501-a	白米粉末（微量元素分析用 Cd 濃度レベル I）
NMIJ[b]	CRM 7502-a	白米粉末（微量元素分析用 Cd 濃度レベル II）
NIES[c]	CRM No. 10-a	玄米粉末（Cd 低レベル）
NIES[c]	CRM No. 10-b	玄米粉末（Cd 中レベル）

[a] National Institute of Standards and Technology（NIST）
[b] 産業技術総合研究所 計量標準総合センター（National Metrology Institute of Japan：NMIJ）
[c] 国立環境研究所（National Institute for Environmental Studies：NIES）

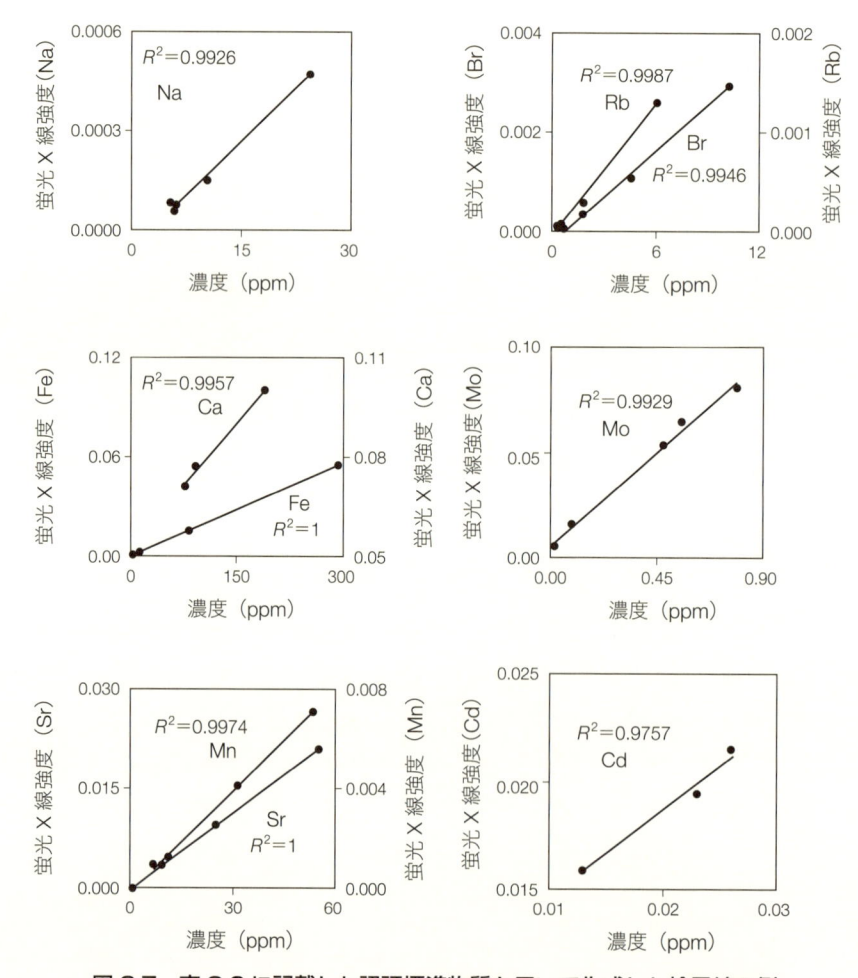

図 2.7　表 2.6 に記載した認証標準物質を用いて作成した検量線の例

物試料ならセルロース $C_6H_{10}O_5$ のように C, H, O の比率を入力する。FP 法でも標準試料を用いると，定量値の確度を上げることが可能である。濃度既知の標準物質を測定し，得られた蛍光 X 線スペクトルについて認証値を入力すると，認証値と実測値の整合性がとれるように元素感度係数の補正が行なわれ，より正確な定量値を得ることができる。

(4) FP 法と検量線法の比較

標準物質 SRM 1570a Trace Elements in Spinach Leaves の含有元素について，FP 法と検量線法で定量した結果の比較を表 2.7 に示す。標準物質を用いず装置内蔵の感度係数を用いて定量する FP 法 [FP 法（装置内蔵）] よりも，マトリックスが類似の標準物質を用いて感度係数を測定して計算する FP 法 [FP 法（実試料）] のほうが認証値とよい一致を示している。マトリックス類似の複数の標準物質を用いる検量線法では，FP 法の結果と比べ，特に軽元素でさらに良好な結果となっている。

D. 試料調製

蛍光 X 線分析の場合，原理的には試料の形態を問わず測定が可能である。しかし蛍光 X 線強度は試料の密度，試料表面の凹凸などの影響を受ける。そこで食品に含有される元素を定量する場合には，ある一定条件で調製した試料を用いるべきである[38]。ここでは，野菜・豆など水を含んだ食品についての試料調製法を紹介する。

試料調製法の流れを図 2.8 に示す。水を含んだ試料の場合，含水量が変化すると物質量が同じで

表 2.7　FP 法と検量線法で求めた SRM 1570a Trace Elements in Spinach Leaves の分析値の比較

	FP（装置内蔵）(ppm)	FP（実試料）(ppm)	検量線法 (ppm)	RSD ($n=3$)（％）	認証値 (ppm)
Mg	4550	—	6140	0.6	8900
Al	2650	3240	310	0.7	310 ± 11
P	4400	3940	4710	0.5	5180 ± 110
S	3850	3840	4030	0.6	4600
Cl	6350	8200	5620	1.5	—
K	24,300	27,600	26,400	0.7	29,000 ± 520
Ca	12,500	14,600	13,500	0.8	15,300 ± 410
Mn	71.5	72.0	76.4	0.8	75.9 ± 1.9
Fe	255	265	261	0.7	[273]
Ni	1.28	1.58	1.25	1.9	2.14 ± 0.1
Cu	17.2	11.3	10.3	0.5	12.2 ± 0.6
Zn	86	74	80	0.1	82 ± 3
Br	43.2	53.6	45.3	1.6	—
Rb	14.3	12.2	12.6	1.4	[13]
Sr	69.1	45.2	53.4	1.2	55.6 ± 0.8
Y	0.52	0.72	—	—	[0.082]
Mo	1.56	0.43	0.21	8.4	[0.378]
Cd	6.06	2.87	3.04	2.3	2.89 ± 0.07
Ba	37.1	7.12	9.48	1.6	[6.97]

FP（装置内蔵）：装置内蔵の感度係数を使用，FP（実試料）：SRM 1570a を測定して補正した感度係数を使用。[　] は参考値。

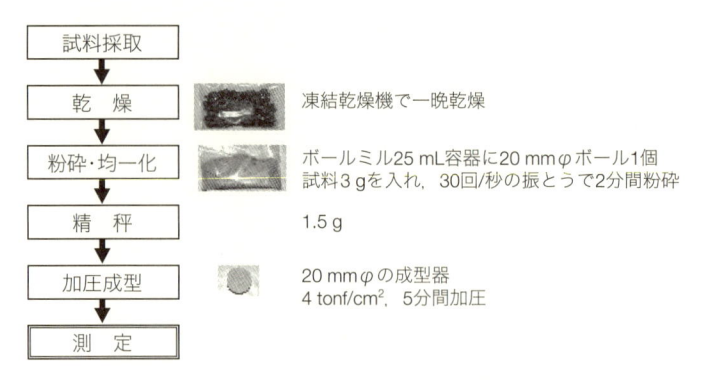

図 2.8　蛍光 X 線分析のための試料調製法
例：コーヒー生豆試料[37]。

も見かけ上の濃度が変化してしまうので，乾燥重量あたりの濃度を算出する。試料を乾燥後，粉砕して均一にする。分析に使用する試料は分析対象のごく一部であるので，対象物を代表する値をとるように均一な試料を作製することが重要である。

粉砕した試料の一定量を秤り取り，成型器に入れ加圧して錠剤を作成する[*3]。錠剤成型器の直径は，使用する蛍光 X 線分析装置の照射面積に応じて選択する。すなわち，励起 X 線の照射面積以上の直径の錠剤を用いなければならない。蛍光 X 線分析では，試料の粒径や表面の平滑さ，均一性のばらつきが測定強度へ影響をもたらす。植物試料の蛍光 X 線分析において，試料の粒径が 710 μm 以下であれば，得られる蛍光 X 線強度は一定となることが報告されている。また粉砕した試料の粒径が大きすぎると，錠剤が崩れやすくなるという問題もある。このため試料の粒径が小さくなるように，乳鉢やボールミルなどの装置を用いて粉砕することが必要である。粉砕時には，容器の磨耗による材質元素の微少量混入が原理的に避けられない。目的とする元素によるが，一般的にはできるだけ汚染を避けるため，めのうやアルミナ，ジルコニウム，PTFE で表面コーティングされた器具を使うことが推奨される[39]。検量線法で定量する際には，標準試料についても測定試料と同一の条件（粒度，試料量，成型時の圧力・時間など）で試料調製を行なうことが重要である。

E. 応用例

(1) コーヒー生豆の産地の特性化[37]

ブラジル，コロンビア，ベトナム，インドネシア，グアテマラ，タンザニアのコーヒー生豆[*4] 75 試料について蛍光 X 線分析を行ない，その元素組成から産地の特性化を行なった。試料量や装置の測定条件などを最適化し，コーヒー豆に ppm レベルで含まれる微量元素の定量を行なった。微量元素組成を比較したところ，Mn，Fe，Ni，Rb，Sr，Ba の 6 元素の濃度について，産地による違いが認められた。この 6 元素の濃度を用いて 75 試料の主成分分析を行なったところ，図 2.9 のような主成分得点プロットと因子負荷量プロットが得られた。このとき，第 1 主成分および第 2 主成分の寄与率はそれぞれ 44.5%，19.7% であった。ブラジル（□），コロンビア（■），ベトナム（▲），インドネシア（△），グアテマラ（＊），タンザニア（●）と産地ごとに特徴的な分布を示し，これ

[*3] 錠剤成型器や加圧機は，蛍光 X 線分析用あるいは赤外分光用として市販されている。
[*4] 日本のコーヒー生豆の輸入量は約 3.9 万 t/年であり，ブラジル，コロンビア，インドネシアからの輸入量が 60% 以上を占める。

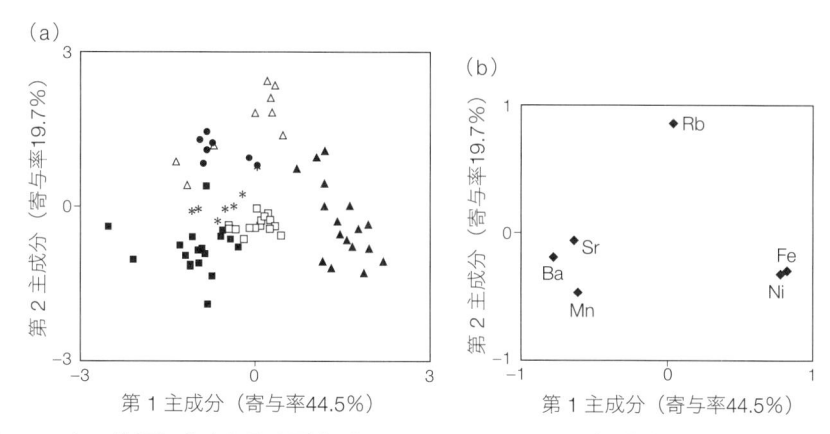

図 2.9 コーヒー生豆に含まれる 6 元素（Mn, Fe, Ni, Rb, Sr, Ba）濃度を用いた主成分分析結果
(a) 主成分得点プロット，(b) 因子負荷量プロット。□：ブラジル，■：コロンビア，▲：ベトナム，△：インドネシア，＊：グアテマラ，●：タンザニア。

ら 6 元素を用いることで産地による特性化が可能であった。特にベトナム産は Fe および Ni 濃度の寄与が高く，特徴的なグループを示した。またブラジル産，コロンビア産，グアテマラ産の中南米の試料では，近接した分布を示す数試料が認められた。産地国における詳細な栽培地，土壌，品種，栽培方法，収穫時期，収穫年などの情報がないため，より詳細な考察は難しいが，コーヒー生豆に含まれる微量 6 元素の定量値を用いることで，これらの 6 カ国の産地を特性化できたということは非常に興味深い。

(2) 小麦粉の産地判別[36]

　国産，外国産[*5]，国産と外国産の混合もしくは外国産どうしの混合の小麦粉 63 試料について，蛍光 X 線分析で微量元素の定量を検量線法で行なったところ，数千 ppm からサブ ppm の広い濃度範囲にわたる 14 元素を定量することができた。表 2.8 に，国産，外国産，混合の各グループにおける元素の分析値の中央値を示した。表 2.8 で中央値に明確な差がみられた 7 元素（S, Ca, Cu, Br, Rb, Sr, Mo）の定量値を用いて主成分分析を行なったところ，数試料を除き国産と外国産・混合で明確に異なる分布を示した。このとき第 1 主成分，第 2 主成分の寄与率はそれぞれ 46.4％，24.3％であった。

　次に，この 7 元素の定量値を用いて，国産とそれ以外（外国産，混合）の小麦粉試料を識別するための線形判別分析を行い，判別式(1)を得た。

$$Y = 0.00460[S] + 0.00200[Ca] - 0.0853[Cu] - 3.09[Br] + 2.07[Rd] - 19.7[Sr] - 4.21[Mo] + 14.3 \quad (1)$$

Y の値が正の場合は国産，負の場合は外国産あるいは混合と判別する。構築した判別式の妥当性を評価するため，10-fold クロスバリデーションを行なったところ，全 63 試料に対する正答率は国産で 96.6％，国産以外で 91.2％であった。このように蛍光 X 線分析で求めた小麦粉の微量元素組成を用いて，国産の小麦をほぼ正確に判別できる判別式を構築することができた。

[*5] ここでは外国産小麦粉として，米国，カナダ，豪州産などを用いた。

表 2.8 蛍光 X 線分析によって得られた小麦粉の元素組成

元素	濃度[a] (μg/g)		
	国産	外国産[b]	混合[c]
Na	6.83	7.07	7.07
Al	6.21	8.63	8.63
S	1148	1291	1335
Cl	527	625	610
K	1415	1498	1409
Ca	113	187	175
Fe	8.18	9.68	8.90
Cu	1.09	1.47	1.45
Zn	4.93	5.60	7.11
Br	1.09	3.47	4.24
Rb	1.74	2.23	1.45
Sr	0.27	0.68	0.57
Mo	0.26	0.31	0.32
Cd	0.031	0.025	0.031
試料数 (n)	29	12	22

[a] 試料 n 個の中央値, [b] カナダ, 米国, 豪州など, [c] 国産と外国産あるいは外国産どうしの混合。

F. 課題と展望

　食品の元素組成による産地判別では，どの元素に着目するかが重要である。地球化学的には原子番号が Fe より大きな重元素は，地球における元素存在度が低くイオン半径が大きいので，元素の地理的分布に地域による特徴が現われやすい。食品の場合，主成分は軽元素で重元素は微量成分であるが，蛍光 X 線分析法は軽元素よりも重元素に対して感度が高いことから，産地判別のための分析法として有利である。その場合，検討対象となる元素をできるだけ増やすことも重要である。地域性が出やすい元素とそうでない元素があるので，扱う元素の選択肢が増えれば増えるほど，産地判別に成功する可能性も高くなる。そのためには，できるだけ微量の元素も測定できることが必要で，測定条件の最適化を行なうことが重要である。また，確度の高い産地判別法を確立するためには，栽培地や品種などの起源情報の明確なさらに多数の試料について分析を行ない，データベースを構築することが必要である。酸分解などの化学的前処理が不要な蛍光 X 線分析は多検体の分析に適しており，産地判別を含めた食品の品質管理のための分析方法として，今後，さまざまな試料への適用が期待される。

2.2.3 放射化分析法

　植物はその土壌中に含まれる元素を最大限利用して生育する。そのため同じ品種の植物でも生育する土壌が異なると吸収・蓄積する元素量が異なってくる。そこで，作物や自生する植物を食する動物は，生育する場所により異なる元素を蓄積していることになる。このことを利用すれば産地判別が可能と期待されている。特に植物は無機栄養といわれるように生育には 17 の元素が必要である。しかし生育する土壌中にはこれらの元素が必要十分量に存在しているとは限らない。そこで，

土壌中の元素を最大限利用して生育するためには，土壌中に含まれる元素によって生育する植物中の元素濃度が変化する。つまり，植物中の元素濃度の分析が産地判別の有力な情報を提供すると期待されるのである。そこで，元素の分析を行なうための手法の一つとして放射化分析が有力なツールとなる。本項では，まず放射化分析についての説明を行ない，次に実際の農作物についての応用例を述べる。

A. 放射化分析法とは

中性子線を物質に照射すると物質を構成している元素の一部が放射性核種となり，放射線を放出するようになる。中性子線を照射している間だけ放出されるγ線を測定する方法は，即発γ線分析（PGA）と呼ばれ，BやHなどの分析を行なうことができる。それに対して，中性子線を照射して生成される，比較的半減期の長い放射性核種から放出される放射線を測定する方法は，放射化分析（NAA）と呼ばれ，広くγ線測定を行なう分析法が利用されてきた（図2.10）。中性子線源としては研究用の原子炉が利用され，日本では現在，日本原子力研究開発機構（JAEA）の原子炉（図2.11）が主に使用されている。

試料に原子炉からの熱中性子線を照射すると，例えばNaの場合には安定同位体である^{23}Naが，^{23}Na(n, γ)^{24}Na反応により半減期が15時間である放射性の^{24}Naを生成する。またAlの場合には安定同位体である^{27}Alが，^{27}Al(n, γ)^{28}Al反応により半減期が2分の放射性の^{28}Alが生成する。それぞれ生成される放射性核種の割合は試料中に存在している元素ごとに一定値となる。また，生成

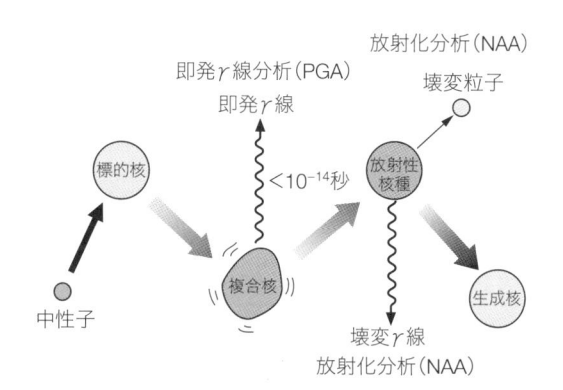

図2.10 中性子放射化分析の模式図

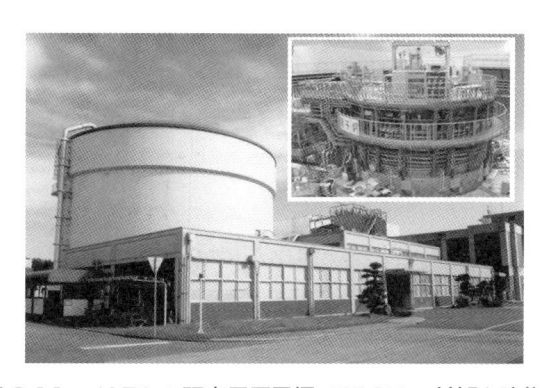

図2.11 JAEAの研究用原子炉JRR3Mの外観と建物内

した核種により，放出されるγ線のエネルギー値も決まっている．そこで，中性子線を照射した試料から出されるγ線のエネルギーを分別してその強度を測定すると，試料に含まれている各元素の量を求めることができる．このようにγ線測定により試料中の元素量を求める方法を，γ線スペクトロメトリと呼んでいる．実際にγ線スペクトルを測定する際には，生成される放射性核種の半減期がそれぞれ異なるため，スペクトルの姿は時間とともに変化する．つまり，時間とともに定量できる元素の種類が異なることになる．例えば ^{60}Co（半減期：5.2年）のように長い半減期の核種が生成されると，^{24}Na のような短半減期の核種が崩壊したのちにそのスペクトルが測定できることになる．土壌，植物など試料により含まれる元素濃度が異なるので，実験を行なう際には中性子線の照射時間や照射後の測定のタイミングなどを詰める必要がある．

B. 放射化分析法の特徴

放射化分析は元素によりその感度が大きく異なる．一般に希土類や重金属元素などの感度は非常に高い一方，生体の主要構成元素であるCやNなどを測定することはまず不可能である．放射化分析における元素の検出感度を表 2.9 および図 2.12 に示す．図に示されるように両方の放射化分析の結果を合わせると広い範囲の元素分析が可能となる．

放射化分析では，γ線測定により非破壊で多元素の同時分析が可能である．そのため，化学処理を必要とする分析法よりも優れた点がいくつかあげられる．第1には，試薬を使用しないため，測定しようとする元素の試薬からの混入を防ぐことができる．対象とする元素が微量であればあるほど，どんなに精製した試薬中に不純物として含まれる元素量を無視することができなくなる．第2の利点は，試料を溶解する際，溶解率を考えなくてもよいことである．これら汚染と溶解率を考えなくてもよいということは，放射化分析法により試料中の元素の絶対量が求まるということを意味する．現在のところ，試料中の元素の絶対量を求めることができる分析法は，放射化分析法以外にはまず存在しない．第3の利点は，放射化分析は非破壊手法であるため，化学処理により揮発して

表 2.9 放射化分析（NAA）による元素の検出感度

$(3\sim5)\times10^{-13}$	Dy, Eu, In
$(1\sim4)\times10^{-12}$	Co, Ag, Rh, V
$(6\sim9)\times10^{-12}$	Mn, Br, I
$(2\sim5)\times10^{-11}$	Th, Pr, Sc, Lu, Nb, Ga, Sm, Cu, Re, Ho, U, Al, Hf
$(6\sim9)\times10^{-11}$	Kr, Ba, Au, Ar, Cs
$(2\sim5)\times10^{-10}$	Se, Er, Cl, W, Zn, As, La, Na, Pd, Pt, Yb, Gd, Ge
$(6\sim8)\times10^{-10}$	Os, Te, Nd
$(1\sim3)\times10^{-9}$	Tl, Rb, Sb, Sr, Ti, Mo, Xe, Mg, Cr, Hg, Y, Tm, K
$(4\sim7)\times10^{-9}$	Ru, Sn, Tb, Ni, Ta, F, Ca
$(2\sim4)\times10^{-8}$	Si, Ne, Ce, P, Cd
$(4\sim5)\times10^{-7}$	S, Bi
$(2\sim5)\times10^{-6}$	Zr, Pb, Fe
$(2\sim6)\times10^{-4}$	O, N
0.11, 0.33, 19.2	Be, H, C
該当放射性核種なし	He, Li, B

（JAEA 原子炉ハンドブックより）

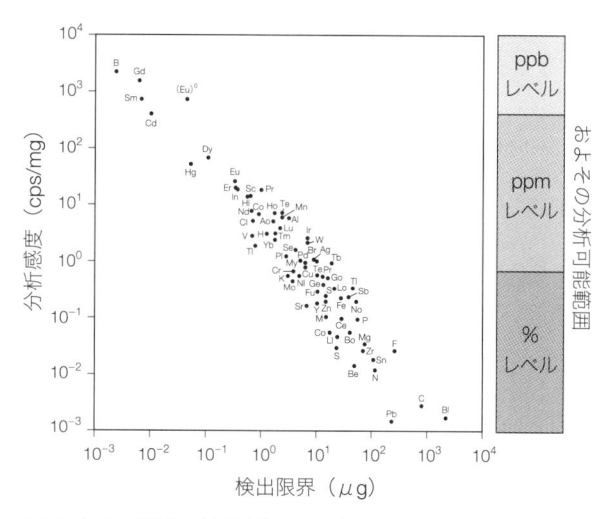

図2.12 即発γ線分析（PGA）による元素の検出限界
（作図：JAEA　松江秀明氏）

試料溶液から失われやすいハロゲン元素などの量を求めることもできる。

C. 放射化分析法の実際

放射化分析（NAA）の模式図を図2.13に示す。試料は図2.14のようなカプセルに封入し，図2.13の上左図のように原子炉中で放射化させる。次にその下図のようなGe検出器で試料からのγ線を測定する。試料が多数ある場合には，測定試料を自動的に交換するロボットも利用できる。γ線スペクトル中に個々の放射性核種から放出される特定エネルギーが示される。標準物質と試料を同時に照射し，スペクトルの面積を比較することにより元素が定量できる。

一方，即発γ線分析（PGA）では，試料に中性子線を照射している間に放出されるγ線をGe検

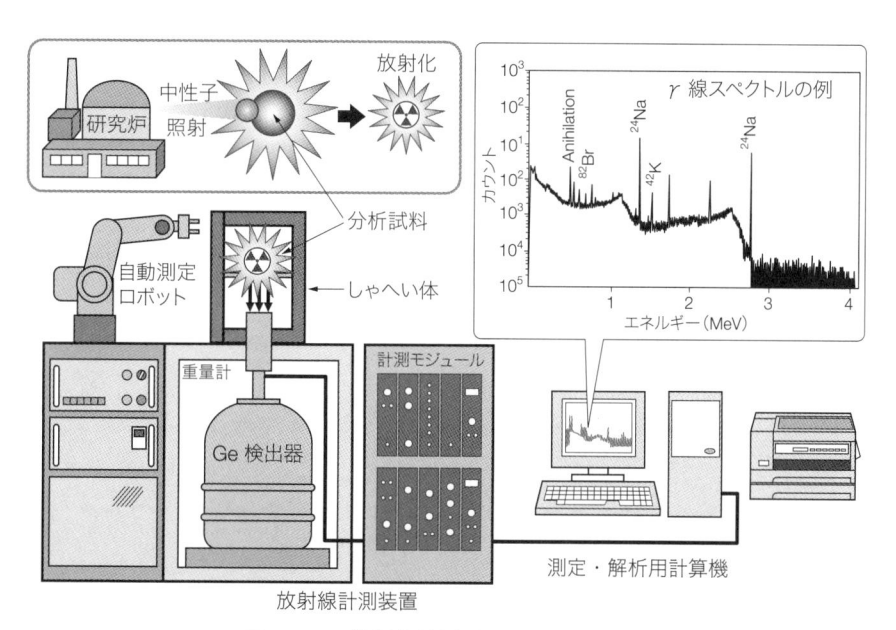

図2.13 放射化分析（NAA）の模式図

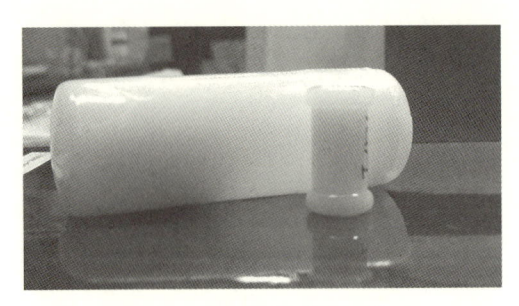

図 2.14　放射化分析用カプセル

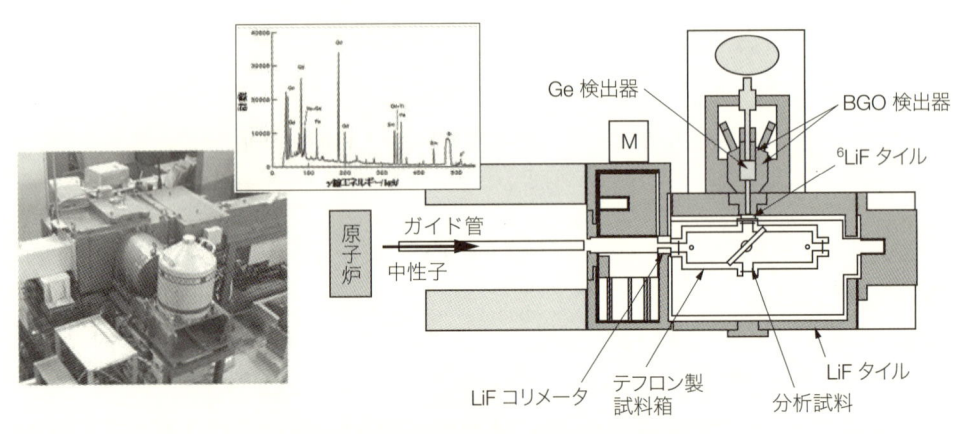

図 2.15　即発 γ 線分析（PGA）の模式図
（作図：JAEA　松江秀明氏）

出器で測定する。図 2.15 に PGA の模式図を示す。試料は図 2.16 に示すように 1 cm ほどの大きさのビニール袋に封入し，テフロンの枠の中央に糸で固定する。

D. タマネギの産地判別[40]

　産地が明確な北海道産タマネギ 14 種類，佐賀県産タマネギ 20 種類について，放射化分析を行なった[41]。並行して同じ試料の PGA 測定も行なった。産地の詳細な場所と品種については図 2.17 に記した。

　タマネギの前処理として，まず，オレンジ色または茶色をした外側の皮と上端，および基部から上 1 cm までを除去した白または緑色をした部位を採取し，外皮を取り，純水で洗浄後，上端と基部から上 1 cm までを除去した。タマネギ 10 個で 1 試料としたが，10 玉すべてを均質化することができない場合は，10 玉を対象に 4 等分，あるいは 6 等分，8 等分など，縦方向に切り分け，対角線部分を採取して試料とした。分析対象とする元素の汚染をできる限り少なくするため，粉砕機にはチタンコート刃のフードプロセッサーなどを用いた。ステンレスなどの金属部分はできるだけ試料に触れないように粉砕機を使用した。試料中の水分を測定するため，粉砕・均質化した試料を 5 〜 6 g 秤量容器に取り，重さを測ったのち，70 ℃で 24 時間常圧乾燥させ，デシケーター中で放冷後，重さを測り水分を求めた。放射化分析用には以上の方法で前処理したタマネギを，1 週間 60 ℃で常圧乾燥を行ない，粉末状に粉砕したのち，高純度ポリエチレン袋に二重に封入して分析に供した。約 0.5 g を PGA と NAA に供した。中性子線照射は JAEA の JRR3M を用いた。

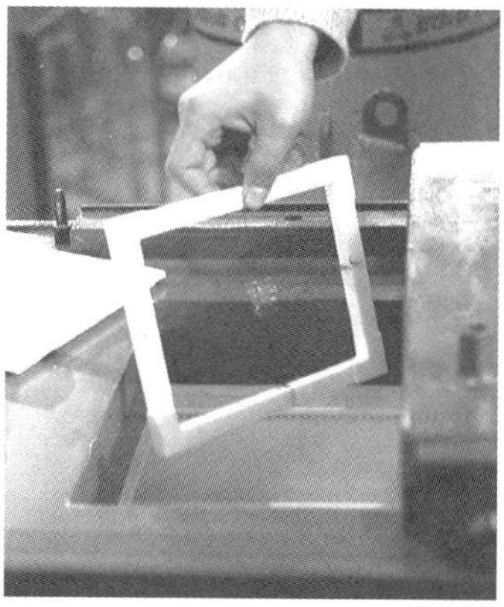

図 2.16 試料の設置

北海道		佐賀県	
No.	品種	No.	品種
H-1	A	S-1	C
H-2	A	S-2	C
H-3	A	S-3	C
H-4	A	S-4	C
H-5	A	S-5	C
H-6	A	S-6	D
H-7	A	S-7	D
H-8	B	S-8	E
H-9	A	S-9	E
H-10	A	S-10	F
H-11	A	S-11	G
H-12	B	S-12	H
H-13	B	S-13	I
H-14	A	S-14	DまたはG
		S-15	E
		S-16	E
		S-17	E
		S-18	E
		S-19	E
		S-20	E

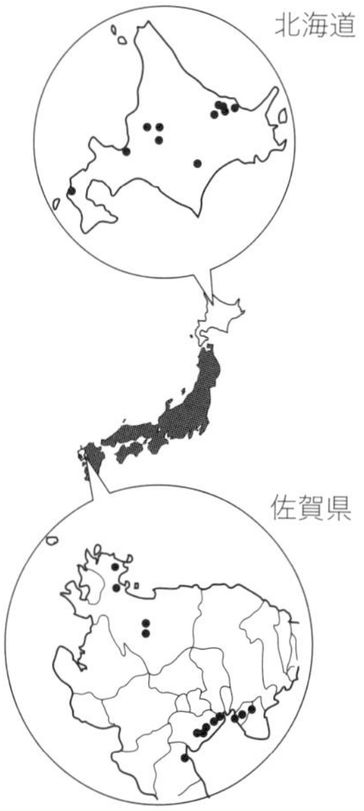

図 2.17 分析したタマネギの産地と品種の詳細
A：改良オホーツク1号，B：スーパーきたもみじ，C：七宝早生1号，D：ターザン，E：もみじ3号，F：七宝甘70，G：さつき，H：ネオアース，I：アンサー。AとBは北海道産，C～Hは佐賀県産。

NAAではまず，中性子線の照射時間の検討が必要であるが，短時間照射は30秒，長期間照射は20分とすることにした。また，γ線測定ではそのスペクトルが時間の経過とともに変化していくため，照射後どのくらいの時間間隔をおいて，どのくらいの時間測定をするかという検討が必要である。タマネギについては図2.18に示した条件下で測定を行なうこととした。短半減期を対象とした放射化分析については，^{24}Na，^{27}Mg，^{28}Al，^{38}Cl，^{42}K，^{49}Caおよび^{56}Mnなどの核種を検出した。一方，PGAではB, S, Cl, Kなどの元素を検出した。

得られた結果について，Pirouette application software（ver. 3.11, Informetrix）を用いて主成分分析を行なったところ，NAAもしくはPGAで得られるデータのみでも北海道産と佐賀県産の区別がある程度つくことが判明したが，NAAとPGAのデータをあわせるとより明確に区別ができることが示された。また，主成分分析において構築される数学的モデルへの貢献度の小さいデータ（AlやMnなど）を除いて主成分分析を行なったところ，より明確に産地間で分離できた（図2.19）。

これらのデータ解析から，Clはモデリングパワーが大きく，これら産地を分類する判別への貢献度の大きい元素であることが示された。なお，モデリングパワーとは，あるモデルを構成する各成分について，そのモデルを構築するのにどれだけ貢献しているのかを，最大値を1として示した数値である。今回注目されるClは酸分解を必要とする分析方法では揮発したり，試料を可溶化させる際に加える酸に含まれていたりなど，検出することが困難な元素である。しかし，非破壊分析である放射化分析によりClを容易に測定することができ，かつ北海道と佐賀県産タマネギに関してはClの産地判別への貢献度が大きいことが示された。

このように，放射化分析は非破壊分析が可能であり，その点が大きな利点である。そしてNAA

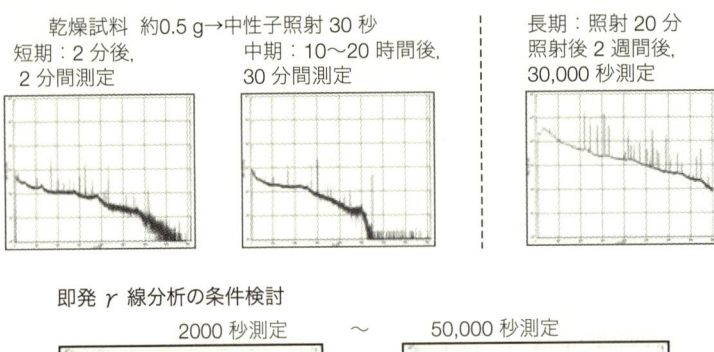

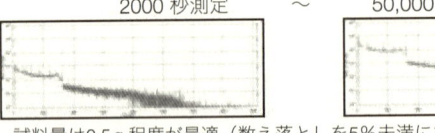

放射化分析の条件検討

乾燥試料 約0.5 g→中性子照射 30 秒

短期：2分後，
2分間測定

中期：10〜20時間後，
30分間測定

長期：照射 20 分
照射後 2 週間後，
30,000 秒測定

即発 γ 線分析の条件検討

2000 秒測定 〜 50,000 秒測定

・試料量は0.5 g程度が最適（数え落としを5%未満にするために）
・測定時間は2000秒で十分
・定量可能元素は，H, B, C, N, S, Cl, K

図 2.18 放射化分析（NAA）ならびに即発γ線分析（PGA）の分析条件の検討結果

	モデリングパワー	
PGA	B/K	0.418
	S/K	0.421
	Cl/K	0.776
NAA	^{24}Na	0.506
	^{27}Mg	0.544
	^{38}Cl	0.606
	^{42}K	0.356
	^{49}Ca	0.435

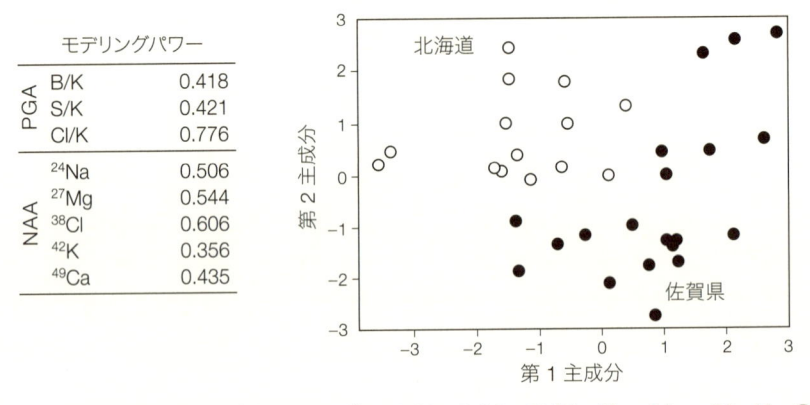

図 2.19 佐賀県産と北海道産タマネギの B/K, S/K, Cl/K, Na, Mg, Cl, K, Ca についての主成分分析結果

を産地判別の手段として用いて元素定量分析を行なうことは，これまでは見過ごされてきた元素が判別に重要な役割を演じていることを明らかにできる可能性が示された。Clは農産物に広く存在する元素であることから，他の農産物に対しても広く応用できるのではないかと思われる。

タマネギの品種が多岐にわたっていたにもかかわらず，北海道産と佐賀県産を区別することができたということの意義は大きい。つまり元素による産地判別方法は，品種間差を考慮しなくても可能であることが示されたからである。言い換えれば農作物中に含まれる元素の濃度のパターンは生育する土壌に含まれる元素濃度を大きく反映しているといえよう。

E. 牛肉の産地判別[42]

牛肉の試料は，豪州産ホルスタイン，米国産牛肉，国産ホルスタイン，国産黒毛和牛の4種類を用いた。各試料は凍結乾燥後，ミキサーで均一化し，高純度ポリエチレンに封入し照射試料とした。

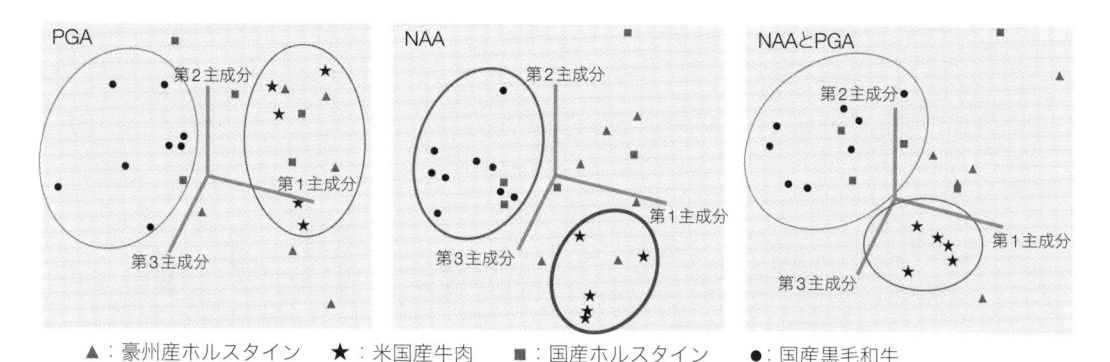

図 2.20 PGA により測定された 6 元素，NAA により測定された 4 元素，PGA と NAA により測定された 10 元素による牛肉の主成分分析結果

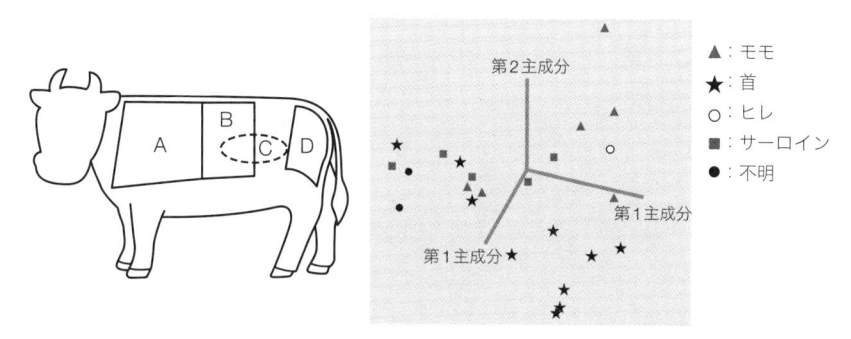

図 2.21 牛肉の採取部位とその H，C，N，Na，Mg，S，K，Cl，Br，Sm についての主成分分析結果
A：首，B：サーロイン，C：ヒレ，D：モモ．

NAA では，JRR3M の 30 秒照射により，Na，Mg，K，Cl，Br，Sm の 6 元素が測定された．また PGA では H，C，N，S を測定することができた．タマネギの場合と同様に，これらの元素の測定値を用いて主成分分析したところ，図 2.20 に示すように，PGA あるいは NAA で得られた元素の測定値単独よりも，両者を合わせたほうが産地間で明確に分けられることが示された．また，牛肉の採取部位による差は認められなかった（図 2.21）．

F. サトイモの産地判別

産地偽装が多いことから行政ニーズの高いサトイモについて，NAA により元素の分析を行なった．試料は国産 53 試料，中国産 19 試料を用いた．NAA では，Al，Mg，Ca，Cl，Mn，K，Na，Br，Co，Cr，Cs，Zn，Fe，Rb，Sc を測定することができた．国産，中国産について，これらの元素濃度を算出し t 検定を行なったところ，Br，Sc，Zn は 5％の水準で，Ca，Mg，Na，Co，Cr は 1％の水準で有意差が確認された．これらのうち Co と Cr が判別への貢献度が高かった（図 2.22）．

また NAA で放射化分析で得られた結果とイオンクロマトグラフィーによる陰イオンの濃度とを組み合わせることを試みたので紹介する．イオンクロマトグラフィーでは酸分解を行なわず，水抽出液の測定を行なった．両産地のサトイモ試料中の Cl^-，NO_3^-，SO_4^{2-}，PO_4^{3-}，リンゴ酸イオン，シュウ酸イオンを測定し，同様に産地別の平均値の t 検定を行なった．その結果，リンゴ酸イオンが 5％の水準で，PO_4^{3-} が 1％の水準で有意差が確認され，PO_4^{3-} がより判別への貢献度が高かった．そこ

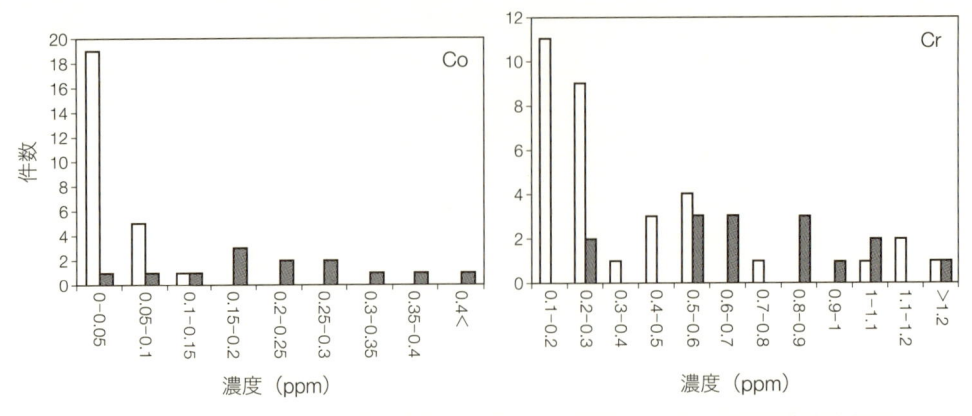

図 2.22 国産（□）および中国産（■）サトイモの Co と Cr 濃度の度数分布図

で，NAA による Co とイオンクロマトグラフィーにより求められた PO_4^{3-} を用いて産地のグループ分けを試みたところ，より精度の高い判別結果が得られたことをつけ加えておきたい。

G. 放射化分析の活用に向けて

NAA を用いた産地判別について述べてきたが，NAA により測定可能な元素は試料によって異なる。例えば，タマネギでは Na，Mg，Al，Cl，K，Ca，Mn が，牛肉では Sm，Br，Mg，Na，K，Cl が，サトイモでは Mg，Na，K，Cl，Al，Mn，Ca が，マツタケでは Sm，Eu，Mg，Na，V，K，Cl，Al，Mn，Ca，As，Cs，Rb，Fe，Zn，Sc，Co，La が測定された。このように農産物の種類により濃縮される元素が異なるので，予備実験として何が測定可能かを十分に調べておく必要がある。

近年，農作物の産地について消費者の関心は高まるにつれ，信頼ある情報を提供することが求められている。これまでに，遺伝子組換え作物混入については日本で開発された DNA マーカーなどを利用した技術が国際基準になってきている。しかし，同じ品種の作物については DNA が等しいため遺伝子を用いる判別法では産地を特定することはできない。そこで，農作物の産地特定のためには，さまざまな情報を得て複合的に解析するシステムが求められる。複数の元素濃度や同位対比のデータを用いて統計処理をすることで産地を特定する技術の開発では，一部の農産物については判別が可能になってきている。元素組成による判別法では，通常 ICP-AES もしくは ICP-MS が利用されるが，定量対象とする元素の範囲を拡大できれば，産地特定の精度の向上が期待できる。NAA では，①ICP-MS などの前処理である溶液化が必要ないことから，ごく微量元素の混入が抑えられる。②高感度に定量できる元素が多い。③多元素同時分析ができる。これらの利点を最大限活かすことにより，これまで測定できなかった農作物や食品中の超微量元素の検出が可能であり，そのデータから高精度な産地特定法の開発ができる。これまでに蓄積されてきた知見にこの成果を融合させていくことにより，より高精度な産地特定システムの構築が期待できる。

2.3 安定同位体比

2.3.1 軽元素

生物の安定同位体比は，その生物が育ってきた環境要因を反映する。この特徴を利用して，食品

の表示偽装問題へ応用されるようになったのは1970年代前半である。最初に報告されたのは，C同位体比を用いた果汁への異性化糖混入の判別であった[43]。植物は，光合成における炭素固定経路の違いによって，C_3植物・C_4植物・CAM植物に分けられる。たいていの植物はC_3植物に属し，リンゴ・ブドウ・かんきつ類など多くの果物がC_3植物となる。一方，砂糖の原料となるサトウキビ・トウモロコシはC_4植物に分類され，これらから得られた糖のC同位体比は−10‰付近となり，C_3植物由来の果汁やハチミツの炭素同位体比（−28〜23‰）よりも高い[44]。よって，糖添加の有無を判別するツールとして利用されている。この原理はハチミツへも応用されており，米国分析化学会（AOAC）による公定法となっている[45]。また，ストレート果汁の判別についても1970年代から報告されている[46]。果実中の水分のO・H同位体比は，葉からの蒸発散作用により，地下水よりも明らかに高い値を示す。この違いを利用して，ストレート果汁やワインの水増しを判別することが可能である。

産地判別手法としての応用が報告されはじめたのは1990年代後半になってからである。主にEUで盛んに研究が進められており，食肉・乳製品・穀物などの産地偽装問題に対する判別手法として注目を集めている[13]。そこで，本項では，食品の産地偽装問題への軽元素の安定同位体比分析の応用例をあげていく。

A. 軽元素の安定同位体比

生物はCを骨格とし，主にH・N・Oといった軽元素から構成される。これらの元素には質量数が異なるものが存在し，これを同位体と呼ぶ。この同位体には，放射能を持つ放射性同位体と，放射能を持たず，天然に一定割合で安定に存在し，人体にも安全な安定同位体がある。Cを例にあげると，質量数12のCが^{12}Cで表わされるが，安定同位体は^{13}C，放射性同位体は^{14}Cとなる。

安定同位体の組成を比率で表わしたものを安定同位体比という（例：Cでは，質量数12のCと質量数13のCの比）。この比率（$^{13}C/^{12}C$，D/H，$^{15}N/^{14}N$，$^{18}O/^{17}O/^{16}O$，$^{34}S/^{33}S/^{32}S$）は，生命活動によって変動する。例えば，生化学反応では，一般的に質量数の小さい^{12}Cが質量数の大きい^{13}Cよりも反応しやすいため，生成物中の^{12}C濃度が高くなる傾向がある。よって生物の安定同位体比は，起源生物や生合成過程，生育環境などの情報を保存することから，これまで物質循環の解明や食物網の構造解析，動物の食性解析といった地球化学，生態学，環境化学，考古学などの分野において活発に利用されている[47]。

安定同位体比は，元素によって反映するものに特徴がある。例えば，植物においては，C同位体比は，光合成経路の異なるC_3植物とC_4植物ではその安定同位体比が大きく異なる[48]。また，同一植物間では，主に温度・湿度の違いを反映する。窒素同位体比は根から吸収する土壌中の窒素源の安定同位体比を反映することから，有機栽培の判定に応用されている[49]（詳細は4章参照）。動物のC・N同位体比は，餌の値を反映することが経験則として知られており，N同位体比は食物連鎖に沿って上昇することから，栄養段階の上位に位置する動物ほど高い値を示すことが明らかとなっている[47]。生物のO・H同位体比は生育環境中の水や気候条件（温度・湿度など）を反映することが報告されている[50]。雨水や地下水，河川水などにおける水のO同位体比は，緯度効果・高度効果・内陸効果といった地理的な要因で変化する。Sの安定同位体比は，海からの距離や火山活動の影響などを反映する[5]。よって，多元素の安定同位体比を総合的に評価することで，食品の表示偽装問題への有用な手段となりうる。

B. 安定同位体比の表記

　安定同位体比は，変動がごくわずか（Cを例にあげると，^{13}Cと^{12}Cの比が1.0×10^{-4}オーダー）であることから，標準物質に対する試料の同位体比の差で表記し，千分率（パーミル，‰）が単位となる。定義は以下となる。

$$\delta X = (R_{試料}/R_{標準} - 1) \times 1000$$

ここで，Xは，C, N, O, H, Sに対して，それぞれ，^{13}C, ^{15}N, ^{18}O, D, ^{34}Sを表わし，Rはそれぞれの元素の同位体比，$^{13}C/^{12}C$, $^{15}N/^{14}N$, $^{18}O/^{16}O$, D/H, $^{34}S/^{32}S$となる。標準試料は，CではPDB（白亜紀PeeDee層のヤイシ類の化石），NはAir（大気窒素），O・HはSMOW（標準平均海水），SはCDT（Canon Diablo隕鉄中のトロイライト）である。千分率表記で試料の測定値が正であれば，標準物質よりも重い同位体に富み，負であれば，標準物質よりも軽い同位体に富むこととなる。

C. 分析法

　試料の前処理として，基本的には乾燥させた試料を粉砕し均質化する。ただし，脂質の多い試料（特に肉などの動物試料）を扱う際には脱脂を行なう。脂質はCの安定同位体比が低い値を示す[51]ことから，肉などの試料を扱う際は，脂質の入り具合や試料採取箇所による変化が生じる可能性があるため，脱脂を行なう。

　軽元素の安定同位体比を測定するには，元素分析計/同位体比質量分析計（EA/IRMS）を用いる[52]。前処理を行なった試料は，C・N同位体比については元素分析計（EA）を用いて，高温での燃焼によって，CをCO_2, NをN_2にする。O・H同位体比については熱分解型元素分析計（TCEA）を用いて，高温での熱分解によって有機物中のOをCOガス，HをH_2ガスに変換する。各気体はガスクロマトグラフィーカラムを用いて分離を行ない，各気体を同位体比質量分析計（IRMS）に導入して測定を行なう。HではH$_2$ガスのm/z 2, 3, NではN$_2$ガスのm/z 28, 29, 30, OではO$_2$ガスのm/z 28, 29, 30, CではCO$_2$ガスのm/z 44, 45, 46を測定（カウント）し，それらの強度比から同位体比を計算する。前処理（乾燥・粉砕）から測定に至るまで1試料20～30分（100試料/1週間）と比較的簡易であることから，数多くの試料を分析することが可能である（図2.23）。生物試料のO・H同位体比については，分析過程において特に注意が必要である。生物試料中にはNが含まれるため，熱分解過程において窒素分がN_2ガスに変換される。N_2ガスはm/zが28であり，COガスもm/zが28であるため，COガスとN_2ガスの分離には十分な注意が必要である。また，H同位体比においては，生物試料中にはヒドロキシ基（-OH）やカルボキシ基（-COOH），アミノ基（-NH$_2$）が存在し，交換性に富むHを持つため周辺環境のHと交換が起きる可能性がある。よって，H同位体比を測定する際は交換性Hを除去する必要がある。交換性に富むHを除去する方法の一つとして，分子を抽出して誘導体化する方法が考えられる。例えば，脂肪酸を標的とし，カルボキシ基の水素をメチルエステル化して補正を行なうことで分析が可能となる[53]。しかし，アミノ基など窒素を含む官能基においては，交換性水素の適切な処理法がないのが現状であり，H同位体比を測定する際は気をつけたい。

D. 食品の産地判別

(1) 農作物

　Bresciaらは，イタリア，カナダ，トルコ，豪州産の小麦粉について，C, N, O同位体比を用い

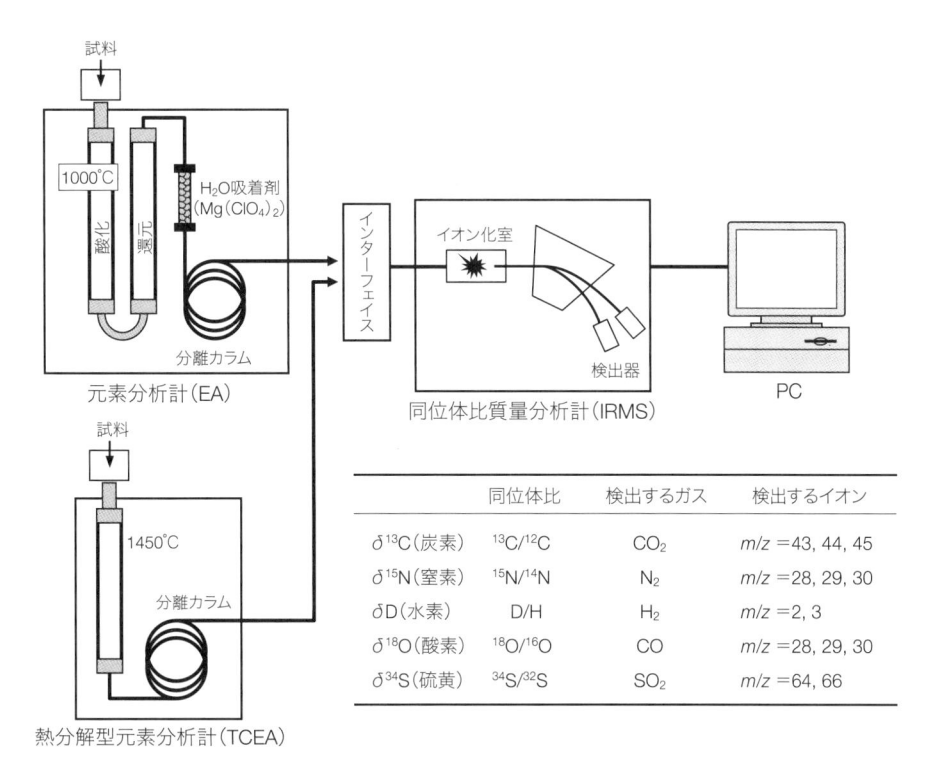

図 2.23 安定同位体比分析の概要

同位体比		検出するガス	検出するイオン
$\delta^{13}C$（炭素）	$^{13}C/^{12}C$	CO_2	m/z =43, 44, 45
$\delta^{15}N$（窒素）	$^{15}N/^{14}N$	N_2	m/z =28, 29, 30
δD（水素）	D/H	H_2	m/z =2, 3
$\delta^{18}O$（酸素）	$^{18}O/^{16}O$	CO	m/z =28, 29, 30
$\delta^{34}S$（硫黄）	$^{34}S/^{32}S$	SO_2	m/z =64, 66

て産地判別を検証している。安定同位体比と緯度との相関がみられ，産地判別の可能性を示している[54]。Kellyらは，米国，欧州，バスマティ地方（インド，パキスタン）産の長粒米について産地判別の可能性を報告している[55]。C同位体比は，インド・パキスタン産の米が最も低く，米国産，欧州産の順に高くなる傾向が得られた。また，O同位体比を分析すると，インド，パキスタン産の米が最も低く，欧州産，米国産の順に高い。バスマティ地方については，ヒマラヤ山の水のO同位体比が低いことに起因すると考えられる。

鈴木らは，国産，豪州産，米国産コシヒカリについて，C・O安定同位体比解析による産地判別の可能性を報告している[56]（図2.24）。コシヒカリのC同位体比は，米国産が国産と豪州産よりも

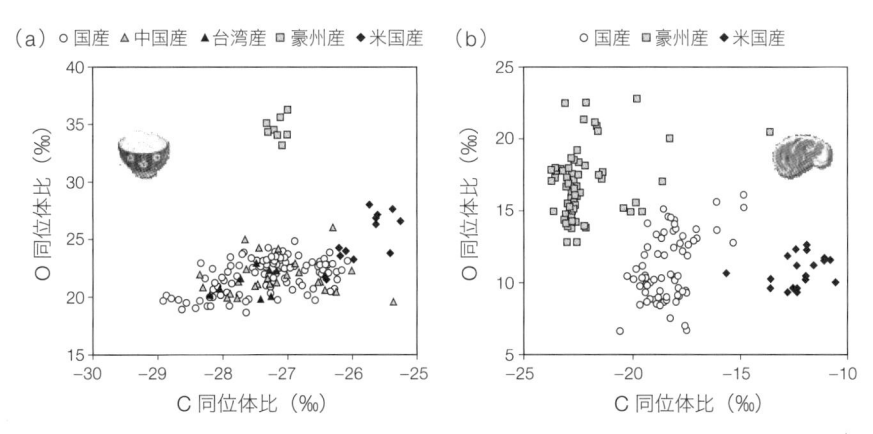

図 2.24 牛肉（a）およびウナギ（b）のC・N・O同位体比による主成分得点[56,61]

高い値を示した。また，コシヒカリのO同位体比は，豪州産，米国産，国産の順に高かった。植物のO同位体比は，植物が利用する生育水の値を主に反映することが報告されている。水のO同位体比は緯度や高度といった地理的な情報に影響されることがわかっており，植物のO同位体比は生育環境の違いを反映するものと考えられている。一方で，中国産および台湾産の米は，C・O同位体比ともに国産と非常に近い特徴を示し，国産，中国産，台湾産の分布が大きく重なる傾向が得られている（図 2.24）。また，鈴木らは，日本国内における産地判別の可能性も報告している[57]。北海道，山形県，長野県，茨城県，東京都，三重県，沖縄県の米について酸素同位体比を比較すると，緯度と負の相関がみられることがわかった。長野県については，全国的にみても低い値を示した。長野県は標高の高い山々に囲まれていることから，高度効果によって低い値を示すものと考えられる。このように日本国内においても地域によって特徴を示す。

(2) 畜産物

Heaton らは，欧州，米国，南米，豪州，ニュージーランドから 200 を超える牛肉試料を収集し，C・N・O・H 同位体比を用いて，産地判別の可能性を報告している[58]。動物の場合，C・N 同位体については，給餌内容によって値が異なる[59,60]。米国，ブラジルについては，C 同位体比が有意に高い傾向が得られた。これは，牛肉生産過程における餌に占めるトウモロコシ（C_4植物）の割合が高いことが影響していると推測され，各国の給餌内容の違いが牛肉のC同位体比へ影響していると考えられる。また，脂質のO・H同位体比については，産地の緯度と相関があることが示されている。よって，給餌内容の違いと生産地の緯度の違いを総合的に評価可能なことから，牛肉の産地判別の可能性が示唆される。

中下らは，日本国内において主に流通している国産（黒毛和種），豪州産（アンガス，ニューサウスウェールズ州・クインズランド州南部），米国産［アンガス（穀物肥育），米国中部地域］牛肉の安定同位体比解析を行ない，牛肉の産地判別の可能性を報告している[61]（図 2.24）。C 同位体比では，米国産，国産，豪州産の順で高い傾向が得られた。Heaton らの報告と同様に，米国産牛肉については，餌に占めるトウモロコシ（C_4植物）の割合が高いことが影響していると考えられる。また，牛肉のO同位体比は，豪州産が国産および米国産よりも有意に高い値を示した。C・N・O同位体比の主成分分析を行なったところ，第1主成分と第2主成分でプロットすると，国産，豪州産，米国産との間で産地判別の可能性が示された（図 2.25）。さらに，日本国内 4 地点の黒毛和種（十勝牛，山形牛，松坂牛，石垣牛）について比較したところ，北海道が最も低い値を示し，南下するほどO同位体比が高くなる傾向が得られている[10]。牛肉のO同位体比は主に牛の飲み水を反映しており，降水のO同位体比が緯度との相関があることから，O同位体比による牛肉の産地判別の可能性が見いだされた。

牛乳・バター・チーズなどの乳製品についても，多元素の安定同位体比を総合評価することによって産地判別の可能性が見いだされている。Rossmann らは，バターについて，C，N，O，S の安定同位体比を用いて，EU 産および EU 以外の産地の比較検証を行なっている[62]。Kornex らは，牛乳について C・N 同位体比を分析した結果，給餌内容や気候や地質に基づく要因によって特徴づけられることを報告している[63]。牛乳については，品種の違いによる影響を評価した実験も報告されている。同じ場所で同じ給餌内容にて飼育した牛の牛乳中の水分のO同位体比は，品種による違いはあるものの，地域や餌の違いによる影響に比べると小さいものであることが報告されてい

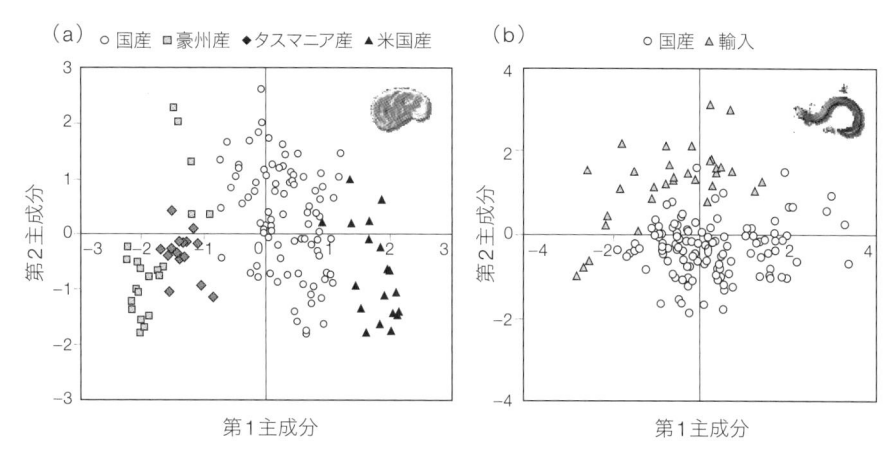

図 2.25　牛肉[61] (a) およびウナギ[67] (b) の C・N・O 同位体比による主成分得点

る[63]。Camin らは，チーズに含まれるカゼインの C・N・S 同位体比とグリセロールの C・O 同位体比を用いて，フランス，イタリア，スペイン産チーズの産地判別が可能であることを報告している[65]。

(3)　加工品

食品偽装において，標的となりやすいのは加工品である。加工品は調理過程や調味料といった要素が加わるため，原料に比べて判別は難しい。例えば，微量元素分析を用いて，国産と中国産のタケノコ水煮の産地判別が検証されているが，水煮，リパックなどの加工が行なわれることにより無機元素成分が流出し，産地による差が出なかったと報告されている[66]。

C，N，O といった元素は，分子間に介在する微量元素とは異なり，骨格を形成する元素であるため，加工過程による影響は少ないと予測される。調味料の影響が除去可能であれば，加工品の産地判別技術として期待できる。鈴木らは，ウナギを標的とし，蒲焼や白焼について安定同位体比による産地判別の可能性を報告している[67]。同一ウナギについて活鰻，白焼，蒲焼を作成し比較したところ，前処理により調味料を除去することによって，C・N・O 同位体比に有意差はみられなかった。よって，焼く・蒸すという過程やタレといった調味料はウナギの筋肉組織の安定同位体比へ影響を及ぼさないことがわかった。そこで，国産，台湾産，中国産ウナギ加工品について比較した結果，C・N・O 同位体比の主成分分析を行なったところ，第 1 主成分と第 2 主成分でプロットすると，国産と輸入（台湾産，中国産）との間で産地判別の可能性が示された（図 2.25）。各国間でのウナギ養殖における餌の違いや生育水である養殖池の水の安定同位体比の違いによるものと考えられる。

(4)　中国産の産地判別

近年，安価である中国産の農作物の輸入が盛んになった一方で，中国産を国産と偽装する事件があとを絶たない。農薬などの問題もあり，国産への需要が高まっていることから，国産と中国産の産地判別技術が求められている。これまでに，筆者らはハチミツ，リンゴ果汁，タケノコ，サトイモなど多くの食品について，国産と中国産の産地判別の可能性を検討した。

中国産の農作物の C 同位体比については，全般的に中国産が国産に比べて高い傾向が得られている。ハチミツ，リンゴ果汁[68]，タケノコ，サトイモについても，中国産は国産に比べて C 同位

体比が高い傾向が得られた（図2.26，図2.27）。植物組織のC同位体比と植物の水利用効率には正の相関があることが報告されており，土壌の水分条件など植物の水利用環境の違いが反映されていると推測される。

　ハチミツについては，中国において省単位でのハチミツを収集し，産地とO同位体比について比較を行なった。北部（新疆ウイグル自治区，内モンゴル，遼寧省産）のハチミツはO同位体比が低く，国産の数値と重なる傾向が得られたが，中部（山東，河北，河南，甘粛，陝西，山西）・南部（湖北，安徽）の地域では，O同位体比は国産よりも高い傾向が得られた。日本については，北海道産ハチミツのO同位体比は比較的低く，南下するほど高くなる傾向が得られた。特に九州・関西地域については中国産と近い値を示すことがわかった。長野については，米と同様にO同位体比が低く，高度効果による影響と考えられる。中国での主な産地が中部であるアカシアハチミツに限定してC・O同位体比を比較した結果，判別の可能性が見いだされている（図2.26）。リンゴ果汁のO同位体比については，中国産に比べて，国産はO同位体比が低い傾向が得られた[68]（図2.26）。今回収集した中国産リンゴ果汁は，主に中部（山東，甘粛，陝西）のリンゴであり，ハチミツの結果と同様にO同位体比が高い傾向が得られた。

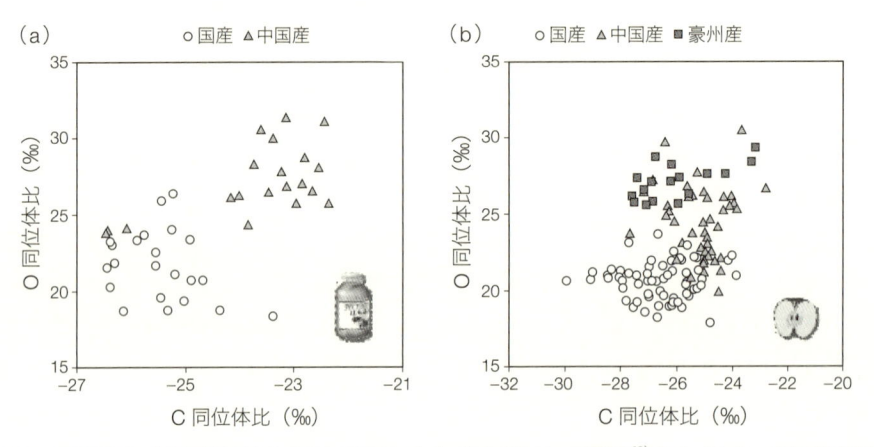

図2.26 国産および中国産アカシアハチミツ（a）およびリンゴ果汁[68]（b）のC・O同位体比分布

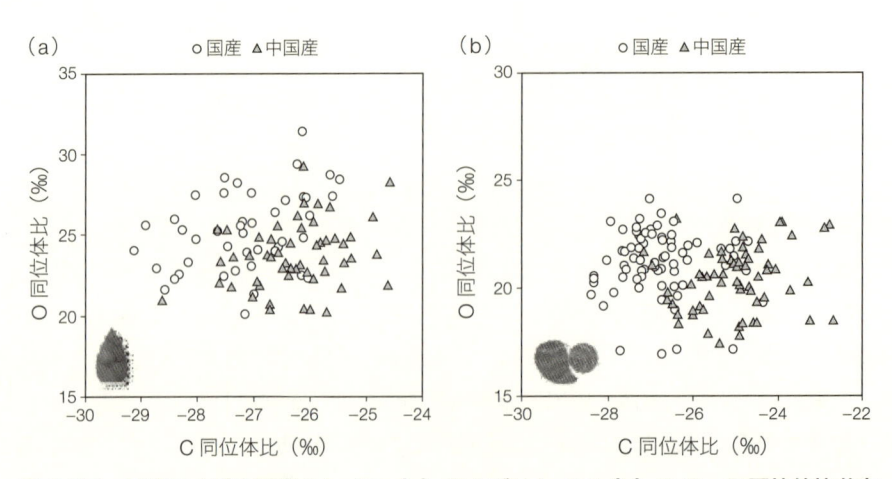

図2.27 国産および中国産タケノコ（a）およびサトイモ（b）のC・O同位体比分布

一方で，タケノコやサトイモについては，国産に比べて中国産のC同位体比はやや高く，O同位体比はやや低い傾向はあるものの，国産と中国産の分布が大きく重なり，高精度での判別が困難な結果が得られつつある（図2.27）。各国の特徴として傾向がみられつつある農作物もあるが，中国は広大であり，地域（特に中国北部）によっては緯度などの地理的な要因が似ていることから安定同位体比の分布も重なる範囲が広く，安定同位体比のみで高精度に判別することは困難である。現在までの結果は一部の生産地の検討にすぎず，今後さらなる検証が必要である。

E. 新たな展開：他の手法との組合せ

世界でも産地判別にかかわる研究が最も進んでいるEUでは，Trace Projectにおいて，安定同位体比だけではなく元素組成と組み合わせ，統計解析を行なうことによる判別精度の向上を目指す研究が行なわれた[5,13,69-71]。

日本国内においても，判別精度の向上を目指すためには，複数の手法を組み合わせることが不可欠である。特に中国産農作物の産地判別技術については，元素組成（2.2.1項参照），Srの安定同位体比（2.3.2項参照）が有用であることが報告されつつある[72-74]。これらの技術と軽元素の安定同位体比を組み合わせることによって，精度の高い判別法を確立する必要がある。

F. 今後の展開

食品の産地判別において，C・N・O・H・Sの安定同位体比による産地判別の可能性が示された。特に，O・H同位体比は栽培場所の地理情報（緯度，高度，水分条件など）を内包していることから，産地判別ツールとしての可能性が期待される。しかし，O・H同位体比については，分析法において留意すべき点は多く，慎重に用いる必要がある。また，植物や動物の安定同位体比は，気候の変化や飼料事情の変化に伴い大きく変動する可能性もあることから，年変動を含めた検証を行ない，データベースの更新を行なう必要がある。中国のように日本と緯度や気候といった環境要因が似ているために安定同位体比の分布が重なり，安定同位体比のみで高精度に判別することは困難な地域が存在することも事実である。データからグレーゾーンをしっかりと見極め，正しく使用することが重要となる。また，天然レベルでの安定同位体比の変化が乏しい場合，肥料や餌を工夫して安定同位体比を人工的にわずかにコントロールすることによって，科学的にラベルを行なうことも今後の可能性としてあげられる。乗り越えるべき課題も存在するが，安定同位体比分析は産地判別の主要因子となる技術であることは間違いなく，特徴の異なる他の分析手法と組み合わせることで判別精度の向上を図り，強力な産地判別技術を開発することが重要課題である[75]。

2.3.2 重元素

H，Oなどの軽元素の同位体組成は，蒸発，凝縮などの物理化学的変化や，生合成，代謝などの生化学的変化の過程で変動するが，質量数の大きい元素の同位体組成は，それらの影響をほとんど受けない。しかし，SrやPbの場合，放射性起源の安定同位体の存在割合が時間経過とともに変化する。たとえば，岩石あるいは鉱物に含まれているSrやPbの安定同位体組成は，マグマから分離して岩石が生成したときの条件やその年代などに応じた値になる[76,77]。すなわち，岩石のSrやPbの同位体組成は地域的に変化する。岩石の同位体組成は土壌や水（河川水など），そして土壌中の可給性成分を吸収した作物にも反映される。岩石，土壌，作物のSr，Pbの同位体組成がそれぞれ地域的に変化することから，同位体組成を指標として物質の起源，作物の産地が推定できる。作

物の同位体組成は土壌中の可給性成分が変化しない限り一定と考えられ，作物の種類や品種，産年などの影響を受けないことから，正確な産地指標として期待される。以下の項目では，主としてSr 同位体比に注目し，その地域差が生じる理由，産地判別への適用事例，Sr 同位体の分析方法，これまでの成果と今後の展望について述べる。

A. Sr 同位体比の変動要因

Sr には，^{84}Sr，^{86}Sr，^{87}Sr，^{88}Sr の 4 種の安定同位体があり，そのうち，^{87}Sr はルビジウム 87（^{87}Rb）の放射壊変（半減期 475 億年[78]）によって生成する。したがって，火成岩中の ^{87}Sr/^{86}Sr 比は，マグマから分離した時点の Sr と Rb の比率と，その後の経過年数に応じた値になる[76,77]。例えば，Rb を多く含む花崗岩やアルカリ質火成岩は Rb/Sr 比が大きくなり，図 2.28 に示す ^{87}Sr/^{86}Sr 比の経年変化の傾きが大きくなる。一方，Sr を多く含む玄武岩や石灰岩は Rb/Sr 比が小さくなり，^{87}Sr/^{86}Sr 比の経年変化の傾きが小さい。その結果，岩石の ^{87}Sr/^{86}Sr 比はそれぞれ異なる値を示すことになる。この性質は岩石の年代測定に利用されており，地質年代の比較的新しい日本の岩石の ^{87}Sr/^{86}Sr 比は，年代の古い中国より低い傾向にある。

^{87}Rb の半減期が長いので，地質年代のように数百万年，数千万年の時間スケールで議論しない限り，岩石や土壌の ^{87}Sr/^{86}Sr 比は変化しないとみなして差し支えない。したがって，^{87}Sr/^{86}Sr 比は岩石や土壌を識別する指標になりうる。また，植物による Sr の吸収，代謝過程において ^{87}Sr/^{86}Sr 比の分別はなく，植物中の ^{87}Sr/^{86}Sr 比は土壌の交換性画分の ^{87}Sr/^{86}Sr 比を反映する[79]ことから，植物の ^{87}Sr/^{86}Sr 比は生育場所を示す指標になる。この性質はワインの産地判別に応用され[80]，産地ごとのワインの ^{87}Sr/^{86}Sr 比が報告されている。

B. Sr 同位体比によるワインの産地判別

Horn らは，ワインの ^{87}Sr/^{86}Sr 比を表面電離型質量分析計（TIMS）で測定し，標準的なワインの ^{87}Sr/^{86}Sr 比は，フラスカーティ（イタリア）産が 0.70835，バルポリチェラ（イタリア）産が 0.70889 と 0.70900 であり，産地間で有意な差が認められることを示した[80]。無機分析用途に比較的普及し

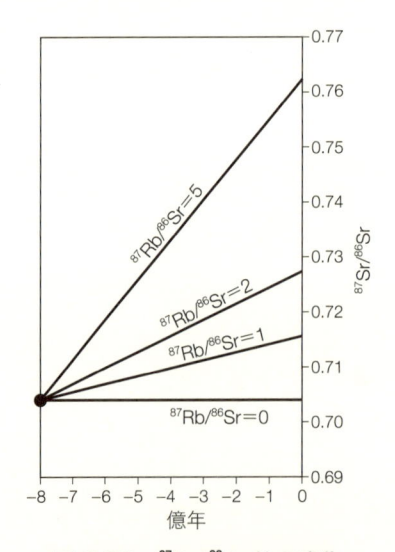

図 2.28　^{87}Sr/^{86}Sr 比の変化

8 億年前の ^{87}Sr/^{86}Sr 比を 0.704 とし，^{87}Rb/^{86}Sr 比が 0，1，2，5 の場合の 8 億年間における ^{87}Sr/^{86}Sr 比の変化[76]。

ている四重極型の誘導結合プラズマ質量分析計（ICP-QMS）は，産地間の差異（$^{87}Sr/^{86}Sr$ 比で 0.001 以下）を検出するだけの測定精度を有しないため，同位体比測定用の質量分析装置である TIMS が必要であると報告している。

Almeida らは，あえて ICP-QMS による $^{87}Sr/^{86}Sr$ 比測定法を検討し，各チャンネルの計測時間（dwell time）を 10 ミリ秒，繰り返し回数を 1500 回とすることで，$^{87}Sr/^{86}Sr$ 比の測定精度を相対標準偏差で 0.3％以下に改善した[12]。この条件でワインの $^{87}Sr/^{86}Sr$ 比を測定し，ボルドー（フランス）産とドーロ（ポルトガル）産のワインにおいて有意な差を検出した。しかし，$^{87}Sr/^{86}Sr$ 比が大きく異なる条件以外では判別できないことから，ICP-QMS を産地判別に適用するのは難しいであろう。

Barbaste らは，多重検出器型 ICP-MS（MC-ICP-MS）を利用してワインの $^{87}Sr/^{86}Sr$ 比を測定し，チリ，カリフォルニア，マディラ産が 0.704～0.707，ポルトガル産が 0.712，フランス産が両者の中間の 0.7085～0.710 の範囲にあることを示した[81]。$^{87}Sr/^{86}Sr$ 比の測定精度は，相対標準偏差で 0.0025％であり，ICP-QMS より 2 桁以上高精度であった。MC-ICP-MS は，複数個の検出器で質量数の異なるイオンを同時に計測する ICP 質量分析装置であり，TIMS と同等の高精度な同位体比測定が可能である。イオン源が ICP であることから，液体試料の導入が簡便であり，産地判別に適した分析方法といえる。

C. Sr 同位体比の分析方法

MC-ICP-MS で作物中の $^{87}Sr/^{86}Sr$ 比を分析するには，作物を分解して溶液にする必要がある[*6]。分解する作物量は，測定に必要な Sr 量に依存する。MC-ICP-MS の感度は今後もさらに向上すると考えられるが，現時点では供試溶液中の Sr 濃度は 100～200 ng/mL とするのが望ましい。米の場合，平均的な Sr 濃度は 250 ng/g であることから，MC-ICP-MS に供試する溶液中の Sr 濃度を 200 ng/mL とすると，米 1 g を分解して最終液量を 1 mL 程度に調製すれば，測定に必要な Sr 濃度が確保できる。実際には，Sr 濃度が 200 ng/g に満たない米も存在するので，2～3 g の米を分解するのがよい。

米の $^{87}Sr/^{86}Sr$ 比だけを求めるのであれば，微粉砕した米に 1 mol/L 程度の塩酸または硝酸を加えて Sr を抽出する方法も考えられるが，多元素分析も並行して実施することを想定すると，酸分解するのが適切である。1 g までの米であれば，マイクロ波分解やヒートブロックを利用した酸分解法が便利であるが，2 g 程度を分解するには，ビーカーに米試料を計り取り，酸を加えてホットプレート上で加熱する酸分解法が適している。酸分解の詳細については，既往の文献を参照されたい[74,82]。

質量分析装置で $^{87}Sr/^{86}Sr$ 比を測定する場合，供試溶液中に Rb が含まれていると ^{87}Sr に ^{87}Rb が干渉するため，事前に Sr を分離する必要がある。Sr の分離には，陽イオン交換樹脂（たとえば Dowex 50W X8）を使ったカラムクロマト法，Sr を特異的に吸着する樹脂（たとえば Sr レジン）を使った固相抽出法が利用できる。一般的な分離スキームを図 2.29 に示す。分離条件さえ適切に設定すれば，どちらの樹脂を用いても Sr の分離という目的は達成できる。ただし，陽イオン交換樹脂は繰り返して利用できるという長所があるが，Rb の溶出と Sr の回収に用いる酸の量が多く，

[*6] 測定装置に感度が向上すれば，固体のまま供試する方法（例えばレーザーアブレーション法）が利用できるようになると考えられるが，現時点では感度と干渉の点で難しい。

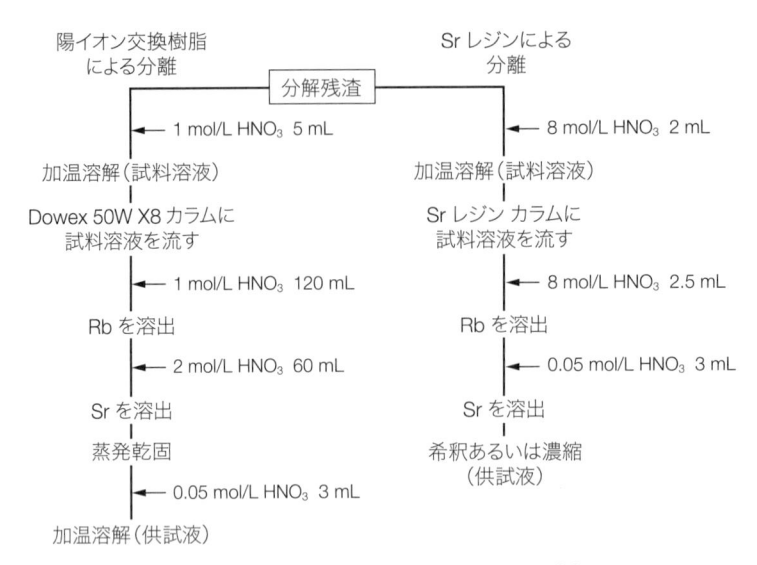

```
                    分解残渣
       ┌─────────────┴─────────────┐
  陽イオン交換樹脂                  Sr レジンによる
   による分離                          分離
       │← 1 mol/L HNO₃ 5 mL        │← 8 mol/L HNO₃ 2 mL
  加温溶解(試料溶液)              加温溶解(試料溶液)
  Dowex 50W X8 カラムに           Sr レジン カラムに
  試料溶液を流す                   試料溶液を流す
       │← 1 mol/L HNO₃ 120 mL     │← 8 mol/L HNO₃ 2.5 mL
  Rb を溶出                        Rb を溶出
       │← 2 mol/L HNO₃ 60 mL      │← 0.05 mol/L HNO₃ 3 mL
  Sr を溶出                        Sr を溶出
  蒸発乾固                         希釈あるいは濃縮
                                     (供試液)
       │← 0.05 mol/L HNO₃ 3 mL
  加温溶解(供試液)
```

図 2.29　Sr と Rb の分離スキームの例
左：陽イオン交換樹脂，右：Sr 樹脂。

操作に時間がかかる。また，Sr と同族の Ca の分離がよくないため，Sr 回収液中に Ca が共存する。一方，Sr レジンは，Rb と Ca が同時に除去でき，その際に用いる酸の量が少ないことから短時間で操作が完了する。しかし，樹脂を繰り返して利用できないので，ランニングコストがかかる。

Sr 回収液（供試液）を MC-ICP-MS に導入する際，導入する液量を最小限に抑え，かつ必要な分析精度を確保することが望ましい。特に陽イオン交換樹脂で Sr を分離した場合，米中の Ca の一部が供試液中に共存するので，導入液量が増えると装置に対する負荷が増える。その場合，時間分割型のデータ取得（time resolved analysis：TRA）モードを利用するとよい[83,84]。これは，レーザーアブレーション法で試料導入したときに用いられる手法であり，過渡的な信号強度に対しても効率よく積算することで分析精度の低下を抑えている。TRA モードでの測定例としては，供試溶液の導入は1回あたり15秒程度とし，その間，0.2秒の信号積分時間でデータを蓄積する。1試料あたりこの操作を5回繰り返し，その平均値をその試料の $^{87}Sr/^{86}Sr$ 比とする。この条件であれば，供試液を 0.5 mL 程度調製すれば測定できる。米分解液を分析したときの測定精度は相対標準偏差で 0.01% 程度であり，小数第4位に少し誤差を含む程度の高精度な分析値が得られた。

MC-ICP-MS で測定する質量数は，^{83}Kr，^{84}Sr，^{85}Rb，^{86}Sr，^{87}Sr，^{88}Sr とし，^{83}Kr の信号強度から ^{84}Kr，^{86}Kr の強度を推定し，^{84}Sr，^{86}Sr の強度を補正する。同様に ^{85}Rb の強度から ^{87}Rb の強度を推定し，^{87}Sr の強度を補正する。$^{87}Sr/^{86}Sr$ 比は，下に示す質量差別効果の補正式（exponential law）を使い，$^{87}Sr/^{86}Sr$ 比の実測値を補正して算出する[85]。

$$\frac{(^{87}Sr/^{86}Sr)_{measure}}{(^{87}Sr/^{86}Sr)_{true}} = \left(\frac{(^{86}Sr/^{88}Sr)_{measure}}{(^{86}Sr/^{88}Sr)_{true}} \right)^{\frac{\ln(m_2/m_1)}{\ln(m_1/m_3)}}$$

ここで，$(^{87}Sr/^{86}Sr)_{measure}$ と $(^{86}Sr/^{88}Sr)_{measure}$ はそれぞれ実測した信号強度比，$(^{86}Sr/^{88}Sr)_{true}$ は $^{86}Sr/^{88}Sr$ 比の自然界値（0.1194），$(^{87}Sr/^{86}Sr)_{true}$ は質量差別効果を補正した $^{87}Sr/^{86}Sr$ 比，m_1，m_2，m_3 はそれぞれ ^{86}Sr，^{87}Sr，^{88}Sr の原子質量(u)である。

D. 米の Sr 同位体比
(1) 国内産米と外国産米の判別[86]

国内産米44点，カリフォルニア産米15点，豪州産米3点，中国産米4点，ベトナム産米1点の$^{87}Sr/^{86}Sr$比の頻度分布を図2.30に示す。供試した国内産米44点の$^{87}Sr/^{86}Sr$比は0.706～0.711の範囲にあり，そのうちの77％に相当する34点が0.710未満であった。豪州産米の$^{87}Sr/^{86}Sr$比は0.715～0.717の範囲にあり，他国の試料より高い値を示した。カリフォルニア産米の$^{87}Sr/^{86}Sr$比は0.703～0.707であり，国内産米より低い値を示すものが多かった。中国産米およびベトナム産米の$^{87}Sr/^{86}Sr$比は0.710～0.712の範囲にあり，多くの国内産米よりも高い値を示した。すなわち，$^{87}Sr/^{86}Sr$比の分布範囲が国内産米と異なる豪州，中国・ベトナム，カリフォルニア産については，$^{87}Sr/^{86}Sr$比によって国内産米と区別できると判断された。国内産米と外国産米の$^{87}Sr/^{86}Sr$比の違いは，土壌の母材である岩石の$^{87}Sr/^{86}Sr$比の違いに起因する。日本の岩石の$^{87}Sr/^{86}Sr$比と比較して，中国の岩石の$^{87}Sr/^{86}Sr$比は概して高く，カリフォルニア付近の岩石の$^{87}Sr/^{86}Sr$比は日本と同等かそれ以下であることが知られており，図2.30で示した米の$^{87}Sr/^{86}Sr$比の大小関係と合致している。

(2) 国内産米の Sr 同位体比分布[8]

国内産米の$^{87}Sr/^{86}Sr$比の地域的な分布を図2.31に示す。糸魚川-静岡構造線を境にして東日本産米と西日本産米とに大別すると，西日本産米の$^{87}Sr/^{86}Sr$比は東日本産米より高い値を示す傾向に

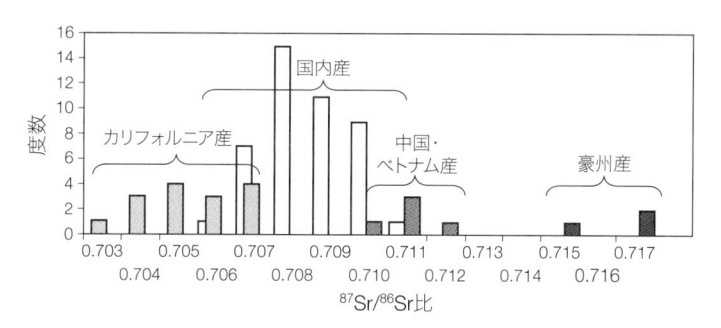

図 2.30 米の $^{87}Sr/^{86}Sr$ 比の頻度分布[74,86]

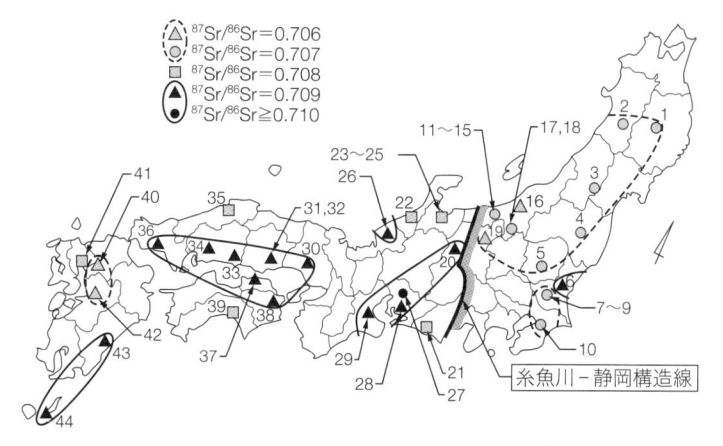

図 2.31 国内産米の $^{87}Sr/^{86}Sr$ 比分布
No.11～15，No.23～25 は施肥来歴の異なる圃場[74]。

あり，特に $^{87}Sr/^{86}Sr$ 比が 0.709 を超える米は，多くが西日本産であった。米の $^{87}Sr/^{86}Sr$ 比の地域分布は，火山岩類の $^{87}Sr/^{86}Sr$ 比が糸魚川-静岡構造線を境にして異なっていることと合致している。火山岩の $^{87}Sr/^{86}Sr$ 比は，東日本の多くの地域で 0.7050 以下であるのに対し，西日本にはそれ以上の値を持つ地域が存在している[87]。ただし，東日本でも北関東の一部には $^{87}Sr/^{86}Sr$ 比の高い地域があり，西日本でも九州中央部などでは $^{87}Sr/^{86}Sr$ 比の低い地域があるので，東西日本で明確に区別できるわけではない。しかしながら，国内の地質においても $^{87}Sr/^{86}Sr$ 比の地域変動が認められることから，米の $^{87}Sr/^{86}Sr$ 比は国内産地を推定する手がかりの一つになりうる。

耕作活動，特に施肥に伴う Sr の農地への持ち込みが想定されるので，米の $^{87}Sr/^{86}Sr$ 比に対する耕作活動の影響を調べておく必要がある。Sr は Ca と化学的挙動が類似しているので，Ca を含む肥料（石灰質肥料や過リン酸石灰など）とともに農地土壌に持ち込まれる可能性がある。図 2.31 の No.11～15 と No.23～25 は，それぞれ同一地域で施肥設計の異なる肥料連用試験圃場から採取された米であるが，米の $^{87}Sr/^{86}Sr$ 比は，無肥料区，化学肥料区，堆肥区の間で差は認められなかった。このことから，通常の施肥であれば，米の $^{87}Sr/^{86}Sr$ 比に影響しないと考えられる。

E. 水田土壌の Sr 同位体比[11]

米の産地指標として $^{87}Sr/^{86}Sr$ 比を考えるとき，水田土壌の $^{87}Sr/^{86}Sr$ 比に関するデータを蓄積することも重要である。特に米の $^{87}Sr/^{86}Sr$ 比と関連する土壌中の Sr の形態を明らかにしておく必要がある。図 2.32 に示すように，土壌の水溶性 Sr と交換性 Sr（1 M 中性酢酸アンモニウム液に溶解する Sr）の $^{87}Sr/^{86}Sr$ 比は一致するが，全 Sr の $^{87}Sr/^{86}Sr$ 比は必ずしも一致しなかった。水田土壌の全 Sr は，水溶性 Sr や交換性 Sr とは起源の異なる Sr を含んでいると考えられる。

図 2.33 に示すように，全 Sr の $^{87}Sr/^{86}Sr$ 比と米の $^{87}Sr/^{86}Sr$ 比との間に相関性は認められなかったが，水溶性 Sr の $^{87}Sr/^{86}Sr$ 比と米の $^{87}Sr/^{86}Sr$ 比はおおむね一致した。すなわち，米の $^{87}Sr/^{86}Sr$ 比は，水田土壌の水溶性 Sr の $^{87}Sr/^{86}Sr$ 比をそのまま反映することを示している。したがって，米の $^{87}Sr/^{86}Sr$ 比が土壌の水溶性 Sr の $^{87}Sr/^{86}Sr$ 比と大きく異なる場合は，その土壌で収穫されたものではないことが疑われる。地域別の米の $^{87}Sr/^{86}Sr$ 比データを蓄積するとともに，水田土壌の水溶性 Sr あるいは交換性 Sr の $^{87}Sr/^{86}Sr$ 比データを蓄積することにより，詳細な米の産地判別が可能になると考えられる。

F. 単一指標の限界と今後の展望

米の産地判別では，$^{87}Sr/^{86}Sr$ 比を指標にすることで，国内産と，中国，豪州，カリフォルニア産米との判別が可能であることを示した。しかし，地質の $^{87}Sr/^{86}Sr$ 比が日本と同じ分布範囲にある場合，

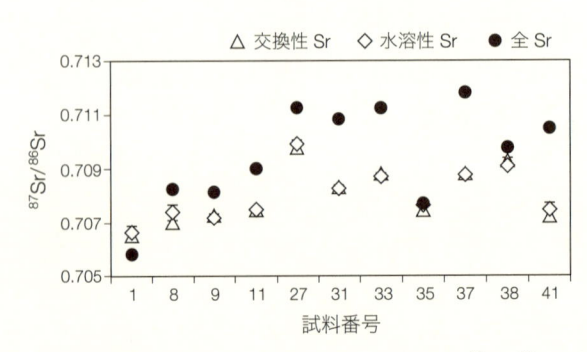

図 2.32 水田土壌の水溶性 Sr，交換性 Sr，全 Sr の $^{87}Sr/^{86}Sr$ 比の比較[84]

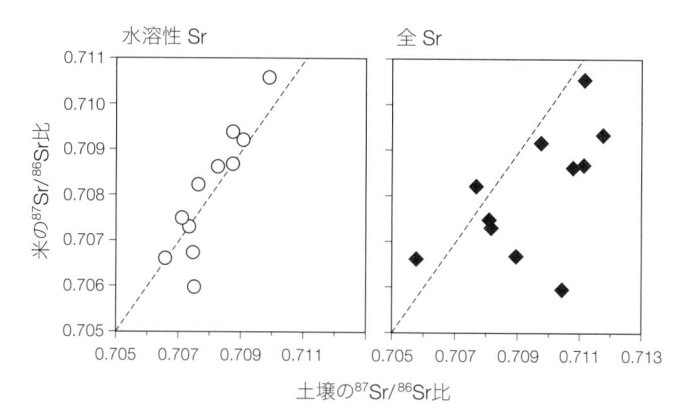

図 2.33　米の ^{87}Sr/^{86}Sr 比と水田土壌の水溶性 Sr，全 Sr の ^{87}Sr/^{86}Sr 比との関係
左図：土壌の水溶性 Sr，右図：土壌の全 Sr[84]。

^{87}Sr/^{86}Sr 比だけで判別できない。たとえば，カボチャの ^{87}Sr/^{86}Sr 比は，国内産が 0.706〜0.710，メキシコ産が 0.707〜0.709，トンガ産が 0.708〜0.709，ニュージーランド産が 0.708〜0.711 の範囲にあり，国内産と外国産の ^{87}Sr/^{86}Sr 比の分布範囲が重なっていた[88]。

カボチャのように ^{87}Sr/^{86}Sr 比だけでは判別が難しい場合は，新たな指標を考える必要がある。米のように ^{87}Sr/^{86}Sr 比が判別の指標として有効に機能する場合においても，新たな指標を加えて判別精度を向上させることは重要である。新たな指標としては，Pb 同位体組成が有力な候補になるであろう。Pb には，^{204}Pb，^{206}Pb，^{207}Pb，^{208}Pb の 4 種の安定同位体があり，そのうち，^{206}Pb，^{207}Pb，^{208}Pb はそれぞれ ^{238}U，^{235}U，^{232}Th に由来する。鉛鉱床ごとに Pb の同位体組成が異なることを利用し，Pb 同位体組成による考古学試料の起源分析が行なわれている。ワインの鉛同位体比分析についても検討されており，MC-ICP-MS に直接導入して測定する方法も提案されている[89]。

微量元素の安定同位体組成から試料の「起源・履歴」を読み解く研究は，近年急速に発展した分野である。高精度な分析が可能になり，放射性起源ではない安定同位体変動も注目されはじめた。たとえば，Sr についても放射性起源ではない ^{88}Sr と ^{86}Sr の比率についての変動が報告され[90]，土壌の化学的風化との関連が指摘されている[91]。これからもいろいろな元素の安定同位体組成に刻み込まれた情報が解読され，「起源・履歴」に関する知見が蓄積していくに違いない。また，安定同位体組成は，物質の「動態」についての情報もあわせ持っていることを忘れてはならない。

2.4　遠紫外分光法

紫外分光法は，電子エネルギー準位間の遷移を観測する分光法として可視分光とともに古くから利用されてきた[92]。タンパク質や硝酸態窒素の定量分析では頻繁に利用されるので，馴染みの読者も多いだろう。この場合，主に 200〜300 nm の吸収帯を使用することが多いが，さらに短波長の領域にも分子の個性を反映する多彩なスペクトルパターンが観測される。ただし 200 nm 以下の光は酸素によって吸収されるので，装置内部をすべて排気して真空にしなければならないとされてきた。波長 200 nm 以下を真空紫外と呼ぶのはそのためである。しかし妨害要因である酸素を排気するには，装置内部を窒素などのガスでパージする方法でも可能である。これによって装置内部を大

気圧に保つことができ，液体試料でも安定した測定が可能となる。この場合は真空を使わないため，筆者らはあえてこの範囲の光（120～200 nm[93]）を遠紫外（far ultraviolet）[*7] 光と呼んでいる[94]。遠紫外分光法が液体試料に適用されるようになったのはごく最近であり，表示・起源の問題に対して使用できるかどうか未知な部分も多いが，本節では筆者らが開発している遠紫外分光法について紹介する。

2.4.1 紫外スペクトルによる分析

まず，紫外領域の中でも市販の紫外可視分光器を用いて測定できる紫外吸収スペクトルによる溶存イオンの分析について述べる。硝酸性窒素の定量に220 nmの吸光度が使用されるのは有名だが，これは硝酸イオンの$\pi \to \pi^*$遷移を観測する方法である[95]。また，自然水にも多く含まれる塩化物イオンや臭化物イオンも，200 nm付近に水分子への電荷移動（charge transfer to solvent：CTTS）に起因する吸収を持っており，これらは水の産地判別に有効である。以下に示す例は超純水と市販の飲料水（大部分がナチュラルミネラルウォーター[*8]）の紫外スペクトルである[96]（図2.34）。

最も吸収の小さいものが超純水のスペクトル，逆に最も吸収の大きいHはアルカリイオン水（電解水）のスペクトルで，その間のスペクトルA～Gは国内外で採取された市販のナチュラルミネラルウォーターに対応する。これらはすべて光路長1 cmの石英セルに入れて測定しただけの結果だが，その産地（ブランド）によるスペクトルの違いは一見して明白である。主なスペクトルの違いは，205 nm付近の硝酸イオンの$\pi \to \pi^*$遷移吸収ピークの強度に現われている。表2.10にイオンクロマトグラフィーによって求めた各ミネラルウォーターに含まれるイオン濃度を示す。硝酸イオン（NO_3^{2-}）濃度に注目すると，$\pi \to \pi^*$遷移吸収の吸光度と相関があることがわかる。また，B，D，FとGは互いに相似形であり，類似の成分が含まれていることが予想される。しかしAやEでは$\pi \to \pi^*$遷移吸収ピークは小さく，それに比べて大きなピークが短波長側の測定範囲外に隠れてい

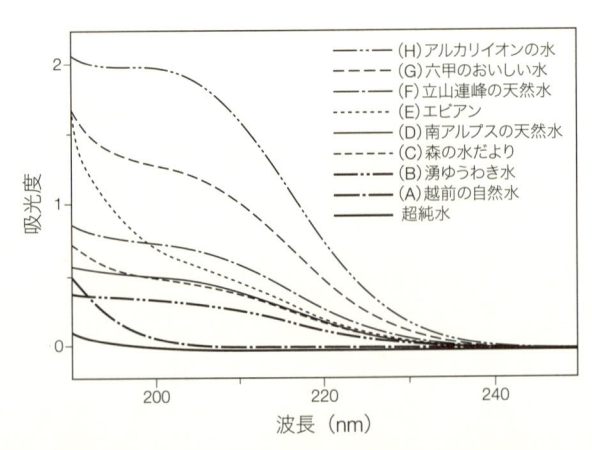

図2.34 各種ミネラルウォーターおよび超純水の透過紫外スペクトル
セル長：10 mm。

[*7] ISOによる太陽光の分類では122～200 nmの範囲がfar ultravioletと定義されている。
[*8] 地下水を原水とする飲料水で，特に成分に無機塩添加などの調整を行なっていないものを指す。

表2.10 イオンクロマトグラフィーによる各種ミネラルウォーター成分の分析結果 (mg/100 mL)

		Na^+	K^+	Mg^{2+}	Ca^{2+}	Cl^-	NO_3^{2-}	CO_3^{2-}	SO_4^{2-}
(A)	越前の自然水	2.8	0.02	0.02	0.66	0.82	—	8.1	0.7
(B)	湧ゆうわき水	6.24	0.02	0.14	0.8	0.095	0.12	2.5	0.33
(C)	森の水だより	2.02	0.27	0.16	0.67	0.65	0.18	5.4	1.5
(D)	南アルプスの天然水	0.49	0.28	0.14	0.97	0.16	0.2	5	0.35
(E)	エビアン	0.5	0.1	2.4	7.8	0.57	0.24	37	1.3
(F)	立山連峰の天然水	7.5	3.1	1.7	11	0.51	0.31	6.5	1.4
(G)	六甲のおいしい水	1.69	0.04	0.52	2.51	1.4	0.58	9.6	1.9
(H)	アルカリイオンの水	0.9	0.12	0.65	1.3	1	0.94	5.4	2.2

るようにみえる。実はこの部分は塩化物イオンのCTTSバンド（ピーク中心175 nm）の裾であり，この領域の吸収ピークの大きさはイオンクロマトグラフィーの結果と一致する。

　同様に近赤外分光法によって飲料水の判別を試みた例があるが，スペクトルの見た目にはほとんど違いはなく，主成分分析を行なってようやく大まかなグループに分類可能な程度である[97]。これに対し，紫外スペクトルではその違いが一目瞭然である点は特筆すべきである。紫外分光法によって，各地の湧き水[98]，水道水の分析，環境計測の一環として雨水の分析なども行なわれている。

2.4.2 遠紫外領域では何か見えるか

　しかしながら，一般の紫外可視分光器では190 nmが短波長の測定限界である。これでは塩化物イオンのCTTSバンド中心をとらえきれず，水の産地判別には十分とはいえない。さらに短波長まで観測できれば，後述するように水の第1遷移吸収帯の観測から付加的な情報も得られる。そこで遠紫外光を使って観測される情報を説明するために，図2.35に赤外真空紫外域の水の吸収スペクトルを示す[99]。スペクトル強度は100 nmの光路長を持つセルを用いた場合の吸光度として表示してある。

　赤外（IR）では振動準位間の遷移に対応する吸収が検出される。6250 nm（1600 cm^{-1}）はH-O-H変角振動，2940 nm（3400 cm^{-1}）はO-H伸縮振動に帰属される。近赤外領域にはその倍音，結

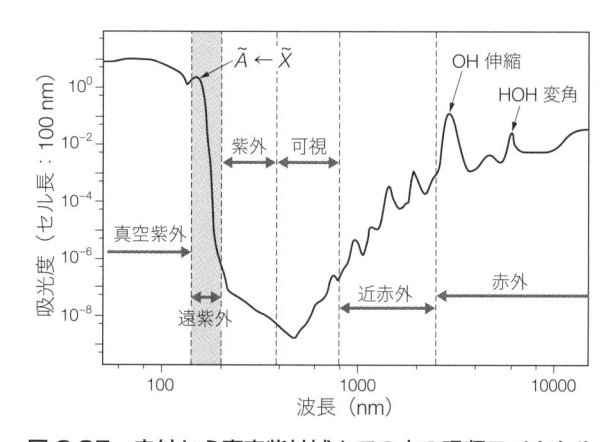

図2.35　赤外から真空紫外域までの水の吸収スペクトル
縦軸は100 nmのセルを用いて測定した場合の吸光度に対応させてある。

合音による弱い吸収がある．水は紫外〜可視領域ではほとんど吸収を持たないため透明だが，さらに短波長になると150 nmにピークを持つ強い吸収帯が検出される．これは最も低エネルギー側の電子遷移という意味で単純に第1遷移吸収帯（$\tilde{A} \leftarrow \tilde{X}$と表記する）と呼ばれることが多い．具体的には$1b_1$（$n$軌道）から$4a_1$（$\sigma^*$軌道）または$3s$（Rydberg軌道）への遷移に帰属される[100]．第1遷移吸収帯は外殻電子軌道間の遷移に関係するため，水素結合状態の影響を受けて変化しやすい．赤外域に観測されるO-H伸縮振動バンドが水素結合の強弱でシフトを示すのと似ているが，こちらは電子励起状態の変化も含むため，より大きな変化が期待される．H-H結合は温度によって変わるほか，イオンや有機物の水和によっても変化する．したがって，自身の吸収を持たない非遷移金属などの陽イオンを，水和を介して検出できる可能性もある．

2.4.3 減衰全反射（ATR）遠紫外分光法

水の第1遷移の吸収は非常に強いため，光路長を短縮しないと吸収スペクトルの測定は難しい．図2.35で示したように，これは赤外のO-H伸縮振動バンドの10倍以上の強さで，100 nmのセル長でも吸光度は1を超える．このため，赤外分光法で多用される減衰全反射法（attenuated total reflection：ATR）を利用した[101]．

ATR法は図2.36のように内部反射素子（internal reflection element：IRE）と試料の界面で全反射させた光を観測する方法である．「全反射」とはいうものの，反射の際に光は位相の整合を保つため，わずかに試料側に浸み出す．エバネッセント波（evanescent wave）と呼ばれるこの光は，空間中を伝わる通常の光と異なって表面から波長程度の深さ（d_p）にだけ局在する特殊な光である[102]．ただしエバネッセント波も物質によって吸収されるので，非常に短い光路長のセルを使用した際の透過スペクトルに類する結果を得ることができる．こうした測定は全反射さえ起こせば必ず可能であるが，遠紫外スペクトル測定という目的のためには，①IREの屈折率が水溶液のそれに勝ること，②IRE自体が遠紫外光を透過できることの2つの条件を満たす必要がある．これらを満たす材料として145 nmまで光を通し，かつ屈折率が2を超えるサファイアを選定し，IREを作製した．サファイア自身による光の損失を押さえるためIREは極力小さく（4 mm程度）した．文献値を基にエバネッセント波の浸み込み深さを計算すると，おおむね50 nm以下であった[101]．この程度であれば，水の第1遷移吸収の吸光度を1以下に押さえることができる．

このように，ATR法では反射配置でありながら吸収スペクトルが測定できる．また，IREを隔壁として装置内部は窒素雰囲気とし，一方で試料は大気中に置くことができる．試料は固体でも液体でも，IREの窓部分に外側から密着させればよい．なお，観測にかかわるのはIRE表面近傍の

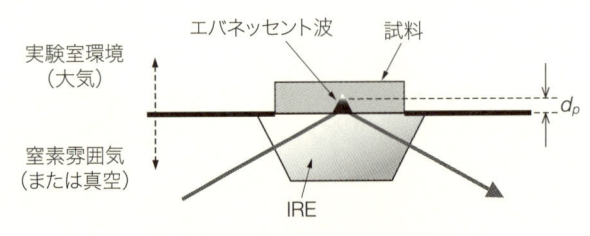

図2.36　ATR測定の模式図
IRE：サファイア，エバネッセント波の潜り込み深さ d_p：50 nm以下．

決まった領域のみであり，試料はそれ以上多くてもスペクトル強度には影響しない。なお，この際の吸光度は空気および試料溶液をIREに接触させたときの光強度比を反射率とし，その対数をとったものと定義する。

2.4.4 ATR遠紫外分光法で見る水とイオン

こうして測定した水のATR遠紫外スペクトルを図2.37に示す[103]。比較としてMgF_2基板に水を挟んで測定した透過スペクトルも示した。透過法では光路長が10 μm程度あるため，170 nm以下の波長の光は透過しない。ATRでは吸光度は入射角度にもよるが，0.4程度に収まっている。図2.37には10〜70℃まで温度を変えて測定した水のATRスペクトルをあわせて示したが，温度上昇に従ってピーク位置が長波長へシフトしていることがわかる。水素結合が減少する傾向にある場合，原則として長波長にシフトすることが理論的な研究からも明らかになっている[104]。さらに図2.37にはNaCl水溶液（2M）のATR遠紫外スペクトルも同時に示した。測定範囲を遠紫外域まで拡張することで，図2.34では裾しか観測しえなかった塩化物イオンのCTTSバンド（175 nm）の全体像を見ることができる。

また，水の第1遷移吸収帯は溶存する陽イオンの電荷密度に依存してシフトすることが明らかになってきた[105]。これは遠紫外分光法による金属イオンの*in situ*検出の可能性を示唆するが，適当な前処理を経ても共存する複数の金属イオンを判別するのは難しく，得られるのは総イオン量に関する情報と考えられる。

2.4.5 透過型遠紫外分光法

ATR遠紫外分光測定では実効的な光路長を50 nm程度に短縮してスペクトルの全容を測定できる反面，吸光度が小さくなりすぎて微量な濃度変化によるスペクトル変化を検出しにくい。実際，単回帰分析によるとイオンの検出限界は0.5 mM程度と微量分析にはほど遠い。わずかなスペクトル変化をとらえるには，むしろバンドの急峻な立ち上がりを測定するほうが好都合となることがある。そうした理由から，水質変化を迅速にオンライン検出するためのプロセス用遠紫外分光装置を

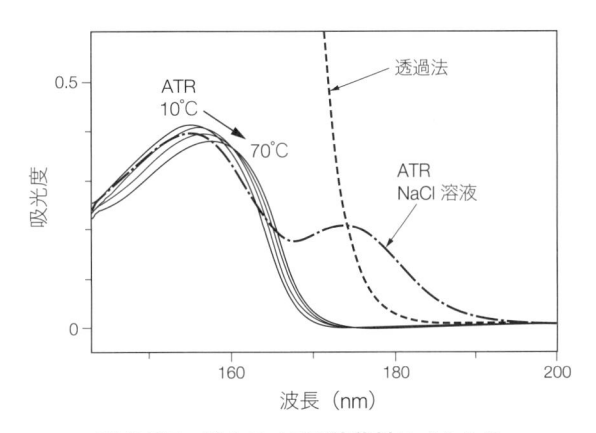

図2.37 純水のATR遠紫外スペクトル
───：10〜70℃までの温度変化。─・─：NaCl水溶液（2M）のATR遠紫外スペクトル，
------：純水の透過スペクトル。

開発している[94]。

　液体の遠紫外吸収ピークはブロードゆえ，分光光路長を短くして波長分解能を 5 nm まで落とし，明るい光学系とした。これにより検出器にダイヤモンド皮膜センサーが使用できる。このセンサーは 150 ～ 220 nm の範囲に検出感度があり，簡単な電気回路で作動するためシステム自体を小型化できる（図 2.38）。小型なので内部を窒素パージする際にも都合がよい。測定時にはチューブから装置内の透過型フローセルに試料を流入させる。

　この装置は，例えば食品容器や医療機器の殺菌洗浄用途で使用される過酢酸溶液の定量に使用できる。過酢酸は徐々に分解されて減少するため，本来は循環ライン上で濃度をモニターしながら薬液の補充や交換を行なうことが望ましい。そこで現在，過酢酸濃度のフィードバック制御のため，この装置をペットボトル洗浄工程に組み込む試みが進んでいる。また，半導体の洗浄プロセスでも遠紫外分光器の利用が始まっている。シリコンウエハに刻まれる回路パターンの微細化に伴い，洗浄液（過酸化水素，アンモニア，塩酸など）の濃度が年々希薄化している。この場合には ppm オーダーの検出能が求められる。すでにモデル系では遠紫外分光器による測定が可能であることを検証し[106]，現在ではこれを安定して測定できる光学系を開発中である。

　最後に，オンライン分析ではないが，市販の食品用ラップの判別に適用した例を示す[107]。図 2.39

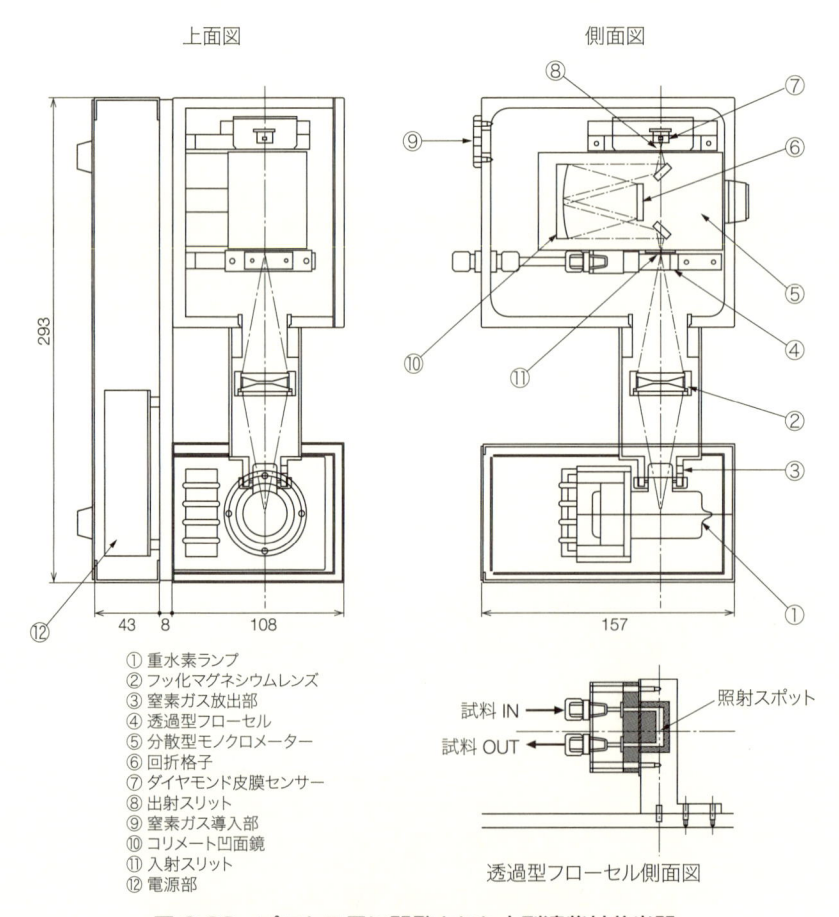

① 重水素ランプ
② フッ化マグネシウムレンズ
③ 窒素ガス放出部
④ 透過型フローセル
⑤ 分散型モノクロメーター
⑥ 回折格子
⑦ ダイヤモンド皮膜センサー
⑧ 出射スリット
⑨ 窒素ガス導入部
⑩ コリメート凹面鏡
⑪ 入射スリット
⑫ 電源部

図 2.38　プロセス用に開発された小型遠紫外分光器
数字の単位は mm。（倉敷紡績株式会社製）

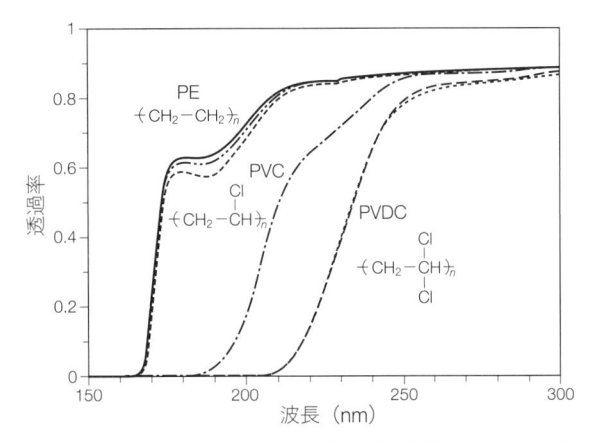

図 2.39 市販の食品用ラップの透過遠紫外スペクトル
PE：ポリエチレン，PVC：ポリ塩化ビニル，PVDC：ポリ塩化ビニリデン。

にその透過率を表わすスペクトルを示す。主材料であるポリマーの違いは，図中に示すように塩素置換の度合いであるが，これによってスペクトルの形状が異なることがわかる。このように包装の判別から表示・起源分析に貢献できる可能性もある。

2.4.6 紫外および遠紫外分光法の展望

　紫外および遠紫外分光法は，塩化物イオンや硝酸イオンの検出・定量が可能であるため，水の産地判別に有効であることを示した。さらに水の吸収ピークの変化から，溶質についての知見を得られる可能性がある。また，ポリマーの判別にも使用できることを示した。いずれにせよ遠紫外分光法はこれから用途が広がっていく技術である。材料の判別や水質の分析はもちろん，HPLC の検出計などオンライン計測への応用も期待できる。本稿をヒントに，読者の方々にも新たな利用法を発見していただければ幸いである。

■参考文献

1) Kowalsky, B. R., Bender, C. F. : Pattern recognition. A powerful approach to interpreting chemical data. *J. Am. Chem. Soc.*, **94**, 5632-5639, 1972
2) 安井明美・進藤久美子：「玄米中の無機元素組成による産地判別」分析化学，**49**，405-410, 2000
3) Oda, H., Kawasaki, A., Hirata, T. : Determination of the geographic origin of brown-rice with isotope ratios of ^{11}B/^{10}B and ^{87}Sr/^{86}Sr. *Anal. Sci.*, **17**, i1627-i1630, 2001；織田久男・川崎 晃：「微量元素の同位体比測定による米の産地国判別」ぶんせき，**12**，678-683, 2002
4) Susanne, V. *et al.* : Strontium isotopic signatures of natural mineral waters, the reference to a simple geological map and its potential for authentication of food. *Food Chem.*, **118**, 933-940, 2010
5) Rummel, S. *et al.* : The combination of stable isotope abundance ratios of H, C, N and S with ^{87}Sr/^{86}Sr for geographical origin assignment of orange juices. *Food Chem.*, **118**, 890-900, 2010
6) Pilgrim, T. S. *et al.* : Application of trace element and stable isotope signatures to determine the provenance of tea (*Camellia sinensis*) samples. *Food Chem.*, **118**, 921-926, 2010
7) Armanino, C. *et al.* : Wheat lipids to discriminate species, varieties, geographical origins and crop years. *Anal. Chim. Acta*, **454**, 315-326, 2002
8) Mouly, P. P. *et al.* : Differentitation of several geographical origins in single-strength valencia orange juices

using quantitative comparison of carotenoid profiles. *J. Agric. Food Chem.*, **47**, 4038-4045, 1999
9) Ariyama, K. *et al.*: Determination of the geographic origin of onions between three main production areas in Japan and other countries by mineral composition. *J. Agric. Food Chem.*, **55**, 347-354, 2007
10) 中下留美子ら:「安定同位体比分析による日本国内に流通する牛肉の産地判別」分析化学, **58**, 1023-1028, 2009
11) Alonso-Salces, R. M. *et al.*: Multivariate analysis of NMR fingerprint of the unsaponifiable fraction of virgin olive oils for authentication purposes. *Food Chem*, **118**, 956-965, 2010
12) Almeida, C. M. *et al.*: ICP-MS determination of strontium isotope ratio in wine in order to be used as a fingerprint of its regional origin. *J. Anal. At. Spectrom.*, **16**, 607-611, 2001
13) Kelly, S. *et al.*: Tracing the geographical origin of food : The application of multi-element and multi-isotope analysis. *Trends Food Sci. Technol.*, **16**, 555-567, 2005
14) Camin, F. *et al.*: Characterisation of authentic Italian extra-virgin olive oils by stable isotope ratios of C, O and H and mineral composition. *Food Chem.*, **118**, 901-909, 2010
15) 宮下芳勝・佐々木愼一:『コンピュータ・ケミストリー シリーズ3 ケモメトリックス—化学パターン認識と多変量解析』共立出版, 1995
16) Ariyama, K. *et al.*: Effects of fertilization, crop year, variety, and provenance factors on mineral concentrations in onions. *J. Agric. Food Chem.*, **54**, 3341-3350, 2006
17) 永田忠博ら 編:『食品分析法の妥当性確認ハンドブック』, サイエンスフォーラム, 2007
18) 安井明美ら 編:『最新版 食品分析法の妥当性確認ハンドブック』, サイエンスフォーラム, 2010
19) Ariyama, K. *et al.*: Application of inorganic element ratios to chemometrics for determination of the Geographic Origin of Welsh Onions. *J. Agric. Food Chem.*, **52**, 5803-5809, 2004
20) 門倉雅史・臼井裕一ら:「無機元素分析による乾しシイタケの原料原産地および栽培方法の判別」食科工, **53**, 489-497, 2006
21) 法邑雄司・鈴木忠直ら:「日本産と中国産の黒大豆「丹波黒」における無機元素組成の差異」日作紀, **74**(1), 36-40, 2005
22) 門倉雅史・有山 薫:「無機分析によるニンニクの原産国判別法の開発」農林水産消費安全技術センター調査研究報告書, **31**, 1-7, 2007
23) 門倉雅史・有山 薫:「無機分析によるショウガの原産国判別法の開発」農林水産消費安全技術センター調査研究報告書, **31**, 8-15, 2007
24) 有山 薫・門倉雅史:「無機分析によるタマネギの原産国（日本-外国）判別法の開発」農林水産消費安全技術センター調査研究報告書, **32**, 1-5, 2008
25) 門倉雅史・法邑雄司ら:「無機元素組成によるカボチャの原産地判定技術」食科工, **57**, 78-84, 2010
26) 服部賢志・塚田政範ら:「無機元素分析によるコンブの原料原産地判別」日水誌, **75**, 77-82, 2009
27) Rooker, J. R., Secor, D. H. *et al.*: Identification of northern bluefin tuna stocks from putative nurseries in the Mediterranean Sea and western Atlantic Ocean using otolith chemistry. *Fish. Oceanogr.*, **12**, 75-84, 2003
28) Thorrold, S. R., Jones, C. M. *et al.*: Trace element signaturesin otolith record natal river of juvenile American shad (*Alosa sapidissima*). *Limnol. Oceanogr.*, **43**, 1826-1835, 1998
29) 清家 暁・岡部正也ら:「耳石 Sr/Ca 比による高知県伊尾木川および物部川産アユの由来判別」日水誌, **68**, 852-858, 2002
30) Iguchi, J., Takashima, Y. *et al.*: Origin identification of littleneck clam by multiple trace elemental analysis. Proc. the 5th World Fisheries Congress, 2008
31) Yamashita, Y., Omura, Y. *et al.*: Distinct regional profiles of trace element content in muscle of Japanese eel *Anguilla japonica* from Japan, Taiwan, and China. *Fish. Sci.*, **72**, 1109-1113, 2006
32) 浜口昌巳・大越健嗣:「輸入アサリの放流によって生じる問題について」水環境誌, **28**, 12-17, 2005
33) 小澤貴和・林 征一:『ウナギの科学』, 恒星社厚生閣, 1999
34) Sezaki, K., Itoi, S. *et al.*: A simple method to distinguish two commercially valuable eel species in Japan *Anguilla japonica* and *A. anguilla* using polymerase chain reaction strategy with a species-specific primer. *Fish. Sci.*, **71**, 414-421, 2005
35) 簗田陽子・保倉明子・松田賢士・水平 学・中井 泉:「蛍光X線分析法によるホウレンソウ中の無機元素の高感度定量及び産地判別への応用」分析化学, **56**(12), 1053-1061, 2007
36) 大高亜生子・簗田陽子・保倉明子・松田賢士・中井 泉:「蛍光X線分析法による小麦粉中の微量元素定量と産地判別への応用」分析化学, **58**(12), 1011-1022, 2009
37) 赤峰生朗・大高亜生子・保倉明子・伊藤勇二・中井 泉:「偏光光学系蛍光X線分析装置を用いたコーヒー豆の

微量元素分析および産地判別への応用」分析化学, **59**(10), 印刷中

38) 中井 泉 編／(社) 日本分析化学会 X 線分析研究懇談会 監修:『蛍光 X 線分析の実際』, 朝倉書店, 2005
39) 米谷 明:「汚染の原因とその管理」, 平井昭司 監修／(社) 日本分析化学会 編:『現場で役立つ化学分析の基礎』, pp. 58-78, オーム社, 2006
40) Tanoi, K. *et al.*: *J. Radioanalytical Nuclear Chem.*, **278**(2), 375-379, 2008
41) Ariyama, K., Horita, H., Yasui, A.: *Bunseki Kagaku*, **52**, 969, 2003
42) Saito, T. *et al.*: *J. Radioanalytical Nuclear Chem.*, **278**(2), 409-413, 2008
43) Bricout, J., Fontes, J. C.: Distinction analytique entre sucre de canne et sucre de betterave. *Ann. Fals. Exp. Chim.*, **716**, 211-215, 1974
44) Smith, B. N., Epstein, S.: Two categories of $^{13}C/^{12}C$ ratios for higher plants. *Plant Physiol.*, **47**, 1239-1244, 1971
45) Bricout, J.: Fractionation of the stable isotope of hydrogen and oxygen in some plants. *Rev. Cytol. végét.-Bot*, **1**, 133-209, 1978
46) Bricout, J., Koziet, J.: Control of the authenticity of orange juice by isotope analysis. *J. Agric. Food Chem.*, **35**, 758-760, 1987
47) 和田英太郎:「安定同位体比精密測定法による陸上生態系の解析」日本生態学会誌, **47**, 333-336, 1997
48) Bateman, A. S. *et al.*: Nitrogen isotope composition of organically and conventionally grown crops. *J. Agric. Food Chem.*, **55**, 2664-2670, 2007
49) 中野明正:「同位体比等による農産物の原産地および施肥・栽培履歴の推定」*Radioisotopes*, **57**, 189-198, 2008
50) Bowen, G. J., Wassenaar, L. I., Hobson, K. A.: Global application of stable hydrogen and oxygen isotopes to wildlife forensics. *Oecologia*, **143**, 337-348, 2005
51) 陀安一郎:「安定同位体比による生態系構造解析」永田 俊・宮島利宏 編:『流域環境評価と安定同位体』, pp.284-297, 京都大学出版会, 2008
52) 力石嘉人:「炭素・窒素同位体比測定法」石渡良志・米林甲陽・宮島 徹 編著:『環境中の腐植物質』, pp.189-198, 三共出版, 2008
53) Chikaraishi, Y. *et al.*: Hydrogen isotopic fractionations during desaturation and elongation associated with polyunsaturated fatty acid biosynthesis in marine macroalgae. *Phytochem.*, **65**, 2293-2300, 2004
54) Brescia, M. A. *et al.*: Differentiation of the geographical origin of durum wheat semolina samples on the basis of isotopic composition. *Rapid Commun. Mass Spectrom.*, **16**(24), 2286-2290, 2002
55) Kelly, S. D. *et al.*: The application of isotopic and elemental analysis to determine the geographical origin of premium long grain rice. *Eur Food Res. Technol.*, **214**, 72-78, 2002
56) 鈴木彌生子ら:「生元素安定同位体比解析によるコシヒカリの産地判別の可能性」食科工, **55**, 250-252, 2008
57) 鈴木彌生子ら:「安定同位体比分析による国産米の産地及び有機栽培判別の可能性」分析化学, **58**, 1053-1058, 2009
58) Heaton, K. *et al.*: Verifying the geographical origin of beef: The application of multi-element isotope and trace element analysis. *Food Chem.*, **107**, 506-515, 2008
59) DeNiro, M. J., Epstein, S.: Influence of diet on the distribution of carbon isotopes in animals. *Geochim. Cosmochim. Acta*, **42**, 495-506, 1978
60) DeNiro, M. J., Epstein, S.: Influence of diet on the distribution of nitrogen isotopes in animals. *Geochim. Cosmochim. Acta*, **45**, 341-351, 1981
61) 中下留美子ら:「安定同位体比解析による国産・豪州産・米国産牛肉の産地判別の可能性」食科工, **55**, 191-193, 2008
62) Rossmann, A. *et al.*: The potential of multielement stable isotope analysis for regional origin assignment of butter. *Eur. Food Res. Technol.*, **211**, 32-40, 2000
63) Kornexl, B. E. *et al.*: Measurement of stable isotope abundances in milk and milk ingredients — A possible tool for origin assignment and quality control. *Z. Lebensm. Unters. Forsch.*, **205**, 19-24, 1997
64) Ritz, P. *et al.*: Milk characterization: Effect of the breed. *Food Chem.*, **91**, 521-523, 2005
65) Camin, F. *et al.*: Application of multielement stable isotope ratio analysis to the characterization of French, Italian, and Spanish cheeses. *J. Agric. Food Chem.*, **52**, 6592-6601, 2004
66) 石田智美ら:「無機元素およびアミノ酸組成によるタケノコ水煮の産地判別の検討」(独)農林水産消費技術センター調査研究報告, **27**, 55-62, 2003
67) 鈴木彌生子ら:「安定同位体比分析によるウナギ加工品の産地判別の可能性」分析化学, **58**, 1067-1070, 2009
68) 中下留美子ら:「安定同位体比分析による国産及び輸入リンゴ果汁の原産国判別の可能性」分析化学, **58**, 1059-

1061, 2009
69) Camin, F. et al.：Characterisation of authentic Italian extra-virgin olive oils by stable isotope ratios of C, O and H and mineral composition. *Food Chem.*, **118**, 901-909, 2010
70) Pilgrim, S. T. et al.：Application of trace element and stable isotope signatures to determine the provenance of tea (*Camellia sinensis*) samples. *Food Chem.*, **118**, 921-926, 2010
71) Susanne, V. et al.：Strontium isotopic signatures of natural mineral waters, the reference to a simple geological map and its potential for authentication of food. *Food Chem.*, **118**, 933-940, 2010
72) （独）農林水産消費安全技術センター：品質表示の確認に係る分析法（http://www.famic.go.jp/technical_information/hinpyou/index.html）
73) 有山 薫ら：「食品表示の現況と課題 食品表示を監視するための判別技術」ジャパンフードサイエンス，**47**，33-41，2008
74) Kawasaki, H. et al.：Determination of strontium isotope ratio of brown rice for estimating its provenance. *Soil Sci. Plant Nutr.*, **48**, 635-640, 2002
75) 安井明美：「農産物・加工品の表示に係わる判別技術」食品と技術，**2**，15-24，2009
76) Faure, G., Mensing, T. M.：Isotopes. *in* Principles and applications, 3rd. ed., pp.75-112, 214-255, John Wiley & Sons, 2005
77) 加々美寛雄・周藤賢治・永尾隆志：『同位体岩石学』，pp.13-49，共立出版，2008
78) Firestone, R. B.：Table of isotopes, 8th ed., Vol. 1, pp.522-525, John Wiley & Sons, 1996
79) Capo, R. C., Stewart, B. W., Chadwick, O. A.：Strontium isotope as tracers of ecosystem processes：theory and methods. *Geoderma*, **82**, 197-225, 1998
80) Horn, P., Schaaf, P., Holbach, B., Hölzl, S., Eschnauer, H.：$^{87}Sr/^{86}Sr$ from rock and soil into vine and wine. *Z. Lebensm. Unters. Forsch.*, **196**, 407-409, 1993
81) Barbaste, M., Robinson, K., Guolfoyle, S., Medina, B., Lobunski, R.：Precise determination of the strontium isotope ratios in wine by inductively coupled plasma sector field multicollector mass spectrometry (ICP-SF-MC-MS). *J. Anal. At. Spectrom.*, **17**, 135-137, 2002
82) 原口紘炁・寺前紀夫・古田直紀・猿渡英之 共訳：『微量元素分析の実際』，pp.9-25，丸善，1995
83) Hirata, T.：*In-situ* precise isotopic analysis of tungsten using laser ablation multi-collector inductively coupled plasma mass spectrometry (LA-MC-ICP-MS) with time resolved data acquisition. *J. Anal. At. Spectrom.*, **17**, 204-210, 2002
84) 川崎 晃・織田久男：「水田土壌と米のストロンチウム同位体比の関係」土肥誌，**76**，579-585，2005
85) Platzner, I. T.：*in* Modern isotope ratio mass spectrometry, pp.171-183, John Wiley & Sons, 1997
86) Oda, H., Kawasaki, A., Hirata, T.：Determination of the geographic origin of brown-rice with isotope ratios of $^{11}B/^{10}B$ and $^{87}Sr/^{86}Sr$. *Anal. Sci.*, **17**, i1627-i1630, 2002
87) 倉沢 一：「ストロンチウム同位体比からみた日本列島弧の火山岩類の成因」地学雑誌，**95**，30-52，1986
88) 川崎 晃・平田岳史：「ストロンチウム同位体比を利用した農作物の産地国判別」表示・起源分析技術研究懇談会 第2回講演会要旨，2009
89) Barbaste, M., Halicz, L., Galy, A., Medina, B., Emteborg, H., Adams, F. C., Lobinski, R.：Evaluation of the accuracy of the determination if lead isotope ratios in wine by ICP MS using quadrupole, multicollector magnetic sector and time-of-flight analyzers. *Talanta*, **54**, 307-317, 2001
90) Ohno, T., Hirata, T.：Simultaneous determination of mass-dependent isotopic fractionation and radiogenic isotope variation of strontium in geochemical samples by multiple collector-ICP-mass spectrometry. *Anal. Sci.*, **23**, 1275-1280, 2007
91) Halicz, L., Segal, I., Fruchter, N., Stein, M., Lazar, B.：Strontium stable isotopes fractionate in the soil environments? *Earth Planet. Sci. Lett.*, **272**, 406-411, 2008
92) 日本分光学会 編：『分光測定入門シリーズ5 可視・紫外分光法』講談社サイエンティフィク，2009
93) ISO 21348, Space environment (natural and artificial) — Process for determining solar irradiances, 2007
94) 東 昇・池羽田晶文・尾崎幸洋：「遠紫外分光法の新展開」分光研究，**57**，2，2008
95) 日本分析化学会北海道支部 編：『水の分析（第5版）』，p.320，化学同人，2005
96) Higashi, N., Ozaki Y.：*Appl. Spectrosc.*, **58**, 910, 2004
97) Tanaka, M., Shibata, A., Hayashi, N., Kojima, T., Maeda, H., Ozaki, Y.：*J. Near Infrared Spectrosc.*, **3**, 203, 1995
98) 光岡基樹・東 昇・壷井基裕・木村祐美子・西垣貴史・新澤英之・池羽田晶文・尾崎幸洋：第69回分析化学討論会講演要旨集，p.194，2008

99) Segelstein, D. J.：Website of Univ. Missouri, 1981
100) Robin, M. B.：Higher excited states of polyatomic molecules, vol. III, p.176, Academic Press, 1985
101) Higashi, N., Ikehata, A., Ozaki Y.,：*Rev. Sci. Instrum.*, **78**, 103107, 2007
102) 大津元一・小林 潔：『近接場光の基礎』，p.27，オーム社，2003
103) Ikehata, A., Ozaki, Y., Higashi, N.：*J. Chem. Phys.*, **129**, 234510, 2008
104) たとえば Chipman, D. M.：*J. Chem. Phys.*, **122**, 044111, 2005
105) Ikehata, A., Mitsuoka, M., Morisawa, Y., Kariyama, N., Higashi, N., Ozaki, Y.：*J. Phys. Chem. A*, **114**, 8319-8322, 2010
106) Higashi, N., Ikehata, A., Kariyama, N., Ozaki, Y.：*Appl. Spectrosc.*, **62**(9), 1022, 2008
107) Sato, H., Higashi, N., Ikehata, A., Koide, N., Ozaki, Y.：*Appl. Spectrosc.*, **61**, 780, 2007

| コラム | 地球化学図 |

　地球化学図というものをご存知であろうか？　わかりやすくいうと元素の地図である。産業技術総合研究所では，日本全国からまんべんなく約3000個の川砂を集め，化学分析を行ない，元素の地図として提供している。2010年には海域の地球化学図も作成した。日本の地球化学図は，文献1,2およびウェブページ[3]で公開しており，誰でも自由に使える。主に環境評価のための基準図としての利用を想定している。川砂は主にその背後にある岩石から供給されるため，元素の分布は岩石の分布（地質構造）によく対応している。例えば，石材に使われる花崗岩（御影石）が分布している地域では，Na，Kなどの元素の濃度が高くなる。富士山の溶岩や火山灰が分布している地域では，Mg，Fe，Cuなどが高くなる。鉱山や地熱地帯では，Cu，Zn，As，Cd，Hg，Pbなどが高い値を示す。汚染評価のためには，これら自然由来の元素濃度変化をあらかじめ知っておくことが重要である。注意点としては，日本全国をたった3000個の点データを基に，数値的に補完して作成しているため，空間精度が非常に粗いことである（1試料/100 km^2）。それでも，面として化学組成の変動をみるには川砂が試料として最も適している。土壌は試料の不均質性が高く人為汚染の影響を受けやすいため，自然が本来持っている元素の広域な分布を調べるという点においては，川砂に比べ不利なのである。

　さて，環境評価以外の使い道として，食品・考古学資料の産地判別に地球化学図を利用できるのではないかという期待は当然あるであろう。地球化学図を基に食品中の元素組成で産地判別を行なうためには，土壌と川砂の化学組成がどの程度対応しているのか，土壌から食品へ元素がどのように取り込まれるのか（あるいは，土壌中に元素はどのような状態で存在しているのか）など検討課題がいくつもある。これまでの知見に基づけば，沖積土壌はある程度，化学組成が川砂と類似しているため，既存の地球化学図が利用できそうである[4]。また，川砂の分析結果ではあるが，多くの元素は安定な状態で川砂中に存在しているが，P，Mn，Cu，Pbなど一部の元素は全量に対して20～40％ほどが不安定な（植物が取り込みやすい）状態として存在していることがわかってきた[5]。そのため，対象試料や元素を適切に選ぶことで，産地判別に利用できる可能性がある。現在，Sr・Pb同位体の地球化学図についても研究が進められており，産地判別にはこちらのほうが有効かもしれない。いずれにしても，地球化学図の利用がどんどん広がることは喜ばしいことである。（太田充恒）

■参考文献
1) 今井 登・寺島 滋・太田充恒・御子柴（氏家）真澄・岡井貴司・立花好子・池原 研・片山 肇・野田 篤・富樫茂子・松久幸敬・金井 登・上岡 晃：『海と陸の地球化学図』，地質調査総合センター，2010
2) 今井 登・寺島 滋・太田充恒・御子柴真澄・岡井貴司・立花好子・富樫茂子・松久幸敬・金井 豊・上岡 晃：『日本の地球化学図』，地質調査総合センター，2004
3) http://riodb02.ibase.aist.go.jp/geochemmap/index.htm
4) 寺島 滋・今井 登・太田充恒・岡井貴司・御子柴真澄：「関東平野南部における土壌の地球化学的研究―土壌地球化学図の基礎研究（第5報）総括」地質調査研究報告，55(1/2)，1-18，2004
5) Ohta, A., Imai, N., Terashima, S., Tachibana, Y. : Preliminary study for speciation geochemical mapping using a sequential extraction method. *Bull. Geolog. Surv. Jpn.*, 58(7/8), 201-237, 2007

第3章

品種識別

3.1 総論

　食品表示に対する不信感が高まる中，消費者の食に対する信頼を回復するためには，農産物や加工食品における生産地や品種の表示事項の真偽判別を可能にして適正な表示を担保するための品種識別技術の開発が重要な課題となっている。また，わが国で育成された新品種が許諾なしに海外に渡り，不正に逆輸入されるなど，社会的に大きな問題となっている。このような偽装表示や育成者権侵害を的確に，しかも容易に判断するためには，科学的な裏づけとなるDNAマーカーを用いた品種識別技術の開発が急務である。

　一方，「DNA鑑定」は，容疑者の特定，親子関係の判定などの犯罪捜査の切り札として役立ったことが新聞記事やテレビニュースなどで話題になるなど，すっかり市民権を得た感があるが，ヒト以外の分野でも，農産物・加工品への適用事例が数多く報告されている。一部の農産物（収穫物）と加工食品に限られてはいるが，DNA分析による品種識別技術が開発され，「農林物資の規格化及び品質表示の適正化に関する法律」（JAS法）による食品表示の適正化や種苗法による育成者権保護の強化，さらには関税定率法により，育成者権を侵害して輸入されてくる農林水産品の水際（税関）での取り締まりなどの現場で利用されるまでに至っている。

　また，ニュースや新聞記事で取り上げられた，コムギ品種「さぬきの夢2000」の偽装表示問題やオウトウ品種「紅秀峰」の国外不正流出問題などは，警察による「不正競争防止法」に基づくものであり，農産物の検挙数も増加している。また，農産物が海外に違法に持ち出され，国際的な裁判などで品種識別結果を証拠とするには，高い信頼性が求められている。

　このように，開発された品種識別技術が，法的措置や法廷での立証といった，実社会でのさまざまな協力要請に応えることを可能とするためには，社会問題の解決に用いる実用化技術を前提としたDNA品種判別技術の開発と，開発されたDNAマーカーやマニュアルの妥当性確認と手法の検証体制を構築することが至急の課題である。

　以上のように，これまでに，農産物・加工品を対象として開発されたDNA品種識別技術は，実社会においていろいろな利用場面から期待されているものの，それに応えているのは，ほぼ技術が成熟しているヒトに関する領域のみであった。しかし近年，農産物・加工品の分野においても，実社会で利用されはじめている。そこで本章では，法医学領域において親子鑑定や犯罪捜査に用いられてきた「DNA鑑定」の鑑識事例を紹介しながら，農産物・加工品におけるDNA品種識別技術

の現状と今後の研究開発のあり方について述べてみたい。

3.1.1　ヒトにおける DNA 鑑定の現状

　DNA 品種識別技術の基盤となる「DNA 鑑定」の始まりは，1985 年に，イギリスの Jeffreys[1] らのグループによってなされた。彼らは，個人特異的な DNA 構造の違い（DNA 多型性，polymorphism）をバーコード様のバンドパターンに可視化して検出する方法を考案し，そのバーコード様のバンドパターンがあたかも指紋（フィンガープリント）のように個人差が著しいものであったことから，この方法を「DNA フィンガープリント法」というニックネームで呼んだのが「DNA 鑑定」の始まりである。DNA フィンガープリント（遺伝子指紋）法は，文字どおり，ヒトの指紋にも匹敵するほどの多様性と高い個人識別能を持っていたが，バンドパターンの再現性の確保に難があり，現在では，本法を用いた DNA 鑑定は法医学領域においてもほとんど用いられない鑑識技術となってしまった[2]。

　その後，PCR（polymerase chain reaction）法が開発され，DNA 鑑定への応用とその利活用はめざましいものがある。とりわけ，DNA 量が極微量しか得られない血痕，毛髪など犯罪の痕跡を対象とすることが可能となった。また，農産物（収穫物）を原料とした加工食品などでは DNA が劣化・断片化されている場合が多く，PCR 法の利用は，DNA が断片化している極微量な資料を対象とした DNA 鑑定に大きな威力を発揮し，必要不可欠な手法となっている。

　また，これまで用いられてきた手法は，ミニサテライト DNA の反復配列の繰り返し数の差異を検出する方法であったが，ミニサテライトの多くが数千～数万塩基の DNA 断片になるので，100～1000 塩基の DNA 断片を増幅する技術である PCR 分析には適していない。そこで現在では，マイクロサテライトの反復配列の繰り返し数の差異を PCR 法で検出する方法が主流となっている。

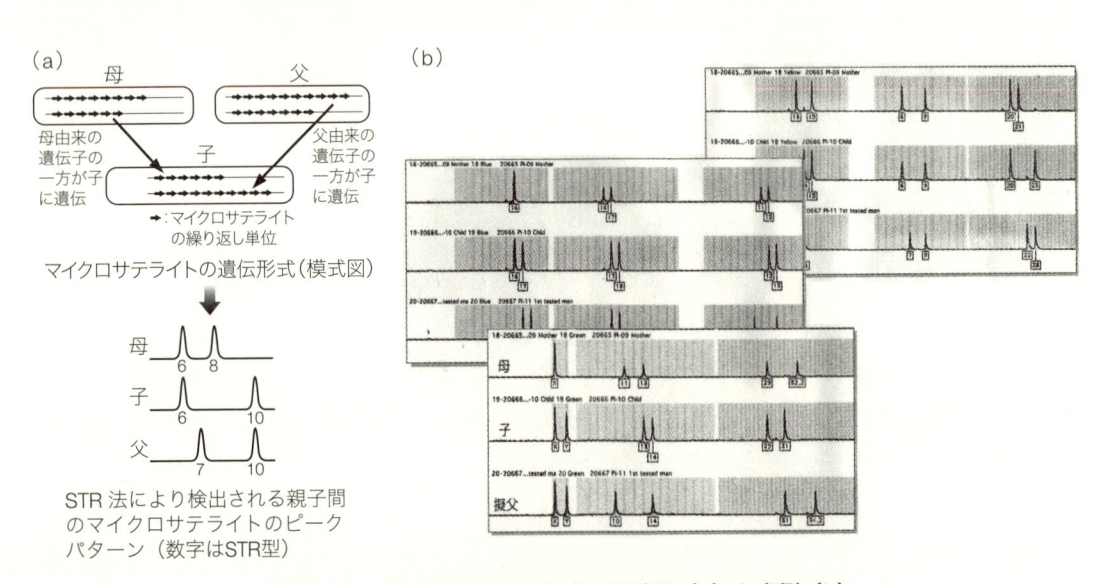

図 3.1　STR 法による親子鑑定の概略図（a）と事例（b）

(b) STR 法では，各個人に父由来と母由来の遺伝子が 1 本ずつ，合計 2 本のピークとして検出される。図は，母・子・擬父について 9 種類の STR を測定した結果を示す。いずれの STR においても，母と一致しないピーク（父由来のピーク）が子に観察され，これらは擬父に観察されたピークと一致しており，父子関係が存在すると推定される。（文献 3 より引用）

マイクロサテライトとは，SSR（simple sequence repeat）とも呼ばれ，法医学領域ではSTR（short tandem repeat）と呼ばれている。マイクロサテライトは，ミニサテライトより小さいAATGなどの4塩基の繰り返し反復配列領域であり，一連の反復配列の長さが100〜400塩基程度と短いためにPCRにも適している。また，PCR増幅産物のサイズ判定は，DNAシークエンサーを用いた自動化（ピークパターン）により，短時間で1塩基の違いをも分析することが可能になった。図3.1には，STR法を用いた親子鑑定の概略と事例を示す[3]。図3.1に示したとおり，1回のPCRにより，10カ所ほどのSTR部位を自動的にDNA型検査ができるSTRマルチプレックスキットが数社から市販されている。このように，STR検査は，科学警察研究所や科学捜査研究所など警察における犯罪捜査などに採用されており，2003年8月には約1億8000万分の1であった鑑定精度も，2006年10月には約4兆7000億分の1と飛躍的に向上した。現在では高精度な「DNA型鑑定」として確立し，法廷でも十分に信頼されるものとなっている[4-6]。

3.1.2　農産物・加工品におけるDNA品種識別技術の現状

法医学領域における「DNA鑑定」のめざましい発展は，植物分野にも波及し，一部の農産物（収穫物）ではあるものの，米，小麦，イチゴ，インゲン豆，アズキ，オウトウ，イグサなどにおいて，種苗法による育成者権侵害紛争の早期解決やJAS法による食品表示の適正化などの現場で利用されるまでに至っている。その一方で，表示についてのJAS法の改正や種苗法と関税定率法の改正による育成者権の保護の強化などへの対応のために，科学的裏づけとなるDNA分析による品種識別技術の開発と，法的な利活用のための整備が推進されている。これらの要請に的確に対応できるほど多くの植物類においてDNA品種識別技術が開発されてはいないが，DNA品種識別技術が実用化されるに至る技術的・社会的・法的な条件整備は整いつつある。

農産物における品種識別技術については，これまで，RFLP（restriction fragment length polymorphism）法，RAPD（random amplified fragment length DNA）法（図3.2），AFLP（amplified fragment length polymorphism）法などが開発されてきたが，これらはいずれも前述したDNAフィンガープリントを作成し，バンドの有無やバンドパターンの違いで判定する方法であり，バンドの再現性確保に難があるため実用化技術には適していないが，迅速・簡易な手法であり，1次スクリーニングとして簡易検査に使用されてきた[7-10]。

以下に述べる各種農産物・加工品におけるDNA品種識別技術は，農林水産省の委託プロジェクト「食品・農産物の表示の信頼性確保と機能性解析のための基盤技術の開発」（平成15〜22年度）において開発された技術であるが，PCR法をベースとしたSSR法については，ナシ，リンゴ，ブドウ，カンキツなどの主要な果樹類において，多数のSSRマーカーが開発・データベース化されており，自動化・汎用化が可能な品種識別技術として確立されている（果樹研究所のホームページに詳しく掲載されている。http://www.fruit.affrc.go.jp/publication/man/dna/DNA_marker.pdf）。また，加工品を対象とした品種識別技術の開発は，米飯や日本酒などの米加工品，うどんやパン・菓子などの小麦加工品，餡などのアズキ加工品，ジュース・ブレンド果汁や缶詰果肉などのカンキツ果実加工品および緑茶飲料（ペットボトル）などの茶加工品からのDNA抽出と，加工品中の原料品種識別技術の開発にめどがついたところである。

品種がブレンドされている加工品を対象とした品種識別技術の開発は，断片化したDNAの回収

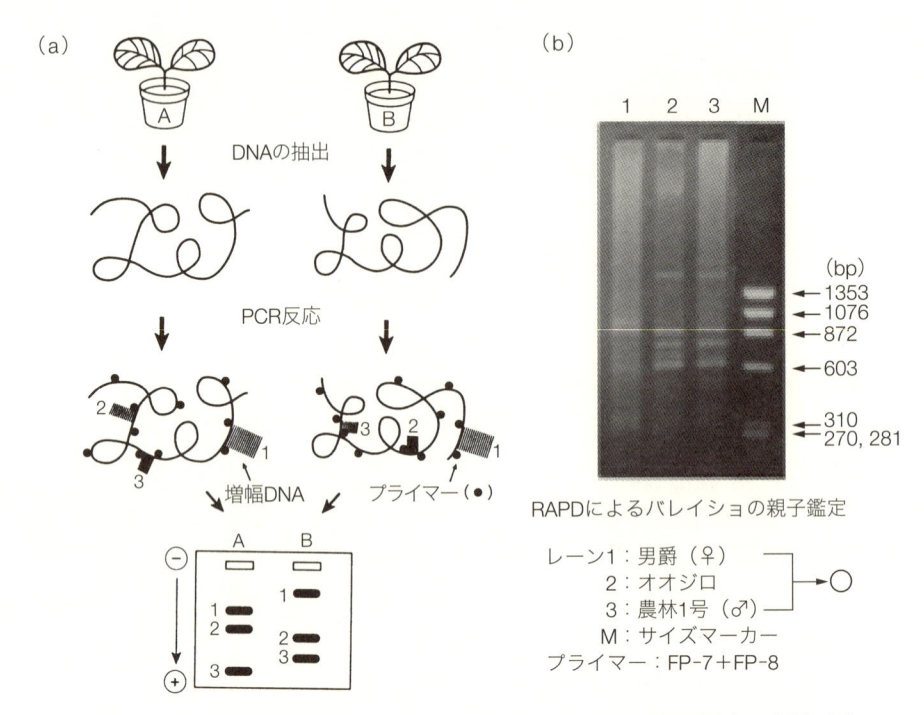

図 3.2　RAPD 法のあらまし（a）とバレイショにおける親子鑑定の事例（b）

方法の検討と原料品種に特異的な DNA マーカーを検索する必要がある。また，搾汁や加熱などを行なった加工製品から抽出された DNA は，高度な劣化や断片化が予想されるため，SNP（single nucleotide polymorphism，1 塩基多型）法を用いた品種特異的 SNP マーカーの開発が必要不可欠である[11,12]。

事例として，餡などのアズキ加工品の原料品種識別技術では，「きたのおとめ」と「しゅまり」について，それぞれの品種固有のレトロトランスポゾンマーカー（岡山大学から特許出願）が開発され，品種がブレンドされている加工品（餡）における原料品種識別と混入率（構成比）分析技術が確立された。また，両品種の固有マーカーとその手法は，迅速・簡便な実用化技術（LAMP：loop-mediated isothermal amplification 法）としてキットの市販化が進められており，DNA 品種識別技術のビジネスモデルとして実用化が間近である（図 3.3）。

また，品種内において SSR の多型程度が高く，従来の方法では DNA 分析による品種判別が困難であった他殖性野菜のネギでは，野菜茶業研究所において，特定の遺伝子型（SSR）の個体を選抜して採種・育成することにより品種を標識する方法が開発されている。本法は，同一品種内での識別や産地判別への利用とその有効性が実証されており，他の他殖性野菜にも適用可能な技術である。

そのほかに，最近，最も注目されている品種識別・産地判別技術として，農林水産省の委託プロジェクト「新たな農林水産政策を推進する実用技術開発」の「DNA マーキングによる栄養繁殖作物の品種・産地判別技術の開発」（平成 19 ～ 21 年度）において開発された，DNA に目印（DNA マーク）をつけて品種や産地を判別する技術がある[13]。この方法は，図 3.4 に示すとおり，理化学研究所で開発・実証された技術で，重イオンビームを照射し，植物の形質に影響を及ぼさない DNA

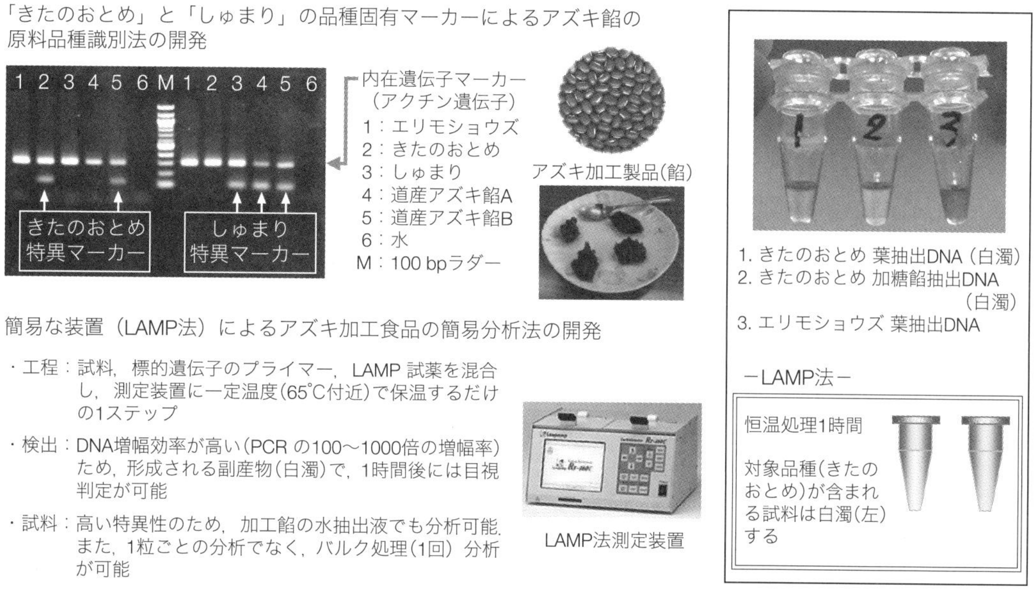

図 3.3 アズキ加工食品における簡易な装置による原料品種識別法の開発

LAMP 法は SARS コロナウイルスの一次検査などに実用されている栄研化学の技術である。
（提供：岡山大学 田原 誠氏）

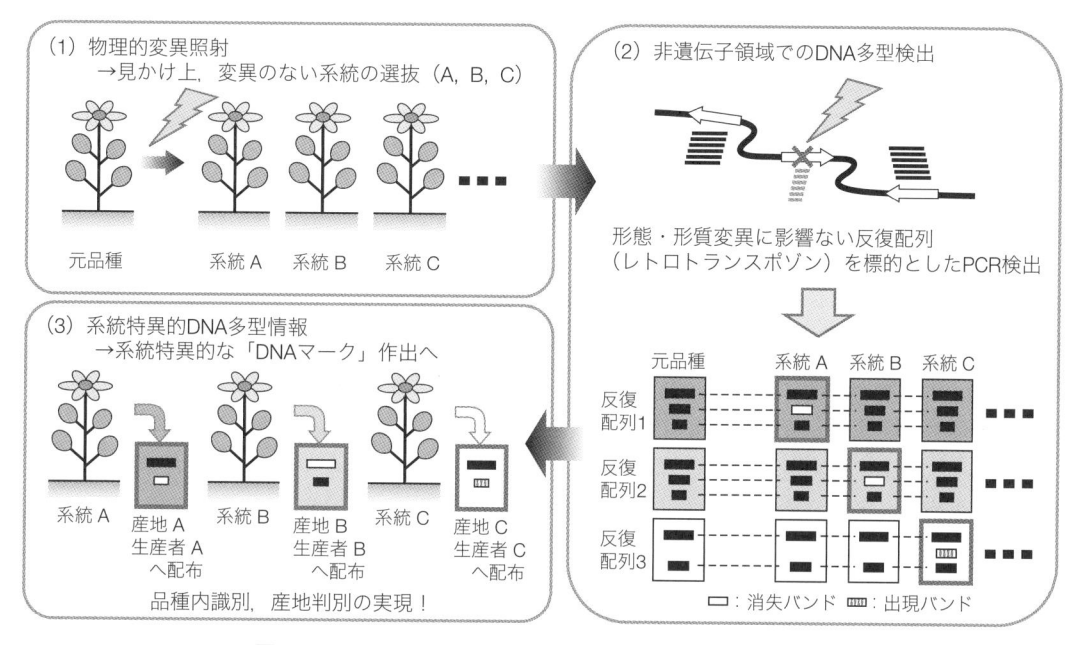

図 3.4 DNA マーキングによる品種識別マーカーの開発
（提供：理化学研究所 松山知樹氏）

部分に傷をつける手法であり，傷の場所を「DNA マーク」として記録しておけば，枝変わりなどに由来するカンキツの突然変異系統など，新品種・系統と元の品種・系統の DNA がほとんど同じことが多い果樹において，同じ品種の区別や無断増殖した品種や産地偽装も見分けることができる。実際に，キクやランなどの花で実用段階にある。

3.1.3　DNA 品種識別技術開発の今後のあり方

　植物分野においては，この数年の間，イネゲノムをはじめ，数々の植物を対象としたゲノム解析研究が精力的に推進されたため，連鎖地図の作成を目的に開発された SSR マーカーが多数報告されており，これらの SSR マーカーを積極的に活用した品種識別マーカーの開発は加速化しているところである。そのため，ゲノム情報が豊富に存在するイネ，小麦，オオムギ，ハクサイ（ブラシカ），マメ類などのほか，近年ゲノム情報が充実してきている作物では，大量に蓄積されたゲノム情報を有効に利活用して，新たな品種識別マーカーの開発研究を効率化するとともに，それを有効に品種識別技術に応用するためのアプローチとして，バイオインフォマティクス（生命情報工学）の拡充が必要である。

　また，果樹類のようなゲノム情報が少ない作物に関しては，大量のゲノム配列を一度に解読することが可能な次世代シークエンサーなどの利活用は必至であり，それから得られるゲノム情報を利用した品種識別マーカー開発の推進に努めるべきである。しかしながら，次世代シークエンサーを利用したゲノム解析の現場では，次々と読み解かれる DNA 配列情報を有効に品種識別マーカーに利活用するための解析環境（解析サーバ）の整備と，バイオインフォマティクスを専門とする技術者の育成と確保が必要であり，さらには「DNA マーカー開発センター（案）」などの設立による研究体制の強化が必要不可欠である。

　清水徳朗（果樹研究所・興津）からの情報提供によると，以上のような背景には，ゲノム研究の世界動向があげられ，先に開催された「Plant And Animal Genome XVIII」（米国サンディエゴ：2010.1.9 ～ 13）における演題においても，主要作物や果樹に限らず，マイナーな作物において活発なゲノム解析が進行している。さらには，大量のゲノム配列を一度に解読可能なゲノムシークエンサーの能力向上と，数年前からの比較でも解析に要するコストは数万分の 1 にまで低下したことなどが大きく貢献している。

　また，作物のすべてではないものの，次世代シークエンサーの出力データ（ゲノム解読）から見いだされる SNP の大規模解析手法が実用化したことで，ゲノム全体の配列の解読から得られる情報を基に，品種識別マーカーを開発する研究スタイルが確立されている。果樹研究所においても，部分的なゲノム配列を基に，DNA 多型検索用の DNA マイクロアレイが開発されており，枝変わりなどの変異系品種・系統における DNA 多型の検出にきわめて有効な手段となっている。

　冒頭で述べたように，山形県警によるオウトウ品種「紅秀峰」の国外不正流出と増殖など，警察による不正競争防止法に基づく農産物の検挙数が増加しており，これまでのように，品種識別技術の存在そのものが不正行為への抑止力として機能することを成果として掲げるだけでなく，警察や税関などからの要請に応えることが必要になってきた。このような，実社会でのさまざまな協力要請に応えることが可能な実用化技術とするためには，開発された品種識別マーカーの妥当性確認と手法の検証などを行ない，適正な実用化技術として法的措置や法廷での立証といった社会における有効的な利活用を目指す必要がある。

　このような実社会での背景を踏まえ，さらなる DNA 鑑定技術のレベルアップと品質保証に寄与すべく，平成 20 年 1 月 18 日，特定非営利活動法人「DNA 鑑定学会」が設立された（DNA 鑑定学会ホームページ http://www.dna-kanteigakkai.or.jp を参照）。この学会の構成は，学術部門，認証部門およびフォーラム部門で構成され，学術部門では，DNA 鑑定技術の向上を図り，DNA マ

ーカーや判別技術などを開発するとともに，鑑定技術の妥当性を追求する。認証部門では，検査の標準化と開発された鑑定法の評価による妥当性の検討を行なう。また，フォーラム部門では，公開シンポジウムや市民講座などの開催によるDNA鑑定の知識や技術の普及など，DNA鑑定にかかわる研究の成果を社会システムに反映させることを目的としている。

　認証部門では，農林水産省委託事業「登録品種の標本・DNA保存等委託事業のうちの，DNA品種識別技術の妥当性確認試験」を落札し，平成20年度からの2年間，開発された品種識別技術について，ISO/IEC17025の試験所相当レベルの検証機関に妥当性確認試験を委託し，その経験から，図3.5の「品種識別マーカーの開発方針とあり方」を取りまとめ，現時点におけるDNA品種識別技術開発のあり方や妥当性試験のあり方などについて提言した[14]。

　その一方で，農林水産消費安全技術センターにおいては，国際標準化機構（ISO）における分子生物指標の分析に係る横断的手法に係る分科委員会（ISO/TC34/SC16という）の国内審議団体として，国内対策委員会の下に品種判別規格専門分科会が設置され，ISOにおいて策定される国際規格にわが国の実情・意見を適切に反映させるための作業が本格的に加速化されている。

　以上のように，税関（水際）での摘発など国際的な裁判などで識別結果を証拠とするには，また，実社会での活用や法廷裁定などにおいて決定的な証拠となりうるか否かは，ISOなどの国際規格に準拠し，実用場面を想定して開発された技術の信頼性を客観的に保証・認定するシステムが整備されているか否かによるものであり，このような実社会におけるさまざまなニーズに応えるためには，

実用化場面を想定した品種識別マーカーの開発

（1）DNAマーカー開発と妥当性検証するための株の定義

株のタイプ	内容
学術株	学術資源としての株
基準株	分譲株
生産者株	分譲先生産者の産物
市販品	流通品

（2）計測器の精度（バラツキ幅）を考慮したマーカー開発
　　バラツキ幅（2bp）を考慮し，4～5bp以上離れたマーカー
（3）簡易検査と精密検査の2段階検査が可能な方式
　　RAPD法による検査後はシークエンスによる精密検査を
（4）開発終了時の再現性試験や自己検証の実施
（5）誰が検査しても同じ結果のでるマニュアルの作成

基本的なアプローチ

　学術目的ではなく，社会問題の解決に用いる
　実用化技術を前提に開発し，社会に貢献する

　（1）育成者から育成者権の保護
　（2）税関での偽装申請など

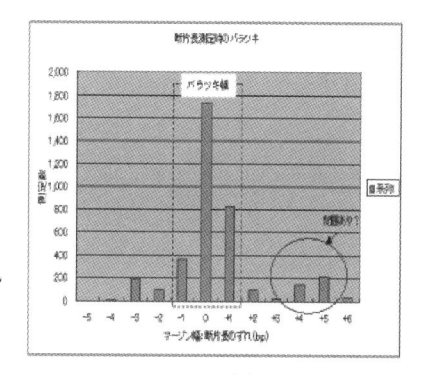

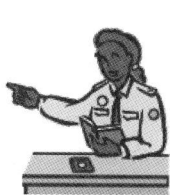

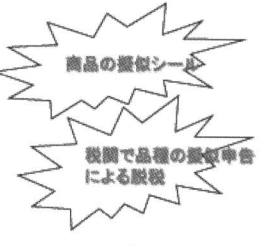

図3.5　品種識別マーカーの開発方針とあり方
（DNA鑑定学会　妥当性委員会資料より引用）

DNA 品種識別にかかわる技術的・社会的・法的な体制の整備が至急の課題であり，今後の横断的な取り組みと活性化に期待したい。

3.2 野菜

われわれが毎食口にする農作物の多くは品種名がつけられている。時としてある特定の品種は他と比べて大きな市場価値を生み，育成者権の侵害や品種偽装の対象となる。コシヒカリに代表される米は産地や品種名の偽装が頻発し，品種を識別する技術そのものが検査業務として産業化しているほどである。一方，野菜に関しては，一部の品目を除くと品種を識別する社会的なニーズは米に比較するとそれほど強くない。同じ野菜でも価格差が生じやすい例としては，国産と海外産の違いや国産であってもブランド産地の野菜があげられるが，ほぼ同じ品質であれば，品種そのものの違いによって価格に大きな違いがあることはまれである。それは野菜の品種名そのものが消費者の購買行動に影響を及ぼすことが少なく，品種を偽装してまで売ろうという悪意のある動機づけが少ないためと考えられる。

また品種識別のもう一つの大きな目的である育成者権の侵害についても販売種子の多くが F_1 化されている現状から大きな問題に発展することは想像できない。ほとんどの野菜の品種は雑種強勢や均一な生育を期待して F_1 化されている。F_1 とは遺伝的に固定化された親どうしの交配の結果生まれた雑種第一代のことで，この F_1 から次代の種子（F_2）をとっても F_2 は個体間で形質がばらばらに分離するため商業栽培には適さず，農家は毎回種苗会社から種子を購入しなければならない。一方，種苗会社にとっては F_1 を生み出す優秀な両親をきちんと管理しさえすれば，第三者によって同じ品質の F_1 品種がつくり出され無断で増殖・販売するなどの育成者権を侵害するようなことが起こりにくい状況にある。

このような野菜の中にあっても，イチゴや高級漬物として知られる水ナスなどには品種識別技術が求められている。品種識別の基本はどの作物においても，共通であり，品種間で何らかの不変的な違いを見つけ，それを指標として分類することである。品種を最も特徴づける外観形質は栽培環境によって変化しやすいだけでなく，カットや加工によってその特徴をとどめないことも多い。品種を識別する指標は，形態的な特徴，内生成分やアイソザイムが用いられてきたが，現在ではその正確さと迅速さから DNA 多型がその主役を担っている。そこで本節では，DNA 多型を用いたイチゴの品種識別技術について記載する。またナスやネギの品種識別を通じて，種子を介して増殖する野菜の品種識別の可能性と DNA 標識技術を用いたネギの新しい品種同定技術を紹介する。

3.2.1 イチゴの高精度品種識別技術の開発

イチゴは明治時代にわが国に導入され，以後品種改良を重ね，東の「女峰」，西の「とよのか」と呼ばれた二大品種時代が続いた。しかし今のスーパーマーケットのイチゴ売り場には多様な品種が並べられている。イチゴ好きの方はお気に入りの品種があるだろうし，味，食感，硬さなどが品種による違いもわかるであろう。イチゴにとっての品種名は，消費者にそのブランドを訴えるきわめて強い力を有している。イチゴの品種識別技術は米のように品種名の偽装防止ではなく，主に育成者権保護の目的で開発が進んだ。日本の農産物の品質は高く，優れた品種とそれがもつパフォー

マンスを十二分に発揮するような栽培技術とが融合し，高品質の農産物が提供されている。特に果物屋に並ぶ農産物などはその顕著な例であろう。「さちのか」は農業・食品産業技術総合研究機構（以下，農研機構）野菜茶業研究所が開発した高品質，高ビタミンC含量の特徴を有するイチゴの品種であり，全国的に普及が進んでいる。

　農研機構は「さちのか」の栽培の許諾を日本以外の国で認めていないため，国外に持ち出すことや国外で栽培された収穫物を国内に持ち込むことは，種苗法や関税定率法に反することになる。日本のイチゴは韓国や中国でも人気があり，日本で開発された品種や栽培技術がこれらの国々に導入されている例も少なくなく，その中には育成者権を侵害しているものが含まれる可能性を以前から指摘されていた。韓国のイチゴ生産の中心である忠清南道論山市では，毎年イチゴ祭りが開催されているが，2002年に訪問すると「さちのか」の栽培指針を示したパネルの展示と大きな果実の販売がなされていた[15]。韓国のイチゴ生産熱は高く，生産量はほぼ日本と同等か上まわる[16]。日本も韓国も生産物はほとんど国内で消費され，人口比から勘案すると，韓国はざっと日本の2〜2.5倍イチゴを食している，まさにイチゴ大好きのお国柄である。日韓の距離的な近さ，コールドチェーンの発達も相まって1995年度は85 tにすぎなかった韓国からのイチゴの輸入量が，2000年度には1,000 tを超え，48番目の生産県とささやかれた[17]。野菜茶業研究所では，「さちのか」の育成者権を保護するために，輸入イチゴの中に「さちのか」が含まれているかどうかを明らかにする技術が必要であった。そこでDNA多型を用いたイチゴの品種識別技術の開発に取り組んだ。

A. 基本技術

　DNA多型を用いた品種識別技術では，DNA多型を検出するさまざまな方法が用いられてきた。RAPD，AFLP，RFLPなどであるが，現在においてはSSRと呼ばれる単純な塩基の繰り返し配列を標的にPCRを行ない，その増幅断片長を比較する方法が主流である。SSRの特徴の1つに，品種によってさまざまな増幅断片長が検出されるため，対立遺伝子の数が多く，一つのSSRマーカーで複数の品種を識別できるという点がある。一方，増幅断片長差には10 bp未満の塩基数のものもあり，SSRの能力を十分に発揮するにはDNAシークエンサーなどの高価な分析機器を必要とする場合がある。CAPS（cleaved amplified polymorphic sequences）は，PCR産物を制限酵素で処理したDNAをアガロースゲル電気泳動で分画するだけで多型を検出することができる（図3.6）。開発した技術を普及させるうえでは，通常の実験室に整備されている機器のみで実験が完結できる点も考慮し，CAPSマーカーによるイチゴの品種識別技術の開発が行なわれた。

B. 倍数性イチゴの特徴とゲノム特異的マーカーの開発

　生物の遺伝情報はDNA配列という形で保存されており，それらは複数の染色体に分散して格納されている。いくつの数の染色体に分散されているかは，生物種によって決まっており，例えばヒトでは23本であり，イチゴでは7本である。通常は染色体のセットを2つずつ持つ二倍体であり，ヒトは46本，イチゴは14本となる。染色体のセットあたり1つしかない遺伝子や特定の配列は，二倍体では2つ存在することになり，2つのDNA配列中に違いがあると多型として検出できる。制限酵素はDNAの配列を認識して切断する，いわばハサミの役割を持つ（図3.6）。認識する配列は，制限酵素の種類によって決まっており，例えば*Bam*HIという制限酵素ではGGATCCという6塩基のDNA配列を認識して切断するが，この6塩基のどれか1つでも異なる配列に変わると，切ることはない。2つの遺伝子がともに制限酵素で消化されると，短い断片となり電気泳動によってア

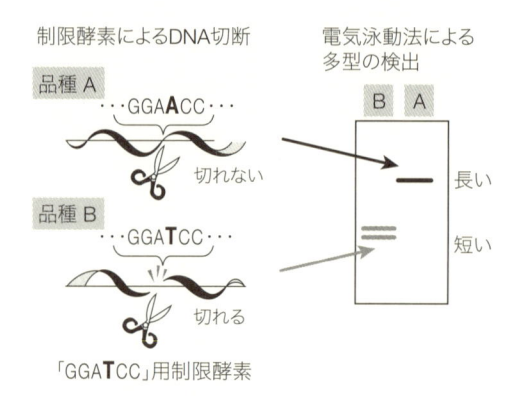

図3.6 CAPS (PCR-RFLP) マーカーによる多型

ガロースゲル中でDNAを移動させると，消化されないDNAに比べ移動度が速くなり，別の位置にDNAの断片が検出される。また消化されるDNAとされないDNAが1個ずつあると2カ所に断片が生じる。

栽培植物は二倍体にとどまらず，染色体セットを3つ以上有する高次倍数性を示す植物がある。イチゴは二，四，五，六，八および十倍体があり，日本で栽培されているイチゴのほとんどは八倍体である。八倍体では最低でも8個の同祖遺伝子が存在することになる。通常の植物のようにPCRによってマーカーとなるDNAを増幅し，制限酵素で処理し多型を検出しようとすると，多型を示すDNA断片が薄く見えにくくなる（図3.7左）。この現象は8個の遺伝子の中で配列が異なる遺伝子数が半数ずつではなく，7：1や6：2などと異なるために起こると推定されている[18]。

この方法であっても十分に品種識別は可能であったが，普及を前提としたよりわかりやすいマーカー開発のため，マーカーの改良を行なった。具体的には，検出が不明瞭となる原因の余剰PCR増幅産物を消去するよう工夫した。当初のPCR産物の塩基配列を比較すると，おおむね4つのグループに分類された。その中で制限酵素処理により多型を生じるグループだけを増幅するようにプライマーを改変した。その結果，増幅されるのは8個の中2個の対立遺伝子のみとなり，PCR後に制限酵素で処理すると，二倍体の植物のように，多型の検出強度が同じになった（図3.7右）。マーカー改良の効果はそれだけでなく，ヘテロ型を検出できる共優性になり，情報量が増えたことも識

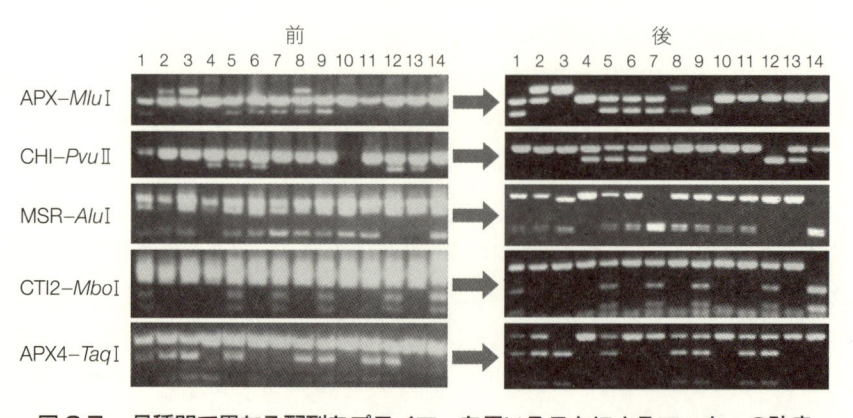

図3.7 品種間で異なる配列をプライマーを用いることによるマーカーの改良

別には有利になった。これまでのマーカーはDNA断片の有無の検出であったため,「有」と「無」の2つのマーカー遺伝子型しか検出できなかった。これに対し改良したマーカーでは,両親(2つのホモ型)とヘテロ型の3つのマーカー遺伝子型が得られるようになったため,識別精度も向上した。開発したマーカーの識別能力を自殖個体間の比較により検討したところ,マーカー型の出現率を算出すると,すべてのマーカーが優性マーカーでは3：1に,共優性マーカーでは1：2：1に分離することが統計的にみて明らかになった。したがって,これらのマーカーの識別能力は高く,メンデルの分離比に適合した。高次倍数体の植物では,マーカーの不安定性が懸念されていたが,特定の対立遺伝子の組合せのみをPCRの標的にすることにより,その不安定性を払拭し,安定なマーカーを得ることが可能となった[19]。このイチゴ品種識別のマニュアルは以下から入手することができる(http://vegetea.naro.affrc.go.jp/joho/manual/ichigo/ichigo_manual.html)。

C. 品種同定理論に基づく品種同定

イチゴ品種識別用に25個のマーカーを開発し,入手可能な117品種についてそのマーカー遺伝子型を決定した。117品種の中で25個のマーカー遺伝子型がすべて同じ品種は存在しなかったことから,仮に品種名が未知の試料があってもマーカーの遺伝子型を調べることによって,品種を特定することができる。ただしこの場合,まったく違う品種であるにもかかわらず,使用した25個のマーカー遺伝子型がすべて同じである個体が117品種以外には存在する可能性も考慮しなければならない。

この問題に対処するため,鵜飼は「植物品種識別における品種同定理論」として,すべてのマーカー遺伝子型が偶然一致する確率(Pi)を算出し,この確率が無視できるくらい小さい条件下で結論を出す必要があることを提案した[20]。この確率はマーカー数が増えると減り,また遺伝子頻度の小さなマーカー遺伝子型を多く持つ品種ほどその確率も小さくなる。國久ら[21]は候補品種数を200とし,16個のマーカーを使用した場合に偶然一致する確率を算出した(表3.1)。その結果,「さちのか」と同じマーカー遺伝子型をもつ品種が200品種の中で偶然生じる確率は0.00018(0.018％)であった。品種名が未知の試料があり,これを16個のマーカーで調べた結果,「さちのか」のそれとまったく同じであった場合に,比較すべき品種候補数が200では99.982％の精度で「さちのか」であるといえる。調査した117品種の中で,99品種は99.9％以上,最も精度の低い2品種でも99.5％であった。ちなみにイチゴ品種には突然変異により選抜された品種もいくつかあり,これらは元品種とまったく同じであり,開発したDNAマーカーでの識別は現時点では困難である。また分析技術の正確性と再現性を妥当性確認試験にて確保した[22]。

D. 輸入イチゴの中に含まれる「さちのか」

韓国から輸入されたイチゴは,日本産に比較して安値で販売されるケースが多い。図3.8の写真は平詰めであるが,日本のイチゴのようにパックの2段詰めのものや,小さなカップに4個詰めなどバリエーションが豊富であった。「女峰」として販売された韓国産イチゴのDNA分析の結果,APX-*Mlu*Iマーカーによる真の「女峰」はA型のはずであるが,分析したすべてがB型であり,「女峰」である可能性は否定された。また,CHI-*Pvu*IIマーカーなどによるすべてのDNA分析結果と現在栽培されている可能性のある品種を比較し,それに果実形質を総合すると,これらは「さちのか」と「レッドパール」以外にはありえないと判断された[23]。

これにより,日本で育成されたイチゴの品種が海外に違法に輸出入されている実態がDNA多型

表 3.1　16 個のイチゴ品種識別用 DNA マーカーを用いた主要 5 品種の Pi 値の比較

| | 1 | 2 | 3 | 4 | 5 | 6 | 7 | 8 | 9 | 10 | 11 | 12 | 13 | 14 | 15 | 16 | |
	APX-MluI	APX2-DraI	APX3-DraI (N)	APX4-TaqI (N)	CHI-PvuII	F3H2-HpaII (N)	F3H2-DdeI (N)	F3H3-AccI (N)	CYT1-HinfI	MSR-AluI	PGPB-RsaI	OLP-DdeI	CYT-BsaBI (N)	tRNA-BstGI	PYDA-HaeIII	PYDB-HaeIII (N)	Pi
章姫	BB 0.28	H 0.34	X 0.73	X 0.56	H 0.46	B 0.15	A 0.38	X 0.54	X 0.47	A 0.67	A 0.37	B 0.22	H 0.42	A 0.67	H 0.45	A 0.34	0.0001200
さがほのか	BB 0.28	A 0.58	X 0.73	A 0.44	B 0.45	A 0.78	A 0.38	A 0.46	X 0.47	A 0.67	H 0.51	A 0.24	B 0.49	X 0.33	A 0.39	H 0.49	0.0007400
さちのか	BC 0.22	H 0.34	A 0.27	A 0.44	H 0.46	A 0.78	H 0.49	A 0.46	A 0.53	H 0.3	H 0.51	H 0.54	H 0.42	X 0.33	H 0.45	H 0.49	0.0001800
とちおとめ	AA 0.08	A 0.58	X 0.73	X 0.56	A 0.1	B 0.15	H 0.49	X 0.54	X 0.47	H 0.3	B 0.12	H 0.54	A 0.09	X 0.33	A 0.39	A 0.34	0.0000005
福岡 S6 (あまおう)	AA 0.08	A 0.58	A 0.27	A 0.44	H 0.46	A 0.78	H 0.49	A 0.46	X 0.47	B 0.03	B 0.12	A 0.24	H 0.42	X 0.33	H 0.45	H 0.49	0.0000012

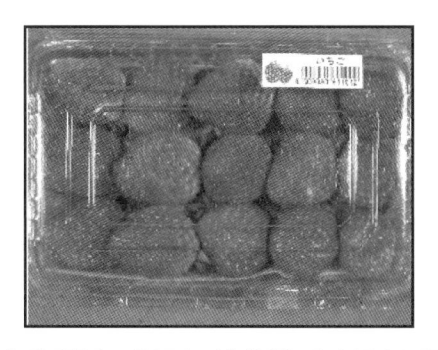

図3.8 関西地方の大手量販店で韓国産（女峰種）と表示され販売されていたイチゴ

を用いた分析から明らかになった。筆者らは販売していた大手量販店に育成者権の存在を周知するとともに，法律遵守を訴えた。2002年当時は育成者権保護の問題が新聞・テレビで取り上げられることも多く，イチゴに関しては訴訟問題にまで発展した。そのような状況の下，育成者権の保護が輸入や販売に関係する者の中で理解されるようになり，韓国からのイチゴ輸入量は激減した。DNA品種識別技術の開発により，育成者権を保護し，不正な表示を防止することが可能となり，こうした識別技術の存在そのものが不正な行為への抑止力としてきわめて有効に機能している。

E． 海外での品種識別技術

イチゴは世界的にも作付面積が多く，育種やDNA解析がなされており，品種識別に関する報告も多数ある。しかしながら，國久ら[21,22]が行なったように品種同定理論に基づき偶然一致する確率まで言及し，妥当性の確認まで行なった例は見あたらない。海外での一例を以下に紹介する。カリフォルニアは米国のイチゴ生産が最も盛んな州の一つであり，カリフォルニア産のイチゴは，夏季に主にケーキ用として日本に輸出されている。そのカリフォルニアにあるCalifornia Seed and Plant Lab. Incorporated（Cal-SPL）は種苗の検査を行なう機関であり，イチゴ品種同定業務を行なっている（http://www.calspl.com/site/index.php）。SSRマーカーを用いて70～75品種を同定可能であり，ポリアクリルアミドゲルにより多型を検出している。依頼主の多くは苗生産業者であり，品種の混入を防止することが第一の目的である。以前コンタクトをとったところ，現在の品種のデータベースの中には日本の品種は含まれていないが，希望があれば日本のイチゴの試料を郵送すれば同定することは可能であろうとのことであった。

3.2.2 イチゴ以外の野菜の品種識別技術

イチゴのDNA多型を用いた識別の精度を高められた要因として，イチゴが栄養繁殖性の野菜であり，同一品種であればまったく同じDNA配列を持つことによることが大きい。逆にいうと，多くの種子繁殖性の野菜の場合，同じ品種であってもDNA配列がまったく同じとは限らないことが多い。前述したとおり，ほとんどの野菜種子はF_1化されている。F_1育種では親間の組合せ能力を評価し，その能力が最大の組合せを選ぶことである。

それにはまず両親系統を純系になるように固定化することを行なう。ゲノムレベルでの純系とはすべての対立遺伝子が同一でホモ化していることであるが，育種的にはその種子を何代にわたって自殖しても同じ表現型の個体を生じることとも解釈できる。つまり，収量性，病害虫抵抗性，早晩性などのその品種がもつ優秀性を引き出す能力が代を重ねても同じであれば，たとえゲノムレベル

ではヘテロ性を残しておいても F_1 親としては合格である。ヘテロ型の遺伝子座の割合は自殖により代ごとに半数の遺伝子座がホモ化したとしても，計算上は，F_2 で 50％，F_3 で 25％，F_4 で 12.5％，F_8 でも 0.8％がヘテロ型として残っていることになる。しかも実際に検出の対象とするのは F_1 であるので，両親双方でこのようなことが生じている。特にタマネギやネギに代表されるユリ科やハクサイやキャベツが属するアブラナ科などの他殖性野菜では，純系にするために自殖を繰り返すと植物体そのものが弱勢化することが起きる。また世代を年１作以上更新するのが難しい野菜も多くあるので，自殖を続けるとそれだけコストがかかる。そのため，ある程度の自殖により，親の表現型が個体間で差が生じなくなるレベルにまで固定したと判断すると，自殖による弱勢を回避するため集団で採種することになる。タマネギの F_1 の両親系統は自殖弱勢を回避するため，自殖回数を２～３回程度にとどめ，以降は集団で採種する場合もあるという。事実，塚崎はネギにおいて市販 F_1 品種 6 品種各 33 個体を供試して，14 個の SSR マーカー座について品種内の多型頻度を調査した結果，6 品種すべてに品種内での多型が認められ，現状では SSR マーカーはネギでの品種識別や純度検定は利用できないと結論している[24]。一方，自殖性の野菜は自殖弱勢がなく，自殖を繰り返すことによりゲノムレベルでも純系に近い親が育成できる。純系が F_1 親として用いられてきたと思われていた。しかし福岡によれば，国内ナス地方在来種 13 品種を 7 個の SSR で調べると 6 品種で 1 つ以上のマーカーについてヘテロ接合状態で検出されたことを報告している[25]。

　以上の結果から，種子繁殖の野菜での DNA 多型を利用する品種識別では同じ品種内に固定されていない遺伝子座が少なからず存在することを前提にして考える必要がある。イチゴでは品種同定理論に基づいて，その精度まで算出可能であった。種子繁殖性の野菜においてもヘテロ接合状態にある座の対立遺伝子の出現頻度が一定であれば，既存の品種間での識別の可能性は残されている。また目的に応じて比較する品種をある程度の数にまで限定できれば識別できるだろう。

　ヘテロ接合状態が多くの座で存在することを逆手にとり，ネギでは品種標識法が試みられている。品種標識法は以下の育種操作から構成される[24]。① 複対立遺伝子が多く存在する SSR を複数座選定する。選定する SSR 座は互いに独立である。② 原種圃場から選定した SSR がホモ型の個体を複数株選抜し，これを標識両親系統とする。③ 標識両親系統を放任受粉により増殖する。これにより標識両親系統の選定された SSR 座は特定のホモ型となり，他の座は特段の操作をしていないため，元々の母集団と変わらない構成となる。この方法の特徴として自殖弱勢を起こさないことである。④ 標識両親系統間で F_1 採種を行なうと，選定した SSR 座についてはすべてある特定のマーカー遺伝子型に固定されている。そのため，品種識別や F_1 純度検定を容易に行なうことが可能となる。品種標識を行なった２つの集団と非標識集団間で，農業形質（葉鞘数，生重，葉身長，葉身折径，葉鞘長，葉鞘径，ピルビン酸生成量，平均抽苔日数）に差はなく，品種標識法は有効な手法といえる。

3.3 果実

3.3.1 果実や果樹類

　食用になる果実を果物，水菓子やフルーツとも呼ぶ。狭義には樹木になるもののみを指し，果実をつける植物を果樹類としている。園芸作物名編では，果樹類として 150 種類以上の樹種が記述さ

れている。果実という共通のキーワードで特徴づけられているが，実際は遺伝的にも植物学的にも非常に多様なものの総称である。例えば経済栽培されている主要果樹として，カンキツ類（ウンシュウミカン，オレンジ，グレープフルーツ，レモン，タンゴール，カラタチなど），リンゴ，ニホンナシ，セイヨウナシ，モモ，スモモ，ウメ，アンズ，ブドウ，オウトウ（サクランボ），ビワ，クリ，キウイフルーツ，カキ，パイナップル，バナナ，イチジクなどがあげられる。わが国の果実生産では，ウンシュウミカン，その他のカンキツ類，リンゴ，ニホンナシ，モモ，ブドウなどが上位にランクされている。これらの果樹類の中で，パイナップルやバナナは単子葉植物，それ以外は双子葉植物であり，植物分類上かなり異なっている。

　果樹類では，接ぎ木や挿し木などの栄養繁殖によりクローン増殖されることが多く，また100年以上にわたって栽培されている品種も多い（ブドウの品種「マスカット・オブ・アレキサンドリア」は2000年以上）ことから，長年にわたる栽培による「品種」の混乱や栄養繁殖時の間違いの可能性も指摘されている。

　近年では，品種登録された品種の権利侵害事例が顕在化しており，また品種や産地の偽装など食の安全・安心を揺るがす事例も多いことから，早急な対応が必要である。果物の品種名，原材料や原産地の適正な表示など，消費者サイドに立った食の安全・安心を確保する観点から，育成品種や国内外の品種を科学的な手法により識別する技術，すなわちDNA品種識別技術の開発が必要とされている。また，日本で育成された優良な品種の海外への違法流出の防止，海外で違法に栽培された，いわゆる海賊版果実の日本への流入の抑止，さらに産地詐称などの偽装表示の抑止など，生産者を支援するために，果実や果実加工品でのDNA鑑定技術の開発が必要である。

3.3.2　果実や果樹類でのDNA品種識別の現状

　原材料や原産地の適正な表示など，食の安全・安心を確保する社会的要請を請け，近年急速に進展しているゲノム解析研究の成果，すなわち各種DNAマーカーの開発，遺伝子地図作成，データベースやコンピュータソフトウェアの開発の成果を利用しながら，わが国では農研機構果樹研究所，大学や公立研究機関が協力してDNA品種識別の研究を進めてきた。現在では，カンキツ類，リンゴ，ニホンナシ，セイヨウナシ，ブドウ，モモ，オウトウ（サクランボ），スモモ，ウメ，アンズ，クリ，ビワなど主要果樹の多くで，研究レベルではDNA鑑定技術が確立されている。ニホンナシでは，後述するようにナシから開発したSSRマーカー[*1]により「幸水」「豊水」「二十世紀」「なつしずく」「あきづき」（図3.9）など約100品種の識別が可能となっている[26]。オウトウでは，モモやオウトウから開発したSSRマーカーにより，「佐藤錦」「紅秀峰」など約100品種が識別可能となっている。リンゴでは「ふじ」「つがる」「王林」「千秋」など約80品種，クリでは「ぽろたん」「筑波」「丹沢」など約60品種，カンキツでは，ウンシュウミカン，「清見」「はるみ」「不知火」など約40品種，モモでは「白鳳」「あかつき」「川中島白桃」など約50品種の識別が可能となってい

[*1] SSRマーカー：SSRはsimple sequence repeat（単純反復配列）の略で，短い数塩基の配列の繰り返し構造のこと。この塩基の繰り返しの数は個体または系統によって異なっている。この繰り返し数の違いをDNA多型として利用したDNAマーカーがSSRマーカーである。繰り返し部分の塩基配列をPCRで増幅し，得られた増幅産物をアガロースゲル電気泳動あるいはDNAシークエンサーにかけることによって，DNA多型をバンドの位置の違いあるいは塩基配列数の違いとして検出する。マイクロサテライト，STRとも呼ばれる。

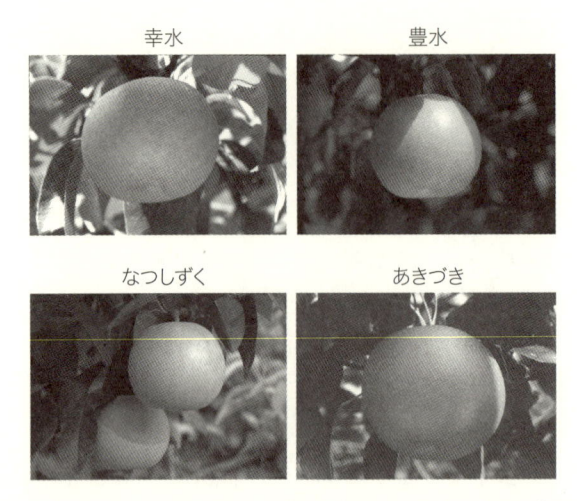

図 3.9 ニホンナシ品種，幸水，豊水，なつしずく，あきづきの果実

る。果樹類と DNA 識別が可能な主要品種とその数について，表 3.2 にまとめた。その概要は，農研機構果樹研究所のホームページから，「DNA マーカーによる果樹・果実の品種判別」として公開されている[27]。

本項では，果樹類の DNA 識別のための DNA マーカー開発状況，ニホンナシとニホングリでの DNA 品種識別の現状について紹介する。

A. 果樹類の DNA 鑑定のための各種 DNA マーカー

これまでに果樹類での研究で，アイソザイム法，RAPD 法，RFLP 法，AFLP 法，CAPS 法，SSR 法，SNP 法などが開発され，遺伝的多様性の解析やゲノム解析に用いられてきた。また，自家不和合性が存在する多くのバラ科果樹（リンゴ，ナシ，スモモなど）では，自家不和合性の遺伝子型による品種のタイピングも精力的に進められてきた。研究レベルでは，多くの果樹類で，さまざまな手法を用いた実験系が確立しており，『植物の DNA 品種識別技術の開発状況等調査報告書』[28] などにまとめられている。

表 3.2 DNA 識別が可能な主要果樹とその品種

果樹名	識別可能な主要品種	識別可能な品種数
カンキツ	ウンシュウミカン，清見，不知火，はるみ	約 40
リンゴ	ふじ，つがる，王林，ジョナゴールド，千秋	約 80
ニホンナシ	幸水，豊水，二十世紀，あきづき，なつしずく	約 100
セイヨウナシ	ラ・フランス，バートレット	約 40
ブドウ	シャインマスカット，安芸クイーン，巨峰	約 50
モモ	白鳳，あかつき，川中島白桃，日川白鳳	約 50
オウトウ	佐藤錦，紅秀峰，紅さやか，ナポレオン	約 100
スモモ	大石早生，ソルダム，太陽	約 120
ウメ	南高，白加賀，豊後，小梅	約 100
アンズ	信州大実，ハーコット，アーリーオレンジ	約 20
クリ	ぽろたん，筑波，丹沢	約 60
ビワ	希房，長崎早生，茂木，田中，大房	約 50

一方，DNA品種識別では，登録品種の権利侵害での係争，刑事・民事の裁判に耐えうる信頼度の高いDNAマーカーが必要である。高い信頼度や精度を確保するために，ヒトのDNA鑑定手法に準じて技術開発が進められてきた。ヒトでは，現在では刑事事件や裁判の証拠としてDNA鑑定が用いられており，非常に信頼度や精度の高い手法として確立しているが，何十年も前から確立していたものではなく，今から約25年前，1985年にイギリス・レスター大学のJefferysが発表した論文から始まっている。現在のヒトのDNA鑑定では，DNA塩基配列のうち同じ塩基配列が繰り返して存在する特殊なSTRと呼ばれる部分を検査し，その繰り返し回数が人によって異なることを利用して個人識別を行なう手法が最も一般的であり，世界的に共通した検査法が確立している。

 果樹類のDNA品種識別には，SSRマーカーと呼ばれるDNAマーカーが多数開発され，用いられている。SSRマーカーは，ヒトのDNA鑑定で用いられているSTRとほぼ同義であり，高い信頼度と精度を有し，高い多型性を持ち，またDNAシークエンサーなどでの自動解析に適している。一方で，同じSSRマーカーがすべての果樹類で利用できるわけではなく，個別の果樹ごとにSSRマーカーを開発する必要があるため，労力や手間が非常にかかるという難点もある。前述のカンキツ類，リンゴ，ニホンナシ，セイヨウナシ，ブドウ，モモ，オウトウ，スモモ，ウメ，アンズ，クリでは，DNA品種識別が可能な個別のSSRマーカーが開発され，主要品種の遺伝子型データベースの整備が進められている。

B. ニホンナシでのDNA品種識別

 ナシ類は，バラ科ナシ亜科に分類され，リンゴ，ビワ，カリンやマルメロと植物分類学的に近い。現在では世界の50カ国以上で経済栽培されており，ニホンナシ（*Pyrus pyrifolia* Nakai），セイヨウナシ，チュウゴクナシなどが主要な栽培種である。これまでにナシ類では，ニホンナシやセイヨウナシから200種類を超える多数のSSRマーカーが開発されており，染色体基本数の17に収束する高精度な遺伝子地図も作成されている。また，病虫害抵抗性を判定するためのDNAマーカーも開発されており，新品種育成におけるDNAマーカー選抜も進められている。

 わが国でのニホンナシ栽培では，「幸水」が40％，「豊水」が27％，「二十世紀」が11％と，上位3品種で栽培面積の約80％を占めている（農林水産省生産局生産流通振興課「特産果樹生産動態等調査，平成21年3月発行」）。次いで「新高」が栽培面積の9％，在来品種の「長十郎」や「愛宕」はそれぞれ1％となっている。近年，「あきづき」「あきあかり」「王秋」「秋麗」「なつしずく」（農研機構果樹研育成，2001年〜2008年登録）などの特徴ある優良品種が多数育成されており，特に「あきづき」は品種登録から10年足らずで，すでに統計上の栽培面積が1％となっており，異例の早さで普及している。これらの新品種は，今後の急速な普及・栽培が期待されているとともに，権利侵害の顕在化が危惧されている。

 これまでに，ニホンナシの葉，果実，穂木からのDNA抽出方法，17種類のSSRマーカー，DNAシークエンサーによる分析方法などを組み合わせたDNA品種識別方法が開発され，『DNA分析によるニホンナシ品種の識別』マニュアルとして農林水産省の品種登録ホームページ（http://www.hinsyu.maff.go.jp/）で公開されている。分析の流れは図3.10のように，葉や果実の試料からDNAを抽出し，品種間で差異のある領域をSSRマーカーでPCR増幅し，蛍光DNAシークエンサーでバンドを検出し，長さの差で品種識別を行なう。果樹類では，DNA分析によるオウトウ品種の識別に次いで，2つめのマニュアルである。妥当性の確認や認証はまだなされていないが，複数の

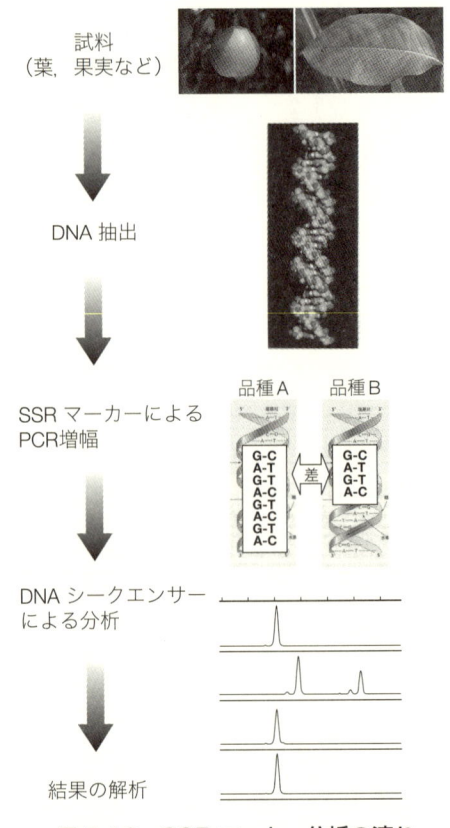

図 3.10　SSR マーカー分析の流れ

研究機関でナシの DNA 品種識別，親子の確認および遺伝資源の評価などで実際に利用されており，研究レベルではほぼ確立したマニュアルとなっている。17 種類の SSR マーカーは，ニホンナシ品種「豊水」またはセイヨウナシ品種「バートレット」のゲノム DNA の塩基配列を基に作成されたもので，塩基配列，反復モチーフ，プライマー配列などが公的遺伝子データベースに登録され，学術論文にも掲載されている[26, 29]。また，約 100 種類の SSR マーカーの中から，非特異的な増幅がないこと，比較的バンドの判定が容易であること，親子関係にある複数の品種間で親から子へのバンドの遺伝に矛盾がないこと，遺伝子地図上の位置が同定されていることなどの判断基準を基に，DNA 品種識別に適したマーカーとして厳選されたものである。

C.　ニホングリでの DNA 品種識別

ニホングリ（*Castanea crenata* Sieb. et Zucc.）は，ブナ科クリ属に属する落葉樹で，国内ではほぼ全都道府県に自生分布する。同じクリ属では，ヨーロッパグリ，チュウゴクグリ，アメリカグリが，その果実（正しくは堅果）や木材利用のため，世界の温帯地域で経済栽培されている。ニホングリは，日本では食糧や木材の利用を通して古代から人の生活と深く関係し，3000 年以上も前から栽培されていたと考えられている。青森県青森市の三内丸山遺跡など縄文時代の遺跡から，クリの果実や材木の遺物が多数出土しており，クリが有史以前から人の生活と深くかかわってきたことが知られている。日本の栽培品種だけでも約 200 種類以上が知られており，シバグリ（柴栗）やヤマグリ（山栗）から改良されたとされている。クリは日本全国で 17,600 ha 栽培されており[30]，最

も多く栽培されている品種は「筑波」で，栽培面積の29.1％を占めている。次いで，「丹沢」の16.8％，「銀寄」の14.8％，「利平くり」の6.9％，「石鎚」の5.9％となっている。近年，渋皮剥皮性に優れた（簡単に渋皮がむける）画期的な新品種「ぽろたん」（農研機構果樹研育成，2007年10月登録）が育成され，今後の急速な普及・栽培が期待されている。「ぽろたん」の果実は，各種加工品での利用が見込まれていることから，DNA品種識別の開発が急務である。

ニホングリで，反復配列を濃縮して作成したゲノムDNA配列から多数のSSRマーカーを開発し，その中から品種識別に適した23種類のSSRマーカーが選抜されている[31,32]。その際に，増幅バンドの判定が容易であること，親子関係にある品種でバンド＝対立遺伝子の遺伝に矛盾がないこと，ヘテロ接合度の観察値と理論値から多型性や多様性が妥当であることが確認されている。また，ニホングリとチュウゴクグリを識別可能なSSRマーカーKT005aも見いだされている[31]。「筑波」「丹沢」「国見」「石鎚」「ぽろたん」をはじめとする主要栽培品種や在来品種合計66品種・系統を供試して，未展開葉から抽出したDNAを用いてSSRマーカーによる品種識別を行なったところ，供試した66品種・系統のうち，6組の品種で同一の遺伝子型を示した以外は，すべての品種を複数のSSR遺伝子型の差異により識別することができた[32]。同一の遺伝子型を示した6組の品種の中で，「筑波」の枝変わりとされていた「雲竜」は，「筑波」と同一SSR遺伝子型であったことから，枝変わり品種であることが示された。その他の品種は異名同品種（異なる名前がついているが同じ品種）であることがわかった。

ニホングリは，多くの果樹と異なり可食部分は子葉であり，受精した次世代である。クリは果実で販売されるだけでなく，剥き栗（子葉）の状態でも流通し，また栗きんとん，栗羊羹，甘露煮，渋皮煮，マロングラッセや焼き栗などの加工品としても販売されている。クリの果実は，外側から鬼皮，渋皮，子葉となっており，鬼皮と渋皮は母親由来の組織，子葉は受精した次世代であるとされている。そこで，各組織からDNA抽出用イオン交換カラムGenomic-tip20/GとG2バッファーを用いる方法でDNA抽出が可能であることを確認し，SSRマーカーにより由来が正しいこと（鬼皮と渋皮が母親由来，子葉は受精した次世代由来）が確認された[33]。

次に，甘露煮，渋皮煮，栗きんとん，マロングラッセなどの市販品や自作品を用いて，加工製品からのDNA抽出とDNA鑑定が可能かどうかを確認した。その結果，すべての加工品から抽出されたDNAが損傷・断片化されていたが，その断片化程度はさまざまであった。栗きんとんではDNAの損傷程度は軽微であり，甘露煮や渋皮煮では中程度の損傷，マロングラッセではDNAの損傷程度が激しく100～200bpくらいの長さであった。SSRマーカーによる分析では，栗きんとんは問題なく分析が可能であったが，複数のクリ果実が混合されているため，品種同定は困難であった。渋皮煮や甘露煮でも，問題なくSSR分析が可能であり，MARCOという親子判定のソフトウェア[34]を使うことにより，品種同定が可能であった。マロングラッセでは，その製造工程でDNAが激しく損傷していたため，一部のSSRマーカーで増幅バンドが得られず，正確な品種同定のためには，さらなる解析法の改良が必要であった。

3.3.3 果実加工品のDNA品種識別技術

果実は生食用のほかに，多種多岐にわたる果実加工品として利用される。例えば，乾燥果実（各種ドライフルーツ類），缶詰，シロップ浸け，甘露煮，ジュース，チップス（リンゴチップス，バ

ナナチップス),ジャム,塩漬け(梅干し),菓子類(栗羊羹,マロングラッセ),果実酒(ワイン)などが生産・販売されており,外観からの品種同定はほぼ不可能である。果実加工品では,製造や加工の過程でDNAが分解されることから,確実なDNA抽出方法の確立と分解が進んだDNAでの安定解析技術が必要である。

これまでに,さまざまな果実や果実加工品からのDNA抽出が試みられている。図3.11のように,生果実では果皮を用いることにより,収量は激減するものの長い健全なDNAが抽出可能であり,DNA分析を問題なく行なうことができる。果実では,糖類・多糖類やポリフェノール類などの夾雑物,および水分が多量に含まれているため,DNA抽出の収率が非常に低い。ナシの果実で4種類のDNA抽出方法を試みた結果,いずれの方法でも分析に利用可能な長いサイズのDNAが抽出できたが,収量は葉からの場合と比較して数十分の1であった[35]。次に,乾燥果実やチップスなどいわゆる加工度の低いものでは,DNAが損傷し断片化するが健全なDNAも単離可能であることがわかっている。図3.11のように,ナシのドライフルーツでは,DNAがやや損傷していたが,長いサイズのDNAも多く存在し,問題なくDNA分析が可能であった。最後に,缶詰果実やジュースのような加工度の高いものでは,DNAがひどく損傷して断片化している場合が多く,DNAを単離することすらできない場合(DNA分析は不可)もあることがわかっている。セイヨウナシ缶詰とジュースから抽出したDNAは,長さが100〜150 bp程度にひどく損傷しており(図3.11),SSRマーカーで分析したところ,長さが150 bp以下のSSRマーカーではバンドが得られたが,150 bp以上のマーカーではバンドは得られなかった。抽出されたDNAがひどく損傷して短いサイズになっていることから,より短いサイズのSSRマーカーを選ぶことによって,DNA鑑定が可能であることが明らかとなった。魚のツナの缶詰でもDNAがひどく損傷して断片化しているが,短いサイズのDNAでも分析可能な工夫をすることにより,かろうじてDNA解析ができるという報告[36,37]と一致した。

各種果実加工品の製造・加工工程での熱処理や化合物処理でDNAの損傷程度が変わるとされているが,メーカーによって加工工程が異なっていたり,また公表されていない場合も多い。さらに極度に加工されているもの(ジャム,塩漬けや果実酒)では,さらにDNA抽出と分析が困難であると考えられるため,現時点では安定した分析技術にはなっておらず,今後の検討課題である。

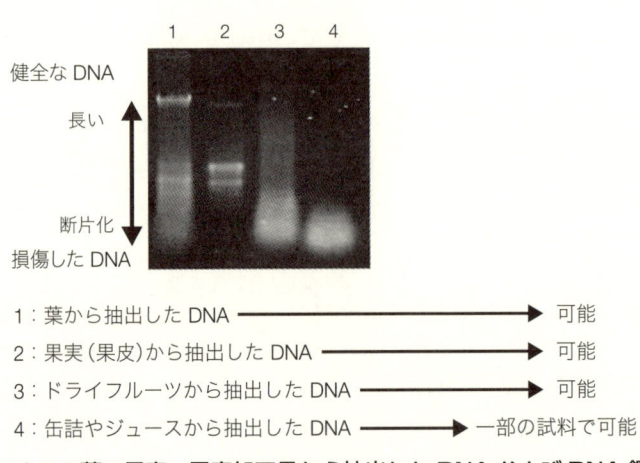

図3.11 ナシの葉,果実,果実加工品から抽出したDNAおよびDNA鑑定の可否

1:葉から抽出したDNA → 可能
2:果実(果皮)から抽出したDNA → 可能
3:ドライフルーツから抽出したDNA → 可能
4:缶詰やジュースから抽出したDNA → 一部の試料で可能

3.3.4 育成者権の侵害事例と DNA 品種識別

果樹類では，これまでに登録品種の育成者権の侵害事例は数件～10件程度であるとされているが，ここ数年で30件以上の侵害に関する相談があるなど潜在的な侵害の懸念は年々増加傾向にある。また，日本で育成された多くの優良果樹品種が，無断で国外に持ち出されている可能性が指摘され，国内での育成者権の侵害のみならず，海外に無断で持ち出された品種の生産物が違法に輸入される可能性が高まっている。

古くは，昭和63年に「やたか」というリンゴの登録品種を無断で接ぎ木して増殖し許可なく販売したとして，育成者が苗木商を告訴した例がある。最近では，登録品種の育成者権の侵害事例として，山形県農業総合研究センターが育成して1991年11月登録した高級オウトウ品種「紅秀峰」がオーストラリアに持ち出されて生産され，日本に果実が輸入されかけた事例がある。平成11年に「紅秀峰」と「佐藤錦」の2品種の苗木がオーストラリアのタスマニアに持ち出され，その後現地で苗木が増殖・栽培された。「紅秀峰」の果実が日本に輸入される可能性があることが雑誌などで紹介され，平成17年11月に山形県が豪の果実生産会社役員を告訴した。山形県農業総合研究センターが，『DNA分析によるおうとう品種の識別』マニュアルを作成し（農林水産省品種登録ホームページで公開済み），税関の検査でも使われた。その後2007年に和解が成立した。このように，DNA品種識別技術は，果樹の分野でも権利侵害の場面で使われるようになっている。

3.3.5 世界の技術開発動向

ごく最近に登場した次世代シークエンサー[*2]（新型シークエンサーや第2世代シークエンサーとも呼ぶ）は，ライフサイエンスのさまざまな分野で一躍脚光を浴びており，その成果はめざましい。これまでの研究蓄積が大きいヒトでの成果が顕著であるが，果樹類でも例外ではない。次世代シークエンサーでは，同時に100万～10億の超多数のシークエンス反応を行ない，1試料あたりに解読できる長さは短いが，同時に解析できる数が非常に多いので，全体として膨大な遺伝子DNA配列情報を得ることができる。技術の進歩はすさまじく第3世代のシークエンサー開発も進んでおり，米国のメーカーが開発中のシークエンサーは1時間で1000億の塩基配列を解読する能力を持っているとされており，約30億の塩基配列を持っているヒトでは10分足らずでゲノム解読が終わる計算になる。また，約5億の塩基配列を持っているナシや約3億の塩基配列を持っているモモでは，1分以内でゲノム解読が終わる計算になる。

果樹関連の国際ゲノム解読プロジェクトとして，カンキツ類[38]，ブドウ[39]，リンゴ，モモ，イチゴやナシを含むバラ科果樹[40]，バナナ[41]が代表的なものとしてあげられる。ブドウでは，国際ゲノムプログラムを構成するフランスとイタリアの2カ国間の共同研究でゲノム解読がすでに終了し，解読結果が公表されている[42]。遺伝子組換えパパイヤでもゲノム解読が終了している[43]。リンゴ，モモ，イチゴなどのバラ科植物では，2010年にゲノム解読情報が公表された。米国，イタリア，フランス，南アフリカ，ニュージーランド，中国などが国をあげて国家プロジェクトを推進し，大

[*2] 次世代シークエンサー（新型シークエンサー）：CCDやイメージセンサーを用いて，光で検出する新型のDNAシークエンサーで，同時に超多数のDNAの塩基配列を解析できる。従来法と比較して，一度に読み取れる塩基配列の長さが25-35塩基（従来法では約800塩基）と短いものの，同時に解析できる数が非常に多いので，全体として膨大な遺伝子DNA配列情報を得ることができる。

学，公的研究機関，企業などが精力的に研究を進めた結果である。一方，日本では果樹をはじめとする園芸作物には予算がなかなかつかないのが現状である。

　得られたゲノム情報をどう使うかであるが，たとえばリンゴではこれまでSSRマーカーなどの高精度DNAマーカーが300個くらい開発されてきたが，ゲノム情報からSNPという高精度マーカーが一挙に1500種類作成されている。SNPマーカーは，解析の自動化が容易であること，定性/定量分析の両方に対応可能であること，短いDNA断片でも分析が可能であるので劣化・損傷したDNAでも対応可能であることから，近い将来，DNA品種識別に最も有効なマーカーになると考えられる。

3.3.6　今後の展開

　DNAマーカーによる果樹類の品種識別の現状について述べてきたが，現時点ではまだ完成したものにはなっていない。問題点として，① 枝変わりのような変異体品種ではDNAでの識別が困難であること，② 果樹類では2塩基反復のSSRマーカーがほとんどであり，誤判定の危険が指摘されていること（ヒトでは4塩基反復のマーカーが実用的なDNA鑑定で利用される），③ DNAマーカーでは産地判別は困難であること，があげられる。たとえば，ウンシュウミカンの品種群は，すべて枝変わりや変異体であるため，品種識別は不可能ではないが非常に困難である。近い将来，前述の次世代シークエンサーによって得られるゲノム情報を基にして，SNPマーカーでのDNA品種識別が開発され実用化されると予想される。

　新しい概念に基づく研究として，理化学研究所が「DNAマーキング」に取り組んでいる[13,44]。イメージとしては，ICチップを植物に埋め込むように，植物のゲノムに目印（タグ）を入れる戦略である。具体的には，まず重イオンビーム照射で外見上の形質が同一の個体を選抜し，次に反復配列などの非遺伝子領域での変異を検索，それによって同一の品種で異なる「DNAマーク」を持つ個体の作出が可能である。異なる「DNAマーク」を持つ品種を，各産地や種苗生産業者に配布することで，優良品種の産地判別と品種識別が同時に実現する。理化学研究所と鹿児島県では，キクでのDNAマーキングに成功しており，今後の果樹への応用が期待される。

　また，「混合ジュースの中に何の果汁が入っているのか？」のような潜在的なニーズに対応するため，目，科，属を越えて植物共通に利用可能な「種判別マーカー」の開発に取り組む必要がある。2003年のカナダの研究者が中心になって「国際バーコードオブライフプロジェクト」という国際プロジェクトが開始され，短い標準化された遺伝子領域（DNAバーコード）の塩基配列の多様性パターンを調べることで，標本を既知種や新種に結びつけるという考えや目標に基づいている。動物ではミトコンドリアシトクロム c 酸化酵素サブユニットI（COI）遺伝子の5′末端約650塩基長が標準的なバーコード領域であり，植物では葉緑体の rbcL や matK の遺伝子領域が推奨されている。現在までに，動物や菌類，植物，原生動物で約7万種類のDNAバーコード塩基配列が登録されており，今後さまざまな用途で威力を発揮すると考えられている。

　最後に，フルーツは食生活に豊かさと広がりを与え，また時には季節の移ろいを感じさせてもくれる。また近年はフルーツの持つ健康機能性や癒し効果などにも注目が集まっている。果樹には特徴が大きく異なる多様な品種が存在し，その利用方法もさまざまであり，さまざまなフルーツやその加工品を消費者に安心して購入してもらうために，さまざまな方法を駆使して表示されたものが

適正に流通していることを科学的に証明することが必要である．また，これらの品種を長年にわたって研究し，開発してきた多くの人々の権利を守るためにも，今後さらに多くの品種を正しく識別できる技術の開発を進めていく必要がある．

3.4 穀類・豆類

米をはじめとする穀類は，その栽培の容易さと保存性の高さから，多くのものは生活に必要なエネルギーを得る主食の材料として幅広く利用されている．また穀類は，食料としてのみならず，自給率向上や国土環境保全といった日本の農業政策上においても非常に重要な役割を担っている．穀類の品種識別においては，日本人の主食である米を筆頭に，DNA分析による手法開発が盛んに行なわれ，実用化に至っている（表3.3）．本節では，実用化されている米，小麦および豆類について，DNA分析による品種識別技術開発の背景ならびにその概要について解説する．

3.4.1 米

現在わが国の市場に流通している米の品種は，主食用のうるち米，餅や加工品に利用されるもち米，醸造用の酒米を含め約330にのぼる（平成20年産米穀検査数量）．一方，全検査数量（流通量）における各品別割合では，コシヒカリが全体の約1/3，上位10品種で約8割を占めており，一部の品種の寡占化が進んでいる（図3.12）．流通量上位に位置するコシヒカリ，ひとめぼれ，あきたこまち，ヒノヒカリなどの品種はいずれも，いわゆる良食味品種であり，これらは消費者の指向を反映して生産量が増加し，また，市場において他の品種と比較して高い価格で取り引きされている．

JAS法に基づき，玄米および精米には，「名称」「原料玄米」「内容量」「精米年月日」「販売者」の表示が義務づけられている．「原料玄米」には，さらに「産地」「品種」「産年」および「使用割合（産地，品種，産年の異なる複数玄米を使用した場合）」を表示する必要がある（図3.13）．その

表3.3 実用化された穀類の品種判別技術

対象	手法	分析可能品種	分析可能形態	開発元	文献など
イネ	RAPD-STS	60	玄米，精米，炊飯米，加工品，日本酒	農研機構・食品総合研究所	参考資料3[a]
	SNP	110	葉，米，玄米，籾など	植物ゲノムセンター，農研機構・作物研究所	54, 55
小麦	SSR	58	種子，小麦粉	農研機構・近畿中国四国農業研究センター	56
アズキ	RAPD-STS	国内8品種と輸入品種	種子	北海道立中央農業試験場	参考資料5[a]
	SSR	国内8品種と輸入品種	種子，加糖餡など	農業生物資源研究所	参考資料5[a] 参考資料6[a]
インゲン豆	RAPD-STS	国内3品種と輸入品種	種子	北海道立農中央業試験場	参考資料2[a]

[a] 農林水産省・品種登録情報のホームページ（http://www.hinsyu.maff.go.jp/hogo/hogo.html）に公表されている品種識別マニュアル．数字はホームページに掲載されている参考資料番号を示す．

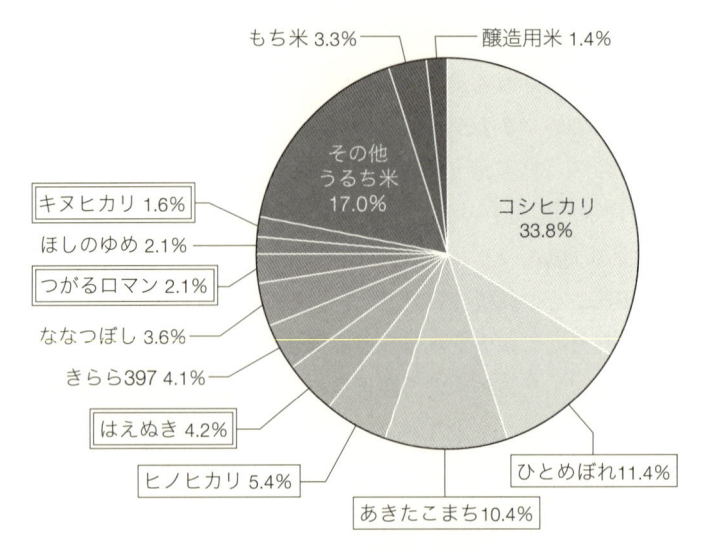

図 3.12 米の品種別流通量
上位 10 品種のうち，一重線で囲んだものはコシヒカリの子供，二重線で囲んだものはコシヒカリの孫にあたる。
（農林水産省「平成 20 年産米の検査結果」より改変）

図 3.13 JAS 法（平成 21 年 1 月改正）に基づく精米および玄米の表示例
単一原料米（左），複数原料米（右）。

ため，表示と異なる品種を使用することや，複数玄米からなるブレンド米に単一原料米の表示を行なうことは違反となる。しかしながら，コシヒカリを中心とした良食味品種への偽装表示はこれまでたびたび問題となり，消費者への信頼性の確保ならびに偽装表示への抑止力として品種識別技術の開発が求められてきた。

従来，イネの品種識別には，イネの草型，穂や籾の形態，出穂期などを総合して判定する手法が用いられ，育種分野では現在でも基本的にこの方法により品種を判別している。しかし，これらの手法により，玄米，精米や加工品として流通する米の品種を識別することは非常に困難である。そこで，犯罪操作における人物特定や親子鑑定などに利用される DNA 鑑定技術と同様に，DNAレベルで品種の違いを検出する識別技術の開発が進められ，1997 年に PCR を用いた分析法であるRAPD 法を用いて，当時の作付上位品種 10 品種の相互識別が報告された[45,46]。

大坪らの用いた RAPD 法とは，PCR 法により試料 DNA の複数の領域をランダムに増幅し，それらの増幅断片のうち品種間で異なる部分，すなわち DNA マーカーとなる部分を検出する技術で

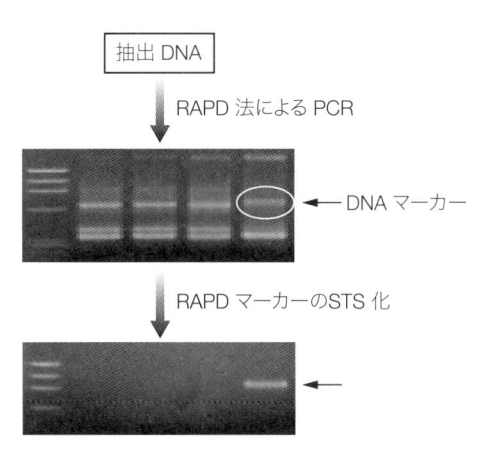

図 3.14 RAPD 法による DNA マーカーの検出とその STS 化

ある（図 3.14）。RAPD 法は，ゲノム配列情報を必要としないため，それを得ることが非常に困難であった当時においては，非常に優れた手法であった。一方で，その再現性・安定性に問題があり，また試料 DNA の複数の領域をランダムに増幅するため，各品種で共通に増幅される断片（DNA マーカーとしては用いることができない領域）が多数検出され，識別を困難にさせる場合があった。そこで，RAPD 法の再現性・識別性の向上を行なうため，米識別用 RAPD マーカーの STS 化が行なわれた[47]。STS 化とは，RAPD 法で増幅した DNA マーカーとなる断片の塩基配列を決定し，その配列に基づいて目的とする DNA マーカーのみを PCR で増幅できるように改良する技術である（図 3.14）。STS 化技術により，それまでに開発した RAPD マーカーの安定性・識別性を向上させた RAPD-STS マーカーが複数開発され，これらのマーカーでは単一の増幅断片の有無により判別を行なうことが可能となった。

一方，偽装表示の絶えなかったコシヒカリに特化し，コシヒカリか否かを判定するコシヒカリ判別キットの開発も行なわれた[47]。コシヒカリは，良食味性と広域栽培適応性から，約 30 年にわたり全国作付面積 1 位を維持しており，現在では約 4 割を占めている。大坪らは，それまでに開発した多数の RAPD-STS マーカーの中から，コシヒカリと他品種の判別に最適なものを選び出し，コシヒカリポジキット，ネガキットとして発表した。これらは，いずれも複数の RAPD-STS マーカーを併用するマルチプレックス PCR を用いたキットであり，1 回の反応により 4 つのマーカーによる解析を可能とした（図 3.15）。ポジキットでは，コシヒカリとその近縁種を含む他品種を増幅パターンにより識別可能であり，一方で，各県産のコシヒカリどうしでは同じパターンを示すことが確認された。それに対し，ネガキットはコシヒカリへの混米の検出用に開発したものであり，コシヒカリでは増幅が認められないが，コシヒカリ以外の品種ではいずれかのマーカーの増幅が認められるように設計された。これらのキットは 2001 年より市販が開始されており，販売数の増加に伴い，不正混米の件数が減少傾向にある。

RAPD-STS マーカーを用いた米の品種判別技術は，2003 年には品種登録情報のホームページにマニュアル化して公開され，その時点において少なくとも 60 品種以上の相互識別が可能であった。さらに，RAPD-STS マーカーを用いた技術は，精米および炊飯米 1 粒からの判別法[48,49]，糯加工品における異種穀類の混入検出技術[50]，リアルタイム PCR を用いた混米率の判別法[51]，いもち病

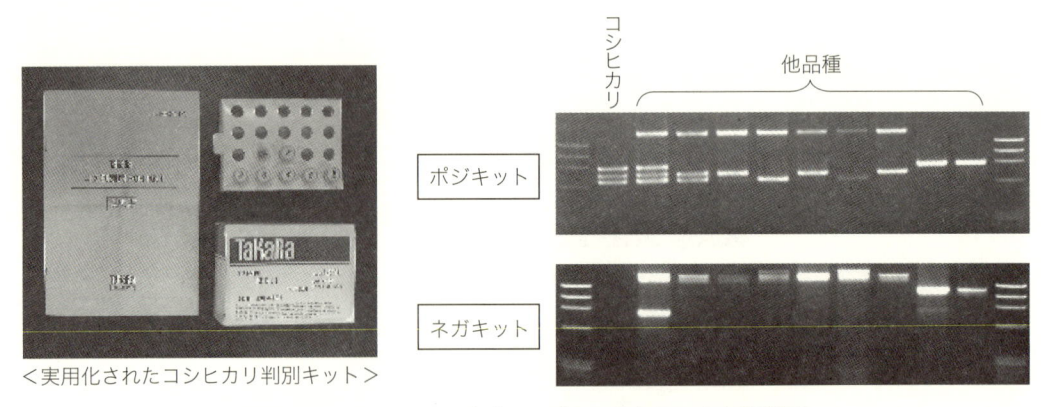

図3.15 コシヒカリポジ・ネガキットを用いた品種判別

抵抗性遺伝子を導入したコシヒカリ新潟BLの判別[52]，さらには日本酒に用いられている原料米の品種判別[53]など多くの応用開発が続けられている。

一方，イネゲノム研究の進展を受け，ゲノム情報を活用した品種識別マーカーの開発が進められ，SNPを利用した品種鑑別法が開発された[54,55]。開発を行なった植物ゲノムセンターでは，農林水産省のプロジェクト「DNAマーカーによる効率的な新品種育成システムの開発」の中で，ジャポニカ・インディカ・野生稲を含む9品種のゲノムを部分的にシークエンシングし，数千カ所のSNPを見いだした。これらの多くは，血縁の遠いジャポニカ/インディカ間由来であったが，日本稲（ジャポニカ）どうしでもわずかながらSNPが検出され，これを用いた品種判別技術が開発された。現在，SNPマーカーを用いた品種鑑定は日本穀物検定協会において実施されており，100品種以上が識別可能である。

3.4.2 小麦

小麦は国内主要穀類の一つであり，その品質特性によって食感の優れる製めん用品種や製パン性に優れる品種，醤油醸造に適した品種など，用途ごとに最適な品種が必要とされる。さらに，わが国では地域によって気象条件が多岐にわたることから，地域の栽培環境に応じた品種育成が進められており，現在市場に流通する品種は40品種以上に及ぶ。特に近年では，香川県の育成品種「さぬきの夢2000」に代表されるような地域特産小麦のブランド化も進み，それらの識別技術が求められてきた。一方，小麦の自給率が2割に満たないわが国では，カナダ，豪州，米国などから年間500万t以上を輸入しており，近の食の安全・安心への消費者指向から，外国産品種を含めた識別技術も必要とされてきた。

そこで，国産・外国産品種を含む国内で流通する品種の簡便かつ正確な識別を目指し，SSRを利用した小麦の品種識別法が開発された[56]。藤田らは，データベースに登録されている小麦cDNA塩基配列の中から，SSRマーカー開発支援プログラムread2marker[57]を用いてSSR領域を抽出，その前後にプライマーを作製し，代表的品種における多型の有無を検討した。最終的に，効率的に品種識別を行なうことができる10組のSSRマーカーを選抜し，国内で流通する主要58品種（国産41品種，豪州産5品種，米国産10品種，カナダ産2品種）の分析を行なった結果，国内品種と輸入品種を明確に識別することが可能となった。また，国内品種どうしについては，一部で同一の

識別結果を示す品種があるものの，流通量の多い「ホクシン」「農林61号」や，地域特産のブランド品種である「さぬきの夢2000」など，主要品種の識別が可能となった。

3.4.3 豆類

豆類においては，わが国で多大な労力と年月をかけて育成された登録品種が海外に無許可で持ち出され，その収穫物がわが国に輸入される事例が報告されている。これまでのところ，2001年にインゲン豆「雪手亡」，2004年にはアズキ「しゅまり」「きたのおとめ」がいずれも中国で不正に栽培され，輸入されていたことが判明した。そのため，こうした育成者権の侵害事例や偽装表示の防止を目的として，アズキ，インゲン豆の生産量の大部分を占める北海道を中心に，DNA分析を用いた豆類の品種判別技術の開発が進められてきた。

アズキについてはまず，北海道立中央農業試験場においてRAPD-STS法を利用した技術が開発され，道育成の登録品種「きたのおとめ」「しゅまり」と主な中国品種との識別が可能となった。しかしながら，3種のDNAマーカーのみでは識別性が十分でないため，次に農業生物資源研究所が開発したSSRマーカーを利用した品種識別が試みられた[58]。5種のSSRマーカーを用いた結果，「きたのおとめ」「しゅまり」は，国内の主要品種および海外の在来品種239点（中国81点，韓国118点，台湾40点）と識別可能であることが示され，不特定の輸入アズキを対象とした場合にも有効であることが明らかとなった。また，SSRマーカーは，近年輸入が急増している加糖餡などのアズキ加工品に対しても利用可能であることが示された。以上の乾燥アズキおよびアズキ餡の品種識別法は，品種登録情報のホームページにて公開されており，マニュアルとして利用可能である。

一方，複数品種が使用された加工品については，上記の手法を用いても登録品種の使用を証明することが困難なため，レトロトランスポゾンと呼ばれる遺伝子を用いた品種固有DNAマーカーの開発が行なわれた[59]。レトロトランスポゾンは，自身をコピーして別のDNA領域に挿入（転移）する性質を持ち，これが品種育成時に起こることで品種固有の挿入となる。山下らは，「きたのおとめ」「しゅまり」を対象に，こうした品種固有のレトロトランスポゾン挿入を探索することによって品種固有マーカーを開発した。「きたのおとめ」「しゅまり」の品種固有マーカーは，国内外の試料の分析結果から，該当品種のみに特異的であることが確認され，また加糖餡の分析により1%程度の混入であっても検出可能であることが示された。

インゲン豆については，北海道立中央農業試験場において不正輸入の対象となった「雪手亡」を中心とした品種判別法が開発された[60]。3種のRAPD-STSマーカーが開発され，これを用いることで「雪手亡」と他の手亡類および海外から白餡原料として輸入される小粒の白インゲン豆との識別が可能となった。本手法は，米，アズキと同様に品種登録情報のホームページにて公開されており，マニュアルとして利用可能である。

3.5 牛

2000年以降，牛やニワトリなどの食肉に関する大きな社会的問題が起こってきた。2001年9月に国内で初めて牛海綿状脳症（BSE：bovine spongiform encephalopathy）感染牛が確認され，翌月の10月には牛の全頭検査が開始されるなど，社会を揺るがす問題になった。現在のところわが

国では，BSE 感染牛は乳用牛として飼育されているホルスタインで確認されているのみであり，これら感染牛は焼却処分されている。しかし，この感染牛の発生は牛肉の安全性に対する消費者の不信やパニックを招き，牛肉の需要は激減した。

さらに，この BSE 問題の対策の一環として食用牛買い取り制度が施行されたが，2002 年 1 月にいわゆる「雪印食品牛肉偽装事件」が発覚した。この事件は，豪州産牛肉を国内産牛肉と偽って業界団体に買い取らせようとしたものである。この事件のあとも牛肉偽装事件は起こっており，これらのほとんどは国産牛肉買い取り事業を悪用したものである。それに加え，2007 年 6 月にはミートホープが豚肉や鶏肉を牛肉に混合する牛肉偽装が発覚し，大きな事件となった。

牛肉偽装はさまざまなケースが考えられるが，大きく分けて 3 つのケースに分類できる。1 つめは，豚肉など他畜産食肉の混合による偽装である。2 つめは，輸入牛肉を国産牛肉とする牛肉偽装である。国産牛肉買い取り事業に絡んだ事件がよく取り上げられるが，一般マーケットでの偽装も存在していると考えられる。3 つめとしては，国産牛肉内での牛肉偽装である。国産牛肉では和牛，特に黒毛和種は高品質牛肉を生産するが，比較的値段の安い国産牛肉であるホルスタインや交雑牛を黒毛和種とする牛肉偽装が疑われる。

これら偽装表示問題は食品流通モラルの低下が直接の原因であるが，品種や生産地を簡便に判別する科学的手段がないこともその要因となっている。正しい表示に基づく牛肉の販売は，消費者や生産者の受益といった点で非常に重要となる。本節では，わが国で生産・販売されている牛肉に対する説明を行ない，食肉牛肉に関しての知識と理解を深める。また，輸入牛肉を用いた牛肉偽装と国産牛肉内での牛肉偽装について焦点をあて，これら牛肉偽装問題を解決するための技術開発とその背景について説明する。

3.5.1. 国産牛の品種

日本で消費される牛肉は，国産牛と輸入牛肉に大別できる。また，国産牛は肉専用牛と乳専用牛に分類することができる。現在，わが国で飼育されている肉専用牛の品種としては，黒毛和種，褐毛和種，無角和種，日本短角種の和牛 4 品種である。この和牛 4 品種の中でも特に黒毛和種の供用頭数は多く，その繁殖雌牛はわが国の肉用種繁殖雌牛総頭数において 90％以上を占めている（図 3.16）。また，外国品種であるヘレフォードやアンガスなどが飼われている場合もあるが，これらはわずかである。現在，世界中のさまざまな国で飼育されている家畜は，過去に欧州で育種改良された品種が非常に多い。和牛は在来牛をベースにして改良されたわが国固有の品種であり，外国改良品種と比較しても稀有な高品質牛肉を生産するわが国が誇れる品種である。

一方，わが国で飼育されている乳専用種はほぼすべてがホルスタインで（図 3.16），このほかに若干のジャージーが存在する。このホルスタインは牛乳生産のために飼育されているが，その雄子牛は乳用としては無益なため，肉用牛として肥育され国産牛肉として出荷されてきている。その肉質は黒毛和種にはかなり劣るものの，安価な大衆肉として好まれてきた経緯がある。

黒毛和種とホルスタインは，両品種ともに北方系牛（*Bos taurus*）に属するが，その成立起源はそれぞれ日本と欧州である。黒毛和種の祖先となる日本在来牛は，弥生時代初期に朝鮮半島より日本に渡来したと考えられている。時は過ぎ，明治維新以前には日本在来牛は農耕用に利用されていた。和牛は明治から昭和初期にかけて，体格の改善を目的としてデボン，ブラウンスイス，シンメ

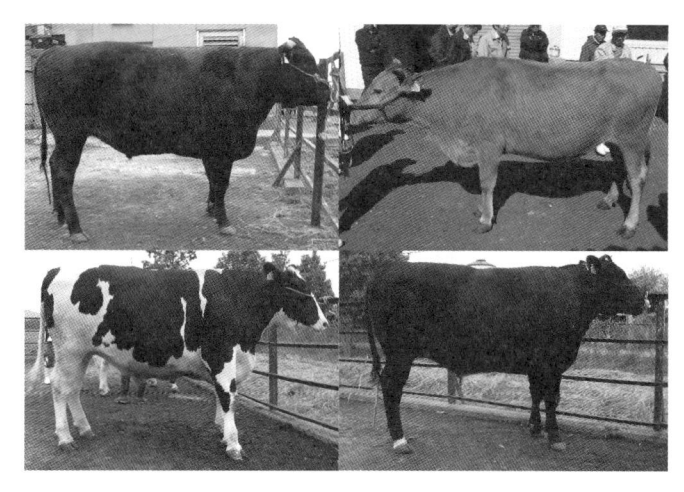

図3.16 日本で飼育されている牛品種
左上：黒毛和種，右上：褐毛和種，左下：ホルスタイン，右下：交雑牛（黒毛和種×ホルスタイン）。

ンタール，ショートホーンなどの品種と交配し，日本の気候，風土に合うように改良が試みられた。しかしこの試みは，交雑牛が在来牛より多くの給餌が必要であり，農耕には活発ではないといった理由から，失敗に終わっている。その結果，完全な純粋品種を再構築するために集団から交雑牛をすみやかに排除したとされている[61]。

一方，日本ホルスタインは欧州あるいは北米と同じく，それら由来の完全な純粋品種であると信じられている。しかし，この品種は明治時代に国民の体格改善を目指して乳製品の摂取が推奨されたのを機に種雄牛が輸入され，在来雌牛に対する累進交配により，乳用牛の増頭が図られた経緯がある。さらに純粋種に近づけるため，長年の間純粋種の雄牛を用いた累進交配が続けられてきた。筆者らの研究では，国内ホルスタインの20%程度が和牛のmtDNAを有しているというデータを得ており，国内ホルスタインは欧米と違った遺伝的構成を有していることが示された[62]。これらの結果は，両品種において他品種の遺伝子が残存している可能性があることを示唆しており，これら品種の識別を困難にしている原因ともなっている。

3.5.2. 日本への輸入牛肉と牛品種

輸入自由化以来，日本に輸入される牛肉は米国産が半数を占め，残り半数が豪州産である。そのほかに，カナダ産やニュージーランド産の牛肉が輸入されているが，あわせて数%に満たない。世界の家畜牛には2大亜種である北方系牛とインド系牛が存在する。これらの形態学的な違いは，インド系牛が肩峰をもつのに対し，北方系牛は肩峰を持たない点である（図3.17）。また，インド系牛はインド，東南アジアそして東アフリカなどの熱帯地域に分布し，耐暑性や抗病性に優れている。一方，北方系牛は欧州，北方アジア，北米などの温帯地域に主に分布し，肉質の点でインド系牛より優れている[64]。

豪州で飼育されている牛品種は，純粋品種が60%程度であるのに対し，交雑種は40%程度である。純粋品種では，欧州系牛のヘレフォードが25%，ブラーマン系が20%を占めるとされているが，ブラーマン系は北方系牛とインド系牛（*Bos indicus*）の交雑により成立した品種であるので，正

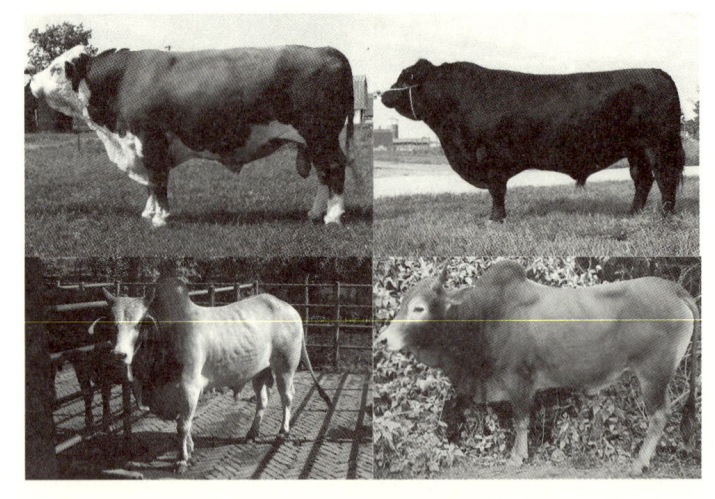

図 3.17　海外の牛品種
左上：ヘレフォード，右上：アバディーンアンガス，左下：サヒワール（インド系牛），
右下：ラオス在来牛（インド系牛）。
[写真提供：(社)全国肉用牛振興基金協会（ヘレフォード，アバディーンアンガス）]

確な意味では純粋品種とはいえないかもしれない。そのほかにはアンガス，ショートホーン，マリーグレーなどの純粋品種が飼育されている（図 3.17）。これら純粋品種のいくつかを交雑したものが交雑牛と呼ばれ，その交配様式は地域や農家によってさまざまである。したがって，豪州で飼育されている大部分の牛は何らかの交雑の経緯があるといえる。

　この理由は豪州の気候によるものである。主要生産州であるクインズランドを含む北部は亜熱帯気候であり，肉質は劣るものの耐暑性や抗病性に優れた熱帯型のブラーマン系が多く利用されている。一方，タスマニア地方などの南部は温暖気候であるため，肉質などが優れたヘレフォード，アンガス，マリーグレーなどの温暖型の品種が主体になる。このように，豪州は北部と南部とで気候が異なるため，生産州によって牛品種が異なり，その交雑の程度も変わってくる。

　米国も豪州と同様，広大な牧畜地帯を保有し似通った気候で畜産が行なわれている。しかし，南部ではブラーマン系の牛品種も飼育されているが，豪州の主要生産地がクインズランド州に代表されるように亜熱帯であるのに対し，米国ではコロラド州など温帯性気候での生産が盛んである。特に日本への輸出は牛肉品質も重視されるため，米国からの輸入牛はおおむね北方系牛であると推測できる。米国産肉牛の主な品種はアンガスやヘレフォード，ショートホーンなどであり，さらにそれらの交雑種が主要な肉牛として飼育されている（図 3.17）。

3.5.3　偽装表示の背景

　前述したとおり，国内産牛は黒毛和種とホルスタイン，およびその交雑牛で大部分の国内生産牛肉割合を占める。近年の販売表示では，黒毛和種は黒毛和牛，交雑種は交雑牛と表示され，国産牛肉のみの表示はおおむねホルスタインであると考えればよい。ただし，海外から肥育基牛（和牛やその交雑牛である場合が多い）を輸入し，日本で 6 カ月以上肥育した場合も国産牛として認められるので，注意が必要である。

ホルスタインは乳専用種であるが，雄子牛は去勢・肥育され国産牛肉として出荷されている。しかし，1991 年に始まった牛肉の輸入自由化に伴い，ホルスタイン牛肉と競合する外国産の安価な牛肉が市場に大量に出まわるようになった。この外国産の安価な牛肉に対抗するため，国内ではホルスタイン雌牛に黒毛和種種雄牛を交配した交雑牛の牛肉生産が盛んとなった。この理由としては，交雑牛肥育牛の肉質は両品種の中間程度であり，ホルスタインよりも明らかに高品質な肉を生産することができるためである。

一方，この交雑牛の毛色は濃茶色から黒色であり，毛色のみではほとんど黒毛和種と見分けがつかない（図 3.16）。また，増体は黒毛和種よりもよいが，平均価格は黒毛和種よりも安価である。このような理由から，交雑牛牛肉が高級黒毛和種牛肉に偽装表示・販売されるようである。また精肉部位によっては，ホルスタインも黒毛和種として販売される可能性も否定できない。この偽装表示の一対策として，農林水産省は農作物の流れをトレースし，食肉の品質や安全性を保証するトレーサビリティーシステムを構築している。しかし，すべての牛肉に対してこの方法を適用するには膨大な費用がかかるうえ，個体の違いを指摘できても，品種の違いを簡単には指摘できない。したがって，トレーサビリティーシステムを補完する意味でも，これら国内産牛の品種を判別する簡便な技術の確立が必要であった。

3.5.4 国内産牛の鑑別技術の開発

黒毛和種とホルスタイン，交雑牛を識別するための方法としては，外貌比較も考えられる。しかし，牛肉偽装は主に枝肉から小売までの間に行なわれ，現実的には小売の精肉を鑑別する必要がある。黒毛和種と交雑牛の違いを見分けるには，黒毛和種とホルスタインとの遺伝的な違いに着目し，これらを区別できる DNA マーカーを開発することが現実的である。

さらに家畜などの品種鑑別法を開発する場合，問題となるのが遺伝的多様性である。栽培植物などは純系であるものが多く，同じ品種であればどの個体も同じゲノム DNA を有する。よって，品種間で異なる DNA 領域を 1～2 カ所見つければ，それが鑑別マーカーとして利用できる。しかし，家畜の場合では品種内で遺伝的多様性が高く，むしろ近交退化を避けるためにその多様性は保持されなければならない。したがって，品種で特異的であり，かつ品種内で固定している DNA 領域を見つけるのがきわめて難しい。

このような背景から，万年らは AFLP 法を適用し，両品種間の識別可能な遺伝子領域の探索を続けてきた。AFLP 法は DNA 多型検出法の一種であり，ゲノムスキャニング法の一種でもある。本法の技術的な詳細についてはここでは述べないが，実際の方法論について興味がある方は，文献 64 を参考にされたい。

万年らはこの方法を用い，合計 100 万本以上の DNA バンドを調べた。その結果，わずか 11 カ所が黒毛和種とホルスタインの間で識別が可能な DNA 領域であり，この DNA 変異を用いた DNA マーカーを開発した。この変異はホルスタインに特異的な DNA 領域であり，両品種間で遺伝子頻度の差を示すものであった（表 3.4）。これら鑑別 DNA マーカーの一例を図 3.18 に示す。理想的には，黒毛和種で aa 型が 100％，ホルスタインで bb 型が 100％で固定しているマーカーであれば，1 マーカーで交雑牛を含む 3 種の識別が 100％の確率で可能となる。しかし，実際にはそのような DNA 領域は見つからず，これらマーカーを組み合わせた鑑別を行なう。

表 3.4　国内産牛識別マーカーの各品種における遺伝子頻度

マーカー名	黒毛和種	ホルスタイン	交雑牛
JSNP 1	0.0017	0.575	0.215
JSNP 2	0.0431	0.470	0.205
JSNP 3	0.0450	0.435	0.214
JSNP 4	0.0550	0.525	0.288
JSNP 5	0.0448	0.620	0.283
JSNP 6	0.0034	0.365	0.163
JSNP 7	0.0000	0.400	0.181
JSNP 8	0.0000	0.275	0.140
JSNP 9	0.0052	0.370	0.137
JSNP 10	0.0155	0.380	0.170
JSNP 11	0.0016	0.550	0.214

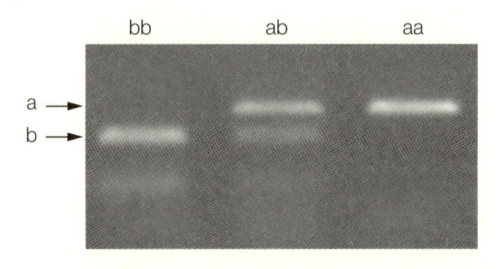

図 3.18　PCR-RFLP 法による鑑別 DNA マーカーの検出例
a：黒毛和種特異的対立遺伝子，b：ホルスタイン特異的対立遺伝子。

　有効であると考えられた 11 の鑑別マーカーのうち，特に鑑別に優れていたのが，JSNP 1，7，8，11 の 4 つの DNA マーカーであった（表 3.4）。理想的なマーカーが見つからない場合，次に候補となるマーカーの条件は以下のとおりである。① 両品種間で差を示すマーカーのうち，黒毛和種では限りなく固定していること（表 3.4 では 0％に近いほどよい），② ホルスタインで遺伝子頻度が高いことの 2 点である。① は後述する誤判別率や信頼度に，② は検出率の精度にかかわってくる。
　前述の 4 つのマーカーを使用した場合，交雑牛に対する検出率は 91.7％，誤判別率が 0.7％の結果を得た[65,66]。ここで検出率とは，識別する交雑牛の 91.7％の個体がこの方法によって「交雑牛である」と判別される確率のことであり，誤判別率とは黒毛和種の 0.7％を「交雑牛である」と誤判定する確率のことである。また，信頼度は 1－(誤判別率)で算出され，0.7％の誤判別率は 99.3％の信頼度を有するといえる。ここで特に重要なのは誤判別率である。なぜなら実際に判別したものが「交雑牛である」と誤判別される黒毛和種の可能性があるためである。すなわち，この値は DNA 鑑別法そのものの信頼性を表わす値となる。
　この鑑別法が開発されたのは 2004 年であり，現在この DNA マーカー検査を用いた農林水産省による抜き打ち検査も実施されている。しかし，本システムの誤判別率を低減させるため，より信頼度の高いマーカー開発も続けてきた。2009 年には，新しい 6 つの DNA マーカーを開発し，検出率 90.43％，誤判別率 0.00％の確度を得た。これはより信頼性の高い鑑別システムであり，現在実用化に向けた検討を行なっているところである。

表3.5 豪州産牛に対する鑑別DNAマーカー

マーカー名	国内産牛[a]	豪州産牛[a]	検出率[b]	誤判別率[c]
mtDNA	0.000	0.471	0.471	0.000
Y染色体	0.000	0.194	0.151	0.000
毛色遺伝子	0.003	0.410	0.652	0.005

[a] 豪州産牛特異的な対立遺伝子頻度を示す。
[b] 検出率は豪州産牛を外国品種であると判定する確率を示す。
[c] 誤判別率は国内産牛を誤って外国品種であると判定する確率を示す。

3.5.5 豪州産輸入牛肉に対する鑑別技術の開発

輸入牛に対する鑑別技術の開発は，豪州産牛と米国産牛とで遺伝的背景が違うため，それぞれで開発を行なった。

豪州では，ブラーマン系をはじめとしてインド系牛交雑が盛んである。インド系牛と北方系牛は数十万年前に分岐した別亜種の野生牛から別々に家畜化されたと推測されている。よって，この2亜種は遺伝的に大きく異なる。結果として，豪州産牛の識別には相同組換えの起こらないミトコンドリアDNA（mtDNA）やY染色体由来の遺伝子マーカーが有効であった。mtDNAでは*ND5*遺伝子に，Y染色体では性決定因子である*SRY*遺伝子にインド系牛と北方系牛を区分可能な変異を見つけマーカーとして用いた。表3.5に示すように，国産牛である黒毛和種やホルスタインでは，豪州産牛に特異的な対立遺伝子は観察されなかった。一方，豪州産牛では，特異的対立遺伝子が適度に観察される。

これらのマーカーに加え，毛色に関連する遺伝子も有効であった。*MC1R*（melanocortin-1 receptor）は，メラニン細胞においてメラニン合成を促進するメラニン細胞刺激ホルモンのレセプター遺伝子である。このタンパク質が働かなくなるようなDNA変異が起こると，フェオメラニンの合成が進み，毛色は茶色（赤褐色から黄色）を示す。代表的な国内産牛である黒毛和種やホルスタインは黒色が基本色であり，ホルスタインは黒毛色に劣勢白斑を持つ（図3.16）。一方，海外では黒以外の毛色を有する牛品種が多く存在する。この*MC1R*の変異を国内外で調べた結果を表3.5に示す。茶色対立遺伝子は，豪州産牛では高頻度で存在するが，国内産牛ではわずかであり，輸入牛との鑑別マーカーとして有効であった。

これらのマーカーに加え，AFLP法やbovine SNP 50 bead chipなどを用いた開発により，複数のDNAマーカー開発に成功している。最も効率的な6つのマーカーを使用することにより，検出率92.5％，誤判別率0.00％の鑑定能を持つシステムが完成している[67]。

3.5.6 米国産輸入牛肉に対する鑑別技術の開発

米国で飼育されている牛品種は，豪州と類似している。しかし，日本に輸出される牛肉はインド系牛が交雑されておらず，そのDNA鑑別法の開発には別のアプローチが必要であった。近年，牛ゲノムの全塩基配列決定が行なわれた。それに従い，多くのSNPを解析可能なbovine SNP 50 bead chipも利用可能になった。この解析法では，全ゲノムに及ぶ54,001個のSNPの遺伝子型が一度に判定でき，識別マーカーの候補となる米国産牛に特異的な多型を容易に検出することが可能となった。

万年らはこの解析を適用し，米国産牛鑑別DNAマーカーの開発を行なった．その結果，米国産牛の識別に有効な11個のDNAマーカーの開発に成功した．最も効率的な5つのマーカーを使用することにより，検出率91.2%，誤判別率0.00%の鑑定能を持つシステム構築に成功している[69]．

これら米国産牛鑑別マーカーは，豪州産牛の鑑別にも有効であった．DNA検査の労力を軽減するため，これら米国・豪州産牛鑑別マーカーの統合も進めている．最新の結果では，最も効率的な6マーカーを用いれば，両輸入牛に対し検出率90%以上，誤判別率0%を示すDNAマーカーの選択が可能であった[70]．これら鑑別マーカーは，現在実用化に向け妥当性確認を急いでいる．

3.5.7　鑑別法の適用と注意点

筆者らは牛肉の偽装表示の問題解決に貢献すべく，国内産牛や輸入牛肉を識別可能なDNAマーカーの開発に取り組んできた．総括すると，開発した6～12個のDNAマーカーを用いることにより，国内産牛や輸入牛肉をいずれも検出率90%以上，誤判別率0%の確度を有する鑑別システムの構築に成功し，牛肉偽装の抑止力となる技術となった．

ここで鑑別精度の注意点を述べておく．この鑑別精度は開発に用いた国内産牛と輸入牛がそれぞれ数百個体から得た結果である．用いた牛試料は遺伝的に偏りがないようにランダムにサンプリングされているが，産地によっては遺伝子頻度に偏りがあるかもしれない．また誤判別率が0%であるが，分析個体数を数千，数万に増やせばこの確率は0%でないかもしれない．しかし，この方法によって陽性と判断された牛肉については，トレーサビリティー法に基づく個体識別などの検査も可能であるため，偽装表示を見抜くスクリーニング検査としては十分な精度を有すると考えている．

これらの鑑別法が開発されたのは2004～2010年である．これら鑑別法の一部は，すでに検査に用いられているが，新規DNAマーカーは妥当性確認を経て，農林水産省主導による抜き打ち検査に用いられる予定となっている．また，マスコミなどによる方法の開発や検査実施の周知は，検査自身の実施と同様に偽装表示の抑止力として大きな効果をもたらすため，定期的な検査や周知は必須であろう．今後は牛肉加工製品や混合牛肉に対する検査法についても開発を進めたい．

3.6　肉種判別

安価な生物種の食肉（以下，肉種と呼ぶ）を高価な肉種として偽ることは中国の故事成語「羊頭狗肉」やスウェーデンのことわざ「ソーセージの中身は肉屋と神様しか知らない」にみられるように，洋の東西を問わず古くからある問題である．日本でも，1960年に起こったニセ牛缶事件では，高価な牛肉の代わりにウマやクジラの肉が用いられ，2007年に起こったミートホープにおける偽装事件では，牛肉のミンチに豚肉や鶏肉などが混合され，食の安心を揺るがす事件として大きく報道されることとなった．

日本における食品表示では，消費者の商品選択に資するために定められたJAS法の品質表示基準により，一般に販売される食品のうち，生鮮食品では「名称」，加工食品では「原材料名」などを記載することとされ，肉種の記載が必要とされる．また，食品衛生法に基づく食品のアレルギー表示においても，牛肉，豚肉および鶏肉では表示が推奨されている．このように，食品における肉種などの生物種の表示については，消費者の選択だけでなく，食品衛生上の理由からも重要視され，

その真正性を検証する手法の開発が強く求められている。

3.6.1 肉種判別法

食肉の肉種の判別に関する研究は古くから取り組まれており，さまざまな肉種を判別する手法が開発されている。これまでに開発された判別法を大別すると，理化学的手法，免疫学的手法および分子生物学的手法に分類される。以下，分類ごとに代表的な判別法をあげ，その特徴について説明を行なう。また，代表的な判別法のうち，免疫学的手法の一つである酵素免疫測定法（enzyme-linked immunosorbent assay：ELISA）および分子生物学的手法の一つであるポリメラーゼ連鎖反応（PCR）法に基づく肉種の判別は，農林水産消費安全技術センター（FAMIC）の食品の検査に活用していることから，これらの判別法についてはFAMICにおける分析に関する情報を加えて説明を行なう。

A. 理化学的手法

食肉を構成する成分（脂肪，アミノ酸，タンパク質など）について，肉種間の差異を利用して分析する手法である。代表的な下記の3種類の判別法について解説する。

(1) 高速液体クロマトグラフィーによる判別法[70,71]

アミノ酸やタンパク質を高速液体クロマトグラフィーで分析し，各物質の性質の違いから，各肉種に特異的なクロマトパターンや特異的なピークを検出し肉種を判別する分析法である。生鮮食肉を対象として判別する場合は，目的物質の溶出も簡便であり，迅速な分析が可能である。しかし，加熱変性したタンパク質では可溶化が難しく，分析が難しいところや複数種混合された試料の明確な検出が困難であるところが欠点である。

(2) チオバルビツール酸（TBA）価測定による判別法[72]

チオバルビツール酸液は脂肪中の脂肪不飽和脂肪酸の酸化物と反応し呈色することが知られており，この吸光度を測定することで不飽和脂肪酸量の推定が可能となる。不飽和脂肪酸量は生物種によって異なるため，肉種の判別が可能となる。不飽和脂肪酸のうちリノレン酸で最も高い呈色度を示すことから，リノレン酸を多く含む肉種の判別に適している。一方で，加熱により呈色度の低下するところや添加脂肪を含む試料では分析の信頼性が低下するところが欠点である。

(3) 電気泳動による判別法[73]

肉種間におけるタンパク質の荷電差などを利用して電気泳動で分画し，クーマシーブリリアントブルーなどでタンパク質を染色することで可視化し，その移動度の差から肉種を判別する分析法である。ゲルにはポリアクリルアミドゲル，デンプンゲルなどが使用される。加熱などの加工が行なわれた食品では，タンパク質が変性することで移動度に影響が出るところや，個体，年齢，筋肉の種類などによりタンパク質の組成が異なる場合があることにより分析の信頼性が低下するところが欠点である。

B. 免疫学的手法

抗原（免疫反応を引き起こさせる特定のタンパク質などの物質）と抗体（免疫グロブリンと呼ばれ抗原を認識して結合する働きをもつ物質）の反応（抗原抗体反応）を利用して分析する手法で，代表的な下記の3種類の判別法について解説する。

(1) 寒天ゲル内拡散法[74-76]

抗原抗体反応を利用して判別する分析法で，寒天ゲル中の抗原および抗体の拡散と反応を利用して判別する。寒天ゲル内で抗原と抗体を拡散させゲル内で抗原抗体反応が起こると，肉眼で観察可能な沈降物を生じる。この沈降物の有無により肉種を判別する分析法である。生鮮の食肉の肉種を判別するには優れた分析法であるが，加熱などの加工された食品では抗原が変性し判別が困難となるところや，牛と水牛，ヤギとヒツジなどの近縁種間でも抗原抗体反応が行なわれる場合が多く，正確な判別が困難なところが欠点である。

(2) イムノクロマト法[77,78]

抗原抗体反応を利用して判別する分析法で，薄層における毛細管現象を抗原抗体反応物の移動と集積に利用する。抗原と標識化した抗体（一次抗体）の抗原抗体反応後，その反応物を毛細管現象により薄層中移動させ，薄層中に固定化した二次抗体（捕捉抗体）とさらに抗原抗体反応させる。固定化された二次抗体と反応することにより，標識抗体（一次抗体）-抗原反応物は，二次抗体（捕捉抗体）に捕捉され，薄層中での移動を停止する。標識抗体-抗原-二次抗体反応物は，1カ所に集積されたことにより目視で確認することができ，判別が可能となる。特定のアミノ酸配列を抗原とするモノクローナル抗体を設計することで迅速かつさらに特異性の高い測定が可能となるが，適切な抗体の設計が困難なところが欠点である。

(3) ELISA法[79]

ELISA法による分析法にはさらに大きく分けて，直接吸着法，競合法，サンドイッチ法などの手法があり，ここでは多くのキットに採用されているサンドイッチ法の分析手順の概略を紹介し，原理を説明する（図3.19）。

① 一次抗体（捕獲抗体）を固相吸着させたウェルに試料を添加する。
② 試料中に目的の抗原が存在すると，一次抗体と抗原抗体反応を起こし，洗浄により余分な抗原を除去すると一次抗体と反応した抗原のみウェルに残存する。
③ 抗原と反応する別の抗体（二次抗体）を添加し，ウェルに残存する抗原と抗原抗体反応をさ

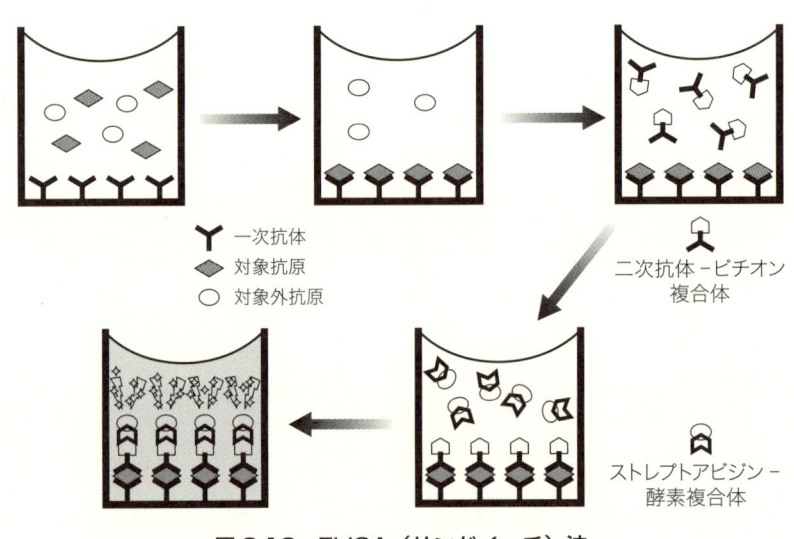

図3.19 ELISA（サンドイッチ）法

せたのちに余分な二次抗体を洗浄すると，一次抗体-抗原-二次抗体のサンドイッチ構造をとった二次抗体のみ残存することになる。

④ 二次抗体と酵素標識を結合させる（あらかじめ酵素標識した二次抗体を使用する場合は省略する）。

⑤ 酵素基質と反応させ，吸光度などを測定する。試料中に一次抗体に特異的な抗原がなければ一次抗体のみとなるため発色しない。

ELISA 法による肉種の判別では，各肉種に特異的な抗原の有無を検出することで，肉種を判別する。後述する PCR 法に比べて，加熱などの加工による変性により検出が困難とされている。FAMIC では，生鮮の食肉だけでなく，加工食品に対しても分析を行なう必要があることから，加熱した食肉を抗原とした抗体を用いたキットを使用している。検査では，陽性コントロール，1%陽性コントロール，陰性コントロールを試料とともに行ない，1%陽性コントロールおける吸光度を検出限界としており，加工により検出が困難になることも考慮し，定性的な結果のみ判断し定量的な判断は行なわないこととしている。

本キットにより，これまでのキットに比べて加熱などの加工した食品でも定性的な検出が可能となったが，高度な加工が加えられたレトルト食品や缶詰などの加工食品では検出できない事例もみられる。

C. 分子生物学的手法

近年のバイオテクノロジー技術の発展により，生物種が持つ DNA の塩基配列を直接分析することが可能となり，塩基配列の差異を利用して分析する手法である。代表的な下記の 2 種類の判別法について説明を行なう。

（1）ハイブリダイゼーション法[80, 81]

試料と対象種の塩基配列の違いによる DNA 間の結合力の違いを利用して判別する分析法である。肉種判別で報告例が多いドットブロットハイブリダイゼーション法の概略を例として説明する。

対象肉種特異的な配列を持つ 2 本鎖 DNA を加熱，またはアルカリ処理により 1 本鎖 DNA にし，DNA と結合力のあるニトロセルロースメンブレンなどに塗布，乾燥させ 1 本鎖 DNA をメンブレンに固定させる。次に，試料から抽出した DNA を用いて蛍光色素や放射性同位元素で標識化した 1 本鎖 DNA オリゴマー（「プローブ」という）を作製する。メンブレン上の DNA とプローブをハイブリダイゼーション（1 本鎖 DNA は温度が下がると相捕的な配列と再結合し，2 本鎖 DNA を形成する。これを「ハイブリダイゼーション」という）させる。ハイブリダイゼーション後にメンブレンを洗浄するとメンブレン上の DNA とプローブと DNA 配列の相同性が高い場合はメンブレンに固定された 1 本鎖 DNA とプローブ DNA 間の結合力が高く，洗浄後もプローブがメンブレン上に残存し，プローブ上の標識により検出される。逆に，配列相同性が低い場合は，洗浄によりプローブが解離し検出されない。

本分析法を用いた判別法では，対象となる各肉種の 1 本鎖 DNA を同じメンブレン上に固定させておくことで，複数種混合された食品の構成原材料を一度に検出できる可能性がある。さらに，プローブの設計と洗浄条件によっては 1 塩基の差を明らかにする判別法も設計可能されるが，判別に適した DNA 領域の選択，結合・解離を制御できるプローブの設計および洗浄方法は難しいところが欠点である。

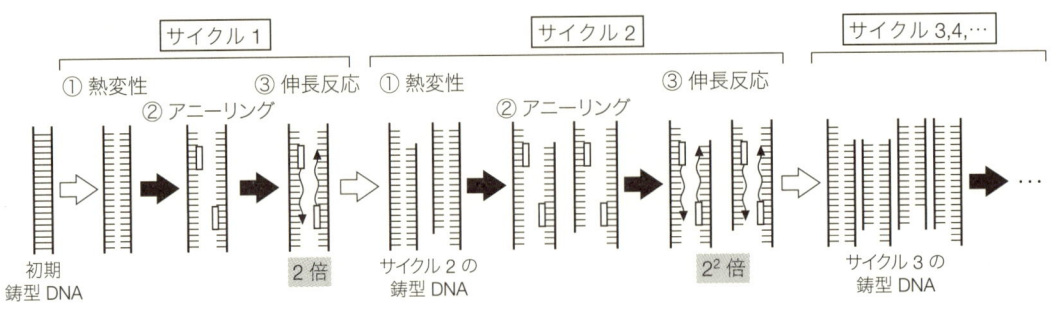

図 3.20　PCR 法の原理

(2) PCR 法[82,83]

　PCR 法は，加熱により 1 本鎖となった DNA に対して相補的な 20 ～ 30 塩基程度の DNA オリゴマー（「プライマー」という）から DNA 合成酵素により相補的な DNA を合成していく技術を用い，特定の領域を増幅する技術である。分析手順の概略を説明する（図 3.20）。

① 2 本鎖 DNA を加熱（95℃前後）し，1 本鎖 DNA にする。

② 50 ～ 60℃（プライマーによって適切な温度は異なる）にまで冷却し，その 1 本鎖 DNA とプライマーを会合（アニーリング：現象としては，前述のハイブリダイゼーションと同じく加熱変性させた 1 本鎖 DNA に温度を下げることで 2 本鎖になることをいうが，PCR のプライマーが 1 本鎖 DNA と会合することをアニーリングということが多い）させる。

③ DNA ポリメラーゼの活性に至適な温度帯まで再び加熱（一般的には 72℃）し，DNA が合成されるのに必要な時間（PCR 増幅産物の塩基長による）保持する。

④ ①～③までを繰り返し（30 ～ 40 回），特定の領域の DNA 断片を増幅させる。

　PCR 法による分析法にはさらに大きく分けて，「塩基配列決定法」「PCR-制限酵素多型法（PCR-RFLP 法）」および「種特異的プライマー法」などがあるが，どの手法を用いるかは，分析法の迅

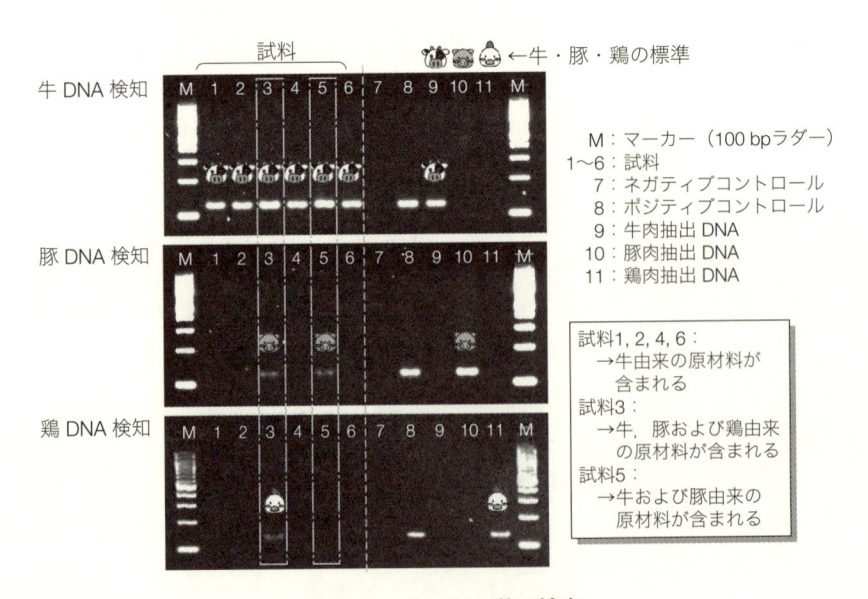

図 3.21　牛，豚，鶏の検出

速性，簡便性，正確性などを考慮し，選択することになる．食肉の判別では，複数種を混合する事例が考えられるため，塩基配列決定法やPCR-RFLP法に比べて複数種混合された食品から目的の生物種のDNAを検出することが可能な「種特異的プライマー法」による研究報告が多い．分析対象の生物種を検知するPCR産物の塩基長を生物種ごとに異なるように設計し，種特異的なプライマー対を設計することで，同時に複数種の検出が可能となるマルチプライマーPCR法[84]なども報告されている．

　FAMICにおけるPCR法による肉種判別では，もともと牛海綿状脳症問題における飼料中の牛肉骨粉などの有無を検出することを目的に開発された分析法[85]を採用し，食品の判別法に用いている．対象種は牛，豚および鶏の各種で，それぞれに特徴的な領域を増幅するプライマーを用いてPCRを行ない，PCR増幅産物の有無により該当の種のDNAの有無を確認している（図3.21）．

3.6.2　肉種判別法における問題点と今後の展望

　これまで説明した肉種を判別する分析法は，定性的な分析法がほとんどであり，食肉の混合割合を測定できないという問題がある．近年では，リアルタイムPCR[86]に関する報告もあり，DNAの定量の可能性が示されている．しかし，加工によるDNAの分解度が異なること，食肉以外の原材料由来のDNAも含まれる可能性があること，原料の品質の違いおよび部位の違いによりDNA量が変化することなども考えられ，原材料の配合割合の推定は困難とされている．配合割合を明らかにする分析法の開発が今後の課題とされる．

■参考文献

1) Jeffreys, A. J. *et al.*：Individual-specific 'fingerprints' of human DNA. *Nature*, **316**, 76-79, 1985
2) 原田勝二 編：『ヒトDNA Polymorphism —検出技術と応用』，東洋書店，1991
3) (株)エスアールエル（旧（株）ティーエスエルDNAフィンガープリント事業部）：「DNA親子鑑定」資料
4) 日本弁護士連合会人権擁護委員会編：『DNA鑑定と刑事弁護』，現代人文社，1998
5) 勝又義直：『DNA鑑定 その能力と限界』，名古屋大学出版会，2006
6) 関口和正：「警察におけるDNA型鑑定」DNA鑑定，**1**，1-8，2009
7) 矢野 博：「DNAフィンガープリント法による作物の品種・系統識別」農業および園芸，**68**(1)，25-31，1993
8) 矢野 博：「DNA多型検出技術とその利用」農業技術，**48**(12)，544-549，1993
9) 矢野 博：「DNA多型分析による品種識別の可能性—植物におけるDNA多型検出技術とその応用」農業および園芸，**79**(1)，131-136，2004
10) (社)農林水産先端技術産業振興センター：『植物のDNA品種識別技術の開発状況等調査報告書（DNA品種識別技術の海外開発状況等 調査事業）』，pp.1-177，2007
11) 矢野 博：「農産物におけるDNA鑑定の現状と展望」農林水産技術研究ジャーナル，**31**(4)，13-16，2008
12) 矢野 博：「農産物におけるDNA鑑定の現状と展望」DNA鑑定，**1**，9-16，2009
13) 松山知樹：「植物品種識別におけるDNAマーキングという考え方」化学と生物，**47**(3)，169-175，2009
14) NPO法人 DNA鑑定学会 妥当性委員会：「DNA鑑定サービスまでのジョブフローと規則」DNA鑑定，**1**，83-100，2009
15) 松元 哲：「韓国のイチゴ生産事情」施設と園芸，**126**，59-63，2004
16) 金指信夫：「韓国イチゴ生産の現状」，農耕と園芸，6月号，132-136，2004
17) 小林彰一：「韓国のイチゴ産業の現状と未来」日本イチゴセミナー紀要，**11**，33-40，2003
18) Kunihisa, M., Matsumoto, S., Fukino, N.：Development of cleavage amplified polymorphic sequence (CAPS) markers for identification of strawberry cultivars. *Euphytica*, **134**, 209-215, 2003
19) Kunihisa, M., Fukino, N., Matsumoto, S.：CAPS markers improved by cluster-specific amplification for

identification of octoploid strawberry (*Fragaria* × *ananassa* Duch.) cultivars, and their disomic inheritance. *Theor. Appl. Genet.*, **110**, 1410-1418, 2005
20) 鵜飼保雄：「植物品種における品種同定理論」農業および園芸，**79**，194-198，2004
21) Kunihisa, M., Ueda, H., Fukino, N., Matsumoto, S.：DNA markers for identification of strawberry (*Fragaria* × *ananassa* Duch.) cultivars based on probability theory. *J. Jpn Soc. Hort. Sci.*, **78**, 211-217, 2009
22) Kunihisa, M., Ueda, H., Fukino, N., Matsumoto, S.：Genotyping of strawberry (*Fragaria* × *ananassa* Duch.) cultivars by DNA markers：Interlaboratory study. *J. AOAC Int.*, **92**, 896-906, 2009
23) 國久美由紀・松元 哲・吹野伸子：「DNA 品種識別技術を用いた韓国産輸入イチゴ果実の分析」野菜茶業研究所報告，第 4 号，pp. 71-76，2005（http://vegetea.naro.affrc.go.jp/print/bulletin/4/4_071-076.pdf）
24) 塚崎 光：「ネギ（*Allium fistulosum*）の育種における SSR マーカーの応用」野菜茶業研究所報告，第 9 号，pp.137-188，2010
25) 福岡浩之：「野菜の DNA 品種識別法確立に向けての技術的問題点とその方策」農業および園芸，**79**，175-179，2004
26) Sawamura, Y., Takada, N. *et al.*：Identification of parent-offspring relationships in 55 Japanese pear cultivars using S-RNase allele and SSR markers. *J. Jpn. Soc. Hort. Sci.*, **77**(4), 364-373, 2008
27) 農業・食品産業技術総合研究機構：DNA マーカーによる果樹・果実の品種判別　http://www.fruit.affrc.go.jp/publication/man/dna/DNA_marker.pdf
28) (社)農林水産先端技術産業振興センター(STAFF)　編：『植物の DNA 品種識別技術の開発状況等調査報告書』，pp.34-54，2007（http://web.staff.or.jp/data/books/200703/31-2007062717072213597.pdf　平成 18 年度知識集約型産業創造対策事業による）
29) Kimura, T., Sawamura, Y. *et al.*：Parentage analysis in pear cultivars characterized by SSR markers. *J. Jpn. Soc. Hort. Sci.*, **72**, 182-189, 2003
30) 農林水産省 生産局生産流通振興課：『特産果樹生産動態等調査』，平成 21 年 3 月
31) Yamamoto, T., Tanaka, T. *et al.*：Characterization of simple sequence repeats in Japanese chestnut. *J. Hort. Sci. Biotech.*, **78**, 197-203, 2003
32) 山本俊哉・保坂ふみ子ら：「SSR マーカーによるニホングリの品種識別技術の開発」DNA 多型，**16**，88-90，2008
33) 寺上伸吾・保坂ふみ子ら：「ニホングリ果実からの DNA 抽出法と DNA 鑑定技術の開発」DNA 多型，**16**，91-94，2008
34) 藤井 浩・山下浩之：農業・食品産業技術総合研究機構，職務発明プログラム機構-D05，2010.03
35) Yamamoto, T., Kimura, T. *et al.*：DNA profiling of fresh and processed fruits in pear. *Breed. Sci.*, **56**, 165-171, 2006
36) Ram, J. L., Ram, M. L. *et al.*：Authentication of canned tuna and bonito by sequence and restriction site analysis of polymerase chain reaction products of mitochondrial DNA. *J. Agric. Food Chem.*, **44**, 2460-2467, 1996
37) Quinteiro, J., Sotelo, C. G. *et al.*：Use of mtDNA direct polymerase chain reaction (PCR) sequencing and PCR-restriction fragment length polymorphism methodologies in species identification of canned tuna. *J. Agric. Food Chem.*, **46**, 1662-1669, 1998
38) International Citrus Genome Consortium：http://www.int-citrusgenome.org/
39) International Grape Genome Program：http://www.vitaceae.org/index.php/International_Grape_Genome_Program
40) Genome Database for Rosaceae：http://www.rosaceae.org/
41) Global Musa Genomics Consortium：http://www.musagenomics.org/
42) Jaillon, O., Aury, J. M. *et al.*：The grapevine genome sequence suggests ancestral hexaploidization in major angiosperm phyla. *Nature*, **449**, 463-468, 2007
43) Ming, R., Hou, S. *et al.*：The draft genome of the transgenic tropical fruit tree papaya (*Carica papaya* Linnaeus). *Nature*, **452**, 991-996, 2008
44) 松山知樹：「DNA マーキングによる栄養繁殖作物の品種・産地判別」ブレインテクノニュース，**129**，7-11，2008
45) 大坪研一・藤井 剛・橋野陽一・豊島英規・岡留博司・中村澄子・川崎信二：「RAPD 法を用いた国内産精米の品種判別技術」日食工誌，**44**(5)，386-390，1997
46) 大坪研一・藤井 剛・橋野陽一・豊島英規・岡留博司・中村澄子・布施 隆・川崎信二：「RAPD 法による国内産

精米の品種判別」日食工誌, **46**(3), 117-122, 1999

47) 大坪研一・中村澄子・今村太郎:「米のPCR品種判別におけるコシヒカリ用プライマーセットの開発」日農化, **76**(4), 388-397, 2002

48) 吉橋 忠・中村澄子・藤井 剛・川崎信二・大坪研一:「RAPD法による精米1粒からの品種判別技術」日食工誌, **46**(4), 250-254, 1999

49) 大坪研一・中村澄子・諸岡 宏・藤井 剛・布施 隆・川崎信二:「RAPD法による米飯一粒の品種判別」日食工誌, **46**(3), 117-122, 1999

50) 中村澄子・鈴木啓太郎・原口和朋・與座宏一・奥西智哉・松井崇晃・石崎和彦・吉井洋一・大坪研一:「糯加工品における糯米の品種判別および異種穀類の混入検出技術の開発」日農化, **78**(10), 984-993, 2004

51) Okunishi, T., Nakamura, S., Ohtsubo, K.: Quantitative identification of rice cultivars by real-time PCR. *Food Sci. Technol. Res.*, **11**(3), 344-348, 2005

52) 中村澄子・鈴木啓太郎・伴 義之・西川恒夫・徳永國男・大坪研一:「いもち病抵抗性に関する同質遺伝子系統"コシヒカリ新潟BL"のDNAマーカーによる品種判別」育種学研究, **8**(3), 79-87, 2006

53) 中村澄子・鈴木啓太郎・原口和朋・大坪研一:「PCR法による清酒の原料米品種の識別技術」日食工誌, **54**(5), 233-236, 2007

54) Nasu, S., Suzuki, J., Ohta, R., Hasegawa, K., Yui, R., Kitazawa, N., Monna, L., Minobe, Y.: Search for and analysis of single nucleotide polymorphisms (SNPs) in rice (*Oryza sativa*, *Oryza rufipogon*) and establishment of SNP markers. *DNA Res.*, **9**(5) 163-171, 2002

55) Monna, L., Ohta, R., Masuda, H., Koike, A., Minobe, Y.: Genome-wide searching of single-nucleotide polymorphisms among eight distantly and closely related rice cultivars (*Oryza sativa* L.) and a wild accession (*Oryza rufipogon* Griff.). *DNA Res.*, **13**(2), 43-51, 2006

56) Fujita, Y., Fukuoka, H., Yano, H.: Identification of wheat cultivars using EST-SSR markers. *Breeding Sci.*, **59**(2), 159-167, 2009

57) Fukuoka, H., Numome, T., Minamiyama, Y., Kono, I., Namiki, N., Kojima, A.: read2Marker: a data processing tool for microsatellite marker development from a large data set. *Biotechniques*, **39**(4), 472-476, 2005

58) Wang, X. W., Kaga A., Tomooka N., Vaughan, D. A.: The development of SSR markers by a new method in plants and their application to gene flow studies in azuki bean [*Vigna angularis* (Willd.) Ohwi & Ohashi]. *Theor. Appl. Genet.*, **109**(2), 352-360, 2004

59) 山下裕樹・田原 誠・大山由美:「レトロトランスポゾンDNAマーカーを用いたアズキ品種の識別」DNA多型, **16**, 82-87, 2008

60) 紙谷元一・竹内 徹・楠目俊三:「DNA多型による白インゲンマメ品種「雪手亡」の識別」育種学研究, **6**(1), 29-32, 2004

61) Mannen, H. *et al.*: Mitochondrial DNA variation and evolution in Japanese Black cattle (*Bos taurus*). *Genetics*, **150**, 1169-1175, 1998

62) Tsuji, S. *et al.*: Trace of native cattle in Japanese Holstein assessed by mitochondrial DNA sequence polymorphism. *J. Dairy Sci.*, **87**, 3071-3075, 2004

63) 万年英之ら: 在来家畜研究会 編, 『アジアの在来家畜—家畜の起源と系統史』, 名古屋大学出版会, 2009

64) 万年英之・笹崎晋史:「国内産牛肉のDNA品種鑑定法」日本食品科学工学会・食品分析研究会 共同編:『最新・食品分析法 [II]』, pp. 356-365, 光琳, 2006

65) Sasazaki, S. *et al.*: Development of breed identification markers derived from AFLP in beef cattle. *Meat Sci.*, **67**, 275-280, 2004

66) Sasazaki, S. *et al.*: Breed Discrimination using DNA markers derived from AFLP in Japanese Beef cattle. *Asian-Aust. J. Anim. Sci.*, **19**, 1106-1110, 2006

67) Sasazaki, S. *et al.*: Development of DNA markers for discrimination between domestic and imported beef. *Meat Sci.*, **77**, 161-166, 2007

68) Suekawa, Y. *et al.*: Development of breed identification markers based on the bovine 50K SNP array. *Meat Sci.*, **85**(2), 285-288, 2010

69) Sasazaki, S. *et al.*: Development of discrimination markers between Japanese domestic and imported beef. *Anim. Sci. J.*, 印刷中

70) 北田善三・富田 晋ら:「免疫血清, 薄層等電点電気泳動及び高速液体クロマトグラフィーによる肉種鑑別法の比較」日食工誌, **37**(5), 383-389, 1990

71) Abe, H., Okuma, E.: Discrimination of meat species in processed meat products based on the ratio of histidine

72) 藤巻正生・小田切敏:「食品中の脂肪とThiobarbituric Acid (TBA) との反応について (其の1) 馬脂とTBAとの反応 (馬肉の一新検出法)」日農化, **28**(12), 963-967, 1954
73) 松岡昭善・天野 卓ら:「ポリアクリルアミドゲル等電点電気泳動法による生および加熱肉の畜種鑑別」日畜会報, **63**(1), 82-91, 1992
74) 小沢総一郎・矢野幸男ら:「免疫学的方法による食肉の動物種鑑別法」日畜会報, **40**(9), 357-362, 1969
75) Argaman, M., Razin, S. *et al.*: Antigenic Properties of Mycoplasma Organisms and Membranes. *J. Gen. Microbiol.*, **55**, 45-58, 1969
76) 山中すみへ・佐藤ひろみら:「市販ひき肉の動物種の鑑別―とくにマトンの混入について」食衛誌, **14**(6), 595-600, 1973
77) 鈴木 剛・松浦健治ら:「イムノクロマトキットによる輸入食品中の特定原材料の測定」日食工誌, **51**(12), 691-697, 2004
78) 森下直樹・秋山恵利ら:「調理加工モデル食品に用いたアレルゲン検査用イムノクロマトキットの評価」食衛誌, **47**(2), 66-75, 2006
79) Berger, R. G., Mageau, R. P. *et al.*: Detection of poultry and pork in cooked and canned meat foods by enzyme-linked immunosorbent assays. *J. AOAC Int.*, **71**(2), 406-409, 1988
80) Chikuni, K., Ozutsumi, T. *et al.*: Species identification of cooked meats by DNA hybridization assay. *Meat Sci.* **27**(2), 119-128, 1990
81) 津村明宏・出島博文:「ノンラジオシステムDNA標識及び検出キットを用いた畜肉の肉種鑑別」日食工誌, **39**(1), 60-63, 1992
82) 千国幸一・田畑利幸ら:「シトクロムb遺伝子の塩基配列の違いによる肉種鑑別」日畜会報, **65**(6), 571-579, 1994
83) Matsunaga, T., Chikuni, K. *et al.*: A quick and simple method for the identification of meat species and meat products by PCR assay. *Meat Sci.*, **51**(2), 143-148, 1999
84) 松永孝光・柴田清弘ら:「マルチプレックスPCR法による食肉及び食肉製品の肉種鑑別」日食工誌, **46**(3), 187-194, 1999
85) Kusama, T., Nomura, T. *et al.*: Development of primers for detection of meat and bone meal in ruminant feed and for the identification of the animal origin. *J. Food Prot.*, **67**(6), 1289-1292, 2004
86) Tanabe, S., Hase, M. *et al.*: A real-time quantitative PCR detection method for pork, chicken, beef, mutton, and horseflesh in foods. *Biosci. Biotechnol. Biochem.*, **71**(12), 3131-3135, 2007

| コラム | 放射性炭素を用いた年代測定 |

炭素原子には，天然において3種類の同位体，^{12}C，^{13}C，^{14}C が存在し，そのうち ^{12}C と ^{13}C は安定，また ^{14}C は放射壊変を伴って減少する放射性の同位体である。^{14}C は 5730 年の半減期を持ち，β 壊変により ^{14}N へと変化する。その変化量に着目し，有効なツールとして用いるのが ^{14}C 年代測定法である。

^{14}C 年代測定の手法には大きく分類して，放射壊変の際に放出される β 線を計測する方法（β 線計数法）と ^{14}C の存在数を直接測定する方法がある。前者の手法は 1940 年代に開始され，^{14}C を用いた年代測定の窓を開いた。その後 1970 年代後半には，^{14}C の数を直接測定することができる加速器質量分析法（AMS）が開発され，それまでと比べて少試料かつ短時間での測定が可能になったことで ^{14}C 年代測定の汎用性が高まり，希少な考古学遺物などの年代測定への道を開くことになった。

^{14}C 年代測定法では，大気中において ^{14}C の生成と壊変の速度はつり合っており，^{14}C の割合がほぼ一定であること，また，生物の生存中は大気中の二酸化炭素を介して ^{14}C を生体内に取り込み，生物体内の ^{14}C の割合が大気と等しいことが前提とされている。生命活動の間に大気と平衡状態に保たれている ^{14}C の割合は，活動の停止とともに大気中からの二酸化炭素の取り込みが止まり，放射壊変による減少を開始する。このことから，^{14}C の割合の減少度合いに応じて，生物が生命活動を停止したときからの経過時間を見積もることができ，AMS を用いた ^{14}C 年代測定では，約 6 万年前までの年代測定が可能である。

^{14}C 年代値は，1950 年を基準年にしてこれよりも何年前（例えば 5000 BP）というように示される。^{14}C 年代値を算出する際には 5568 年の半減期が用いられるが，これは年代測定法が確立された当時の値から ^{14}C の半減期が改定される中で，過去から現在に至る結果を一様に評価するための手段である。

ところで，^{14}C 年代測定で用いられている大気中の ^{14}C の割合が各時代において変化しないという前提は，自然科学的には正しくない。地球に降り注ぐ宇宙線に含まれる中性子と ^{14}N との反応により生じる ^{14}C の割合が，太陽活動の変化や地球の磁場強度の変化と関連しているためである。^{14}C 年代を暦年代に変換するための較正曲線が，樹木の年輪年代やサンゴのウラン-トリウム年代との照合により作成されており，これを用いて暦年代への較正が行なわれている。西暦に較正された暦年代は「cal BC」もしくは「cal AD」と表記され，土器付着炭化物や人骨，衣布，古文書，木像などをはじめ，顔料中の有機成分，堆積物中の木片や貝などを試料として，考古学や美術工芸品，地球惑星科学での年代決定に広く用いられている。

2010 年 2 月には，沖縄・石垣島の白保竿根田原洞穴で発見された人骨の年代が AMS を用いた ^{14}C 年代測定により分析され，人骨を直接測定した年代としては国内で最も古い約 2 万年前のものであることが明らかになった。この年代測定の成果は，日本の旧石器時代についての情報や，日本人のルーツについての新たな展開を開くものであると期待されている。（後藤晶子）

第4章

栽培履歴

4.1 総論

4.1.1 多様化する農産物や食品

　農産物や食品がどのようにつくられたのか？　そのプロセスについて消費者の関心は高い。実にさまざまな栽培法があり，インターネットで検索すると何万件という栽培法の情報がヒットする。さらに，日常的にわれわれが食べる米，麦，野菜などの農産物は数十種類，つまり，個別の品種やそれらと栽培の組合せ等々を考えるとその多様性は膨大である。多種多様な農産物や食品は豊かさの象徴あるが，情報が混乱する原因にもなっている。

　多様な農産物が氾濫する中で，栽培法についても一定の基準を設けて管理するのは当然の流れであろう。特に有機農産を筆頭に環境に配慮した農産物については，消費者の関心も高く基準を設けて認定する制度ができあがった。最初にこのようなさまざまな栽培法について個別に解説することから始める。

4.1.2 栽培法のいろいろ

A. 栽培法とは

　栽培法とは人間が望ましい方向へ作物を制御する手法である。「節水栽培法」のように水のやり方といった比較的狭い範囲の技術を示す場合もあるが，「有機栽培法」に代表されるように個別の技術ではなく，耕起，播種，施肥，灌漑，防除，収穫などの栽培管理全体を体系的に示す場合もある。以下に，農産物の安全性や信頼性の面から関心の高いと思われる栽培法を中心に，栽培履歴判別のポイントとなる肥料やそのやり方について述べる。

B. 慣行栽培

　栽培法は時代とともに変化する。新しい技術が普及することにより，慣行の技術体系は部分的に置き換わっていく。現時点で日本の慣行栽培に相当するものは，化学肥料や化学合成農薬を多用し生産性を重視した近代農業が到達した生産体系ということになる。石油資源に依存したこれらの資材からの脱却や，生態系への配慮の高まり，近年では減化学肥料や減農薬への取り組みが盛んである。いずれ，これらの取り組みが「慣行栽培」となっていくであろう。

C. 有機栽培

　有機栽培は，無農薬・無化学肥料による生産にとどまらず，農村の環境・景観や生物多様性を保

全あるいは創造し，遠くから運ばれてくる飼料や肥料よりも地域資源を循環利用し，生産者と消費者の信頼関係を構築する。このような総合的なシステムにより生産される農産物が，広い意味での有機農産物である。狭い意味では，無農薬・無化学肥料・無抗生物質の栽培方法により生産された農産物である。さらに，法律では「植付前 2 年以上，永年作物では収穫前 3 年以上，化学合成農薬，化学肥料を施用していない圃場で生産されたもの」が有機農産物である。近年ますます消費者の関心が高まっている農産物である（図 4.1）。

D. 特別栽培

特別栽培農産物については，「有機農産物および特別栽培農産物に係る表示ガイドライン」が制定・改正され，2004 年 4 月から施行された。改正のポイントは，化学合成農薬または化学肥料の片方だけを減らした，いわゆる"片減"を特別栽培農産物に含めなかった点にある。つまり，「慣行栽培に対して化学合成農薬の使用回数を 50％以下に，化学肥料の使用量を 50％以下にして栽培した農産物」であり，環境保全型農業の推進を目指している。施肥の面からいえば有機と慣行の間に位置する施肥法で生産された農産物である。さらに 2007 年 3 月の改正では，従来の「化学合成農薬の使用回数を 50％以上減らす」という部分が「節減対象農薬を 50％以上減らす」と改正された。これまでは，特別栽培農産物と表示するには有機農産物 JAS 規格[*1]において使用可能な農薬であっても，使用回数を 50％以上減らす必要があったが，改正後はこのような農薬は節減対象農薬から除外され，有機 JAS 基準との整合性がとられた。制度は生き物であり，現状に即して改定される。

E. 養液土耕栽培（灌水同時施肥）

土耕栽培において適正な追肥を行なうと生育が安定する。この精密な追肥を装置化により簡易に管理する手法として養液土耕（灌水同時施肥，fertigation）がある。fertigation は，fertilizer（肥料）と irrigation（灌水）を組み合わせた造語であり，培地として土壌を使い，水に肥料を溶かし込んでそれらを与える手法である。単位施肥量あたりの生産性が向上するとの報告があるほか，環境保

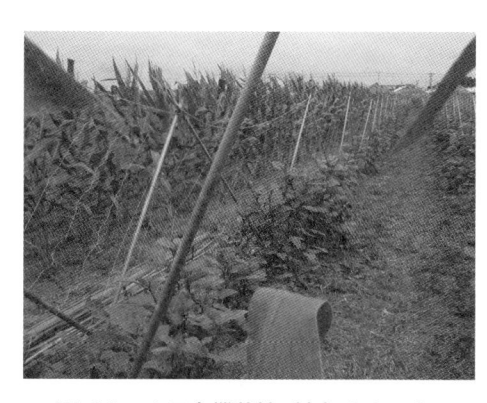

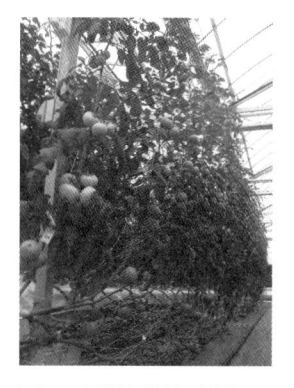

図 4.1　ナス有機栽培（左）とトマトのロックウール養液栽培（右）
有機栽培：ナスの周りに害虫よけおよび風除けの効果を期待したデントコーンが植えられている。
養液栽培：環境制御され，養分は一般に高純度の化学肥料の液肥が精密に施用される。

[*1] JAS（Japanese Agricultural Standard）規格：「農林物資の規格化及び品質表示の適正化に関する法律」。この法律は，飲食料品などが一定の品質や特別な生産方法でつくられていることを保証する「JAS 規格制度」（任意の制度）と，原材料，原産地など品質に関する一定の表示を義務づける「品質表示基準制度」からなる。第 1 章で詳述。

全的な栽培法として，また施肥管理が簡略化できる省力的な栽培法として普及が進んでいる。

F. 養液栽培

solution culture または soilless culture と呼ばれる。基本的には，養液を作物に与え生産する栽培法であり，原則として土壌を用いない栽培法である。日本では1970年代から，容器に培養液を溜めて循環や通気により根に酸素を供給する，いわゆる湛液水耕の実用化が盛んに行なわれ普及が進んだが，現在ではその面積の伸びは停滞している。そのほか，養液を薄い膜として流すNFT (nutrient film technique) の実用化研究なども行なわれた。培地としてロックウールを用いる養液栽培も開発され，現在わが国では湛液水耕栽培を上まわっている。生産物の品質について，土壌を用いた栽培に比べ栄養価が劣るといわれる場合もあるが，通常の品質成分は慣行栽培と同等であり，養液栽培が優る場合も多々ある。

4.1.3　栽培環境のいろいろ

A.　露地栽培と施設栽培の概要

農産物の品質は施肥だけではなく栽培される環境にも影響される。それには大きく分けて露地栽培と施設栽培がある（図4.2）。露地栽培とは屋根などの覆いがなく露出した地面で栽培する方法であり，天候や病害虫の影響を受けやすく，肥料の吸収のされ方も異なる。イネや麦，果樹，畑野菜の多くはこれにあたる。わが国で栽培されている多くの野菜のうち，重量野菜と呼ばれる大根やキャベツなどの野菜は露地で栽培される。野菜栽培面積の多くはこのような露地野菜栽培であるが，生産は施設に比べ不安定である。品不足による価格の高騰や豊作による廃棄は多くの場合，露地栽培の野菜である。輸入品に押され面積は減少傾向にある。

一方，わが国の野菜生産では施設栽培がその生産額の約半分を占めるほど盛んである。これはビニールハウスなどの中で栽培する方法であり，一般に生産コストが高いが生産安定性も高い。施設

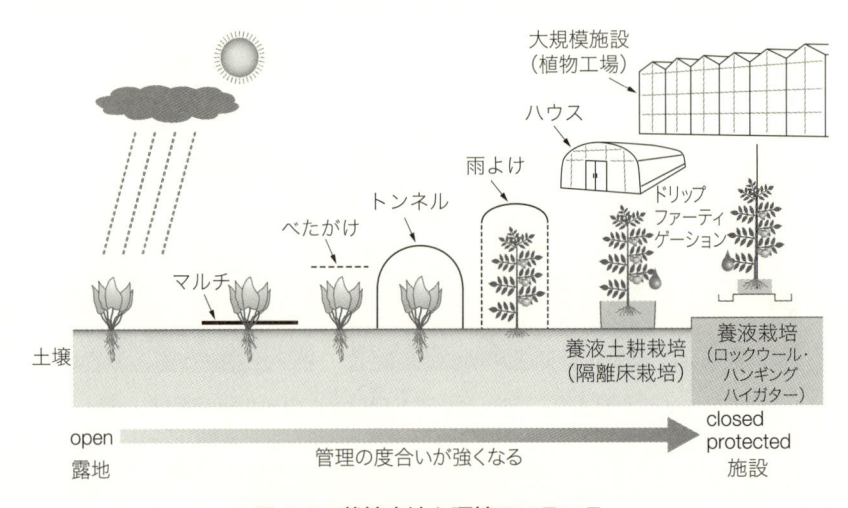

図4.2　栽培方法と環境のいろいろ

ドリップファーティゲーション：fertilizer（肥料）と irrigation（灌水）を同時に行なうこと。土壌でもロックウールなどの培地でも行なえる。
ハンギングハイガター：ロックウールなどの培地を乗せたガター（排液用の溝がついた板）をつり上げて（ハンギング）栽培する方法。

面積の約7割は野菜が占めるが，果樹，花などの園芸作物でも普及し，面積自体は最近まで増加傾向にあった。しかし2000年前後をピークに，その面積は頭打ちとなった。主な原因は施設建築資材や燃油代が高騰しているためである。施設栽培とは柱のあるハウス状の構造で人が出入りして管理するイメージであるが，英語の protected cultivation として解釈すると，不安定な降雨，日射などの気象条件や病害虫などから植物体を守る栽培法となる。したがって，植物工場やガラス温室，ビニールハウスはもちろんであるが，葉菜類のトンネル栽培や「べたがけ」などもここでは広い意味での施設栽培（作物保護栽培法）といえる。環境を制御する栽培法は野菜において特に発達し多様化している。

B. 作物保護栽培法

(1) マルチ栽培

露地栽培に最も近く，「マルチ」とは元来敷きワラ栽培を意味した。プラスチックフィルムを畑に敷いて保温や雑草抑制などに利用するものである。肥料の利用効率にも影響を与える。

(2) べたがけ栽培

「べたがけ」とは，防虫，発芽促進，霜よけなどの目的で，植物の上などに直接，不織布などの軽い資材を一面「ベタッとかける」栽培法である。

(3) トンネル栽培

被覆資材で作物をトンネル状に覆うもので，一般にその中で栽培管理が行なえないような高さである。

(4) 雨よけ施設栽培

雨による作物のぬれを防止し，灌水によって養水分の吸収を適正に調節するために，上部をプラスチックフィルムで覆う栽培法である。冬期間に施設の側面を被覆して保温の目的で使用しているものは下記の施設と同じ扱いになる。

(5) 施設栽培

ガラス室やプラスチックフィルムで覆うハウスは，農林統計上の施設栽培である。植物工場は施設栽培の一種で，温度・湿度・光量，養分を精密に管理できる。植物工場での養水分管理は水耕栽培で行なわれる。

このように栽培法・施肥法・栽培環境は種々あるが，個々の管理が適切に行なわれていることを示す情報が求められる。それにはまず，生産者が管理を適切に記帳し，必要に応じて流通および消費者に提供することである。これに加え，網羅的な管理ツールとして，客観的な指標に基づき，迅速に疑わしい農産物を判別する化学分析技術が求められる。

4.1.4 窒素安定同位体の活用

A. 多様な農産物を見分ける切り口

このように作物の栽培法・栽培環境は多様であり，農産物を分析することにより栽培履歴を推定することは，実際きわめて困難であることは容易に想像できる。しかし，一つの重要な切り口がある。それは肥料，特に窒素の種類とやり方を窒素安定同位体比から評価する手法である。今まであげてきた栽培法の中で，農産物の安全や生産過程に関心の強い消費者に根強い人気のあるのは有機栽培ではないだろうか。有機栽培は慣行栽培に比べて特に施用される窒素の種類とやり方に特徴が

ある。栽培履歴の推定では窒素を中心にその差異が現われると想定され，その同位体に着目した研究がまとまりつつある。有機栽培やある特殊な栽培を行なった農産物がおいしいかといった品質の問題は別として，まずはそれらを判別する視点からの分析技術を紹介する。

これから取り上げるδ^{15}N値は，^{15}Nの^{14}Nに対する比（R）について，標準試料との差から計算される値であり，次式より求められる。

$$\delta 値 = [R（試料）/R（標準試料）-1] \times 1000 \quad (‰, 単位：パーミル) \quad (1)$$

生態学の分野では，窒素の動態の解析に用いられている。大まかにいうと，重い窒素（^{15}N）の割合が増えるとδ^{15}N値は高くなる。後節の各論では，施肥などの栽培法の判別に米や野菜などの農産物のδ^{15}N値を適用した個別事例を紹介する。

B. 化学肥料と有機質肥料のδ^{15}N値は異なる

化学肥料のδ^{15}N値は多くの場合0‰に近い値となると想定される。それは，化学肥料が合成される過程に依拠する。一般に化学合成された窒素肥料は，ハーバー・ボッシュ法[*2]に基づき，空気中の窒素が使われるため，標準試料である大気との差は小さく，式(1)から想像されるように0‰に近くなる。一方，堆肥化された資材中の窒素は，堆肥化過程でアンモニア揮散や脱窒において窒素の同位体分別が生じ，重窒素の濃縮すなわち^{15}Nの割合の増加が生じるため，δ^{15}N値が化学肥料に比べ高い値になる。資材により異なるが完熟堆肥では＋20‰にまで上昇する。

総じていうと，δ^{15}N値は化学肥料に比べ有機物施用で高い（表4.1）。化学肥料のδ^{15}N値は－3.3～＋4.0（平均値＋0.3‰）である。その中でも養液栽培用の肥料（例えば大塚1号，2号）は精製されているためか，δ^{15}N値は－2～－3‰と肥料の中では最も低い値である。有機質肥料のδ^{15}N値は化学肥料以上に幅がある（－0.9～＋20.8‰，平均値＋9.5‰）。この中で例外的なのが大豆粕である。大豆はそもそも窒素固定を行なうので作物自体のδ^{15}N値が低い可能性がある。さらに発酵していない資材は同位体分別も生じていないためその値は高まらない。有機質肥料の中で植物性の堆肥は動物性の堆肥に比べδ^{15}N値が小さくなる傾向がある。これは生態学的に動物が植物の上位にあり，植物を食べるプロセスおよび排泄後の堆肥の発酵により，さらに高いδ^{15}N値になるためである。市販と自給を比べても違いがある。これは，市販堆肥は畜糞を原料とする場合が多いことと堆肥化が十分進むため，自給堆肥に比べδ^{15}N値が高くなる傾向がある。

C. 施肥窒素のδ^{15}N値が生産物にも反映される

δ^{15}N値は化学肥料と有機質肥料で大きく異なる。作物が主に肥料に由来する窒素を吸収したとき，一般に吸収の過程でδ^{15}N値が大きく変化しないため生産物のδ^{15}N値に反映され，農産物の判別が可能となる。δ^{15}N値以外にも，硫黄や酸素の同位体比から計算されるδ^{34}S，δ^{18}O値についても検討されたが，慣行施肥と有機物施用農産物の判別には，安定同位体の中でも窒素が最も適当であることが示されている[1]。おおむねこのような考え方に基づき，実用化への適用が検討され始めている[2,3]。

基本的には施肥された窒素のδ^{15}N値は，比較的忠実にそれにより生育した生産物に反映される（図4.3）。生産物のδ^{15}N値は，有機肥料（牛糞堆肥など十分発酵が進んだもの，土耕）＞有機肥料（な

[*2] ハーバー・ボッシュ法：Fritz Haber，Carl Boschにより開発されたアンモニア合成法であり，「水と石炭と空気とからパンをつくる方法」といわれ，このアンモニア合成法の開発以降，世界の人口は急速に増加した。現在では地球生態系における最大の窒素固定源といわれる。

表 4.1 さまざまな肥料の $\delta^{15}N$ 値（‰）

肥料名称[a]	化学または有機質肥料	$\delta^{15}N$ 値（‰）	植物由来[b]動物由来	発酵の有無	市販または自作	文献[c]
大塚2号	化学	−3.3	—	無	市販	4
大塚1号	化学	−2.1	—	無	市販	4
CDU化成 S222	化学	−1.6	—	無	市販	4
OK-F-1	化学	−1.3	—	無	市販	7
NK化成 222	化学	−1.0	—	無	市販	8
フルライト 403号	化学	+0.5	—	無	市販	8
園芸化成 460	化学	+1.5	—	無	市販	8
複合燐加安 402号	化学	+1.9	—	無	市販	8
CDUS555	化学	+2.4	—	無	市販	7
フルライト特 444号	化学	+2.4	—	無	市販	8
高度化成 NS052	化学	+4.0	—	無	市販	8
大豆粕	有機	−0.9	植物	無	市販	7
菜種油粕液肥	有機	+1.9	植物	有	自作	7
菜種粕	有機	+2.4	植物	無	市販	7
有機アグレット 666	有機	+2.7	植物+動物	無	市販	7
米ぬか	有機	+3.1	植物	無	市販	7
ぼかし肥料②	有機	+3.5	植物+動物	有	市販	7
ともだち 643	有機	+4.4	植物+動物	有	市販	7
CSL（液肥）	有機	+4.7	植物	有	市販	4
ぼかし肥料①	有機	+7.3	植物+動物	有	自作	7
ネイチャーエイド液肥	有機	+9.3	植物	有	市販	7
牛糞堆肥①	有機	+9.8	動物	有	自作	7
鶏糞ペレット	有機	+11.1	動物	有	市販	7
魚粕	有機	+11.5	動物	無	市販	7
豚糞堆肥①	有機	+14.3	動物	有	市販	7
発酵鶏糞	有機	+15.6	動物	有	市販	7
牛糞堆肥③	有機	+16.7	動物	有	市販	7
牛糞堆肥	有機	+16.7	動物	有	市販	4
豚糞堆肥②	有機	+17.3	動物	有	市販	7
牛糞堆肥②	有機	+17.8	動物	有	市販	7
フジミ発酵鶏糞	有機	+20.2	動物	有	市販	8
鶏糞堆肥	有機	+20.8	動物	有	市販	4

[a] 販売されている肥料および一般的な名称。○付き数字は異なる文献の異なる肥料からの引用を示す。
[b] 文献内の記述などから主たる素材を筆者が推定した。
[c] それぞれの文献から一部引用。

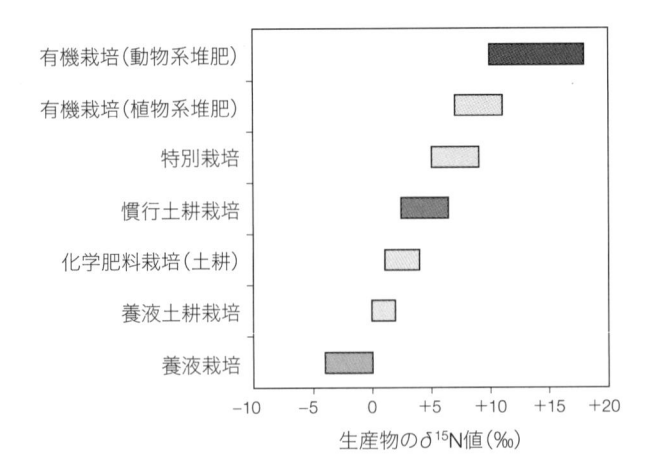

図4.3 栽培法とδ^{15}N値との関係

たねかすなど発酵していないもの，土耕）＞化学肥料（土耕）＞無機養液土耕（土耕）＞養液栽培という順序になる。植物に利用される窒素において，肥料は最大要因であり，農業の場合，植物体に供給される最大の画分である。しかし，詳細にみていくと同じような肥料でもそれには幅があるため，これが生産物のδ^{15}N値のばらつきになる。また，肥料に比べ可給度は低いが土壌に由来する窒素も場合によっては重要な窒素源となる。そのほか，生産に使用される水に含まれる窒素も考慮する必要がある場合がある。さらに，空気中の窒素固定をする微生物と共生する作物であれば，このような微生物と共生しない作物に比べ，空気のδ^{15}N値である0‰により近づくであろう。主にこの4つのソースを押さえれば，厳密に生産物のδ^{15}N値を推定できる。

現実的にはかなりの手間はかかるが，特に肥料と土は重要な窒素供給源であるため，生産物Aが本当に肥料Bを使い土壌Cで生産されたかどうかを判別することは，それぞれの現物があれば可能である。

4.1.5 生産環境と生産物のδ^{15}N値

肥料や土壌以外に，生産物のδ^{15}N値に顕著に影響を与えるのは降雨である。施用された肥料のδ^{15}N値は，比較的忠実にそれにより生産された農産物に反映されるが，施用された窒素が一部流亡や溶脱し，植物の養分吸収器官である根の届かない部分に移動してしまうと肥料の影響は薄れる。つまり，このような場合，根の周りには相対的に土壌由来の窒素が多くなり，土壌窒素のδ^{15}N値の影響を受けやすくなる。また，土壌窒素のδ^{15}N値も地域や場所により異なるため変動の要因となる。すなわち図4.4に示すように，露地でトマトをつくった場合は，同じδ^{15}N値の窒素肥料を施用した場合でも，降雨の多少や異なる土壌窒素の影響により生産物への影響の出方が異なり，予測の精度が落ちる（図4.4左）。一方，マルチなどで土壌表面が被覆され肥料が流亡しにくいように工夫されるとその相関は高くなる。さらに，施設栽培などで環境が制御されると，施用した肥料のδ^{15}N値とそれによって生産される生産物のδ^{15}N値との相関はきわめて高くなる（図4.4右）。

一般に環境が制御された状態では肥料のδ^{15}N値が生産物に反映されやすい。図4.5に示すように施設栽培の場合，有機質肥料と化学肥料による生産物のδ^{15}N値は明瞭に分かれるが，同じ肥料

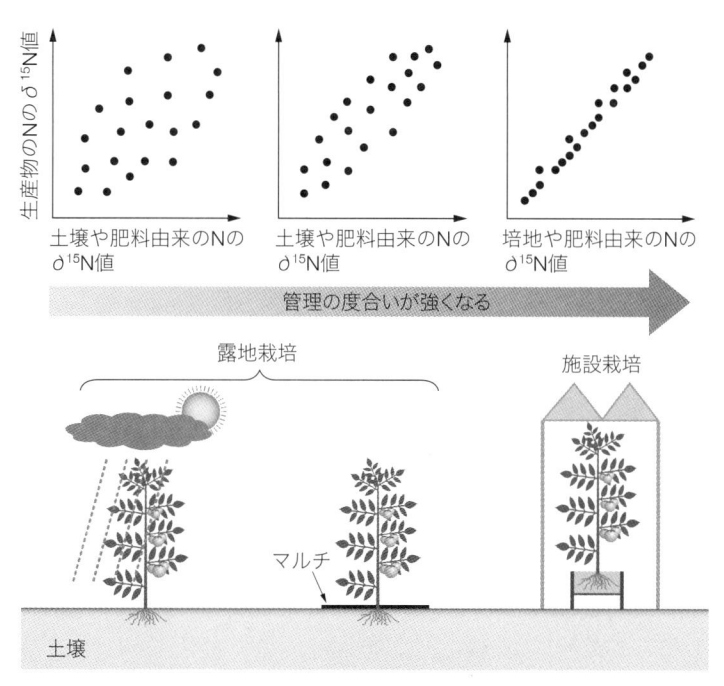

図 4.4　環境が生産物の $\delta^{15}N$ 値に与える影響

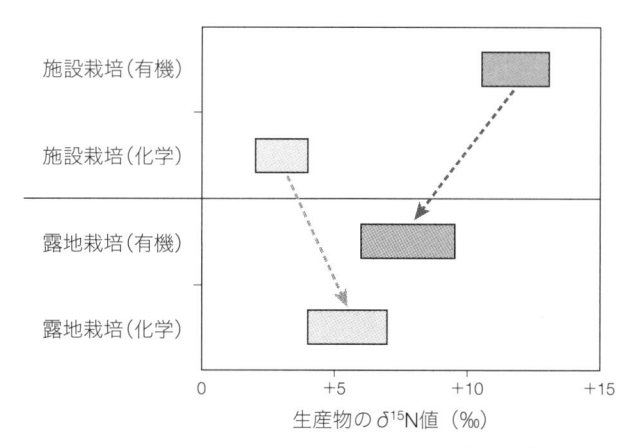

図 4.5　露地または施設で生産された野菜の $\delta^{15}N$ 値

でも露地になるとその境界が重なってくる。前述のように肥料の影響が薄まり +5〜+8‰ を示す土壌窒素の影響が強く現われるためである。

4.1.6　草本性と木本性の特徴

環境以外にも生産物の $\delta^{15}N$ 値に影響を与えるのは，植物そのものの性質である。化学分析による判別の場合，有機農産物か否かは生産される農産物の $\delta^{15}N$ 値で判断されるが，例えば米や野菜などの草本性の植物では，それぞれの肥料の連用開始後比較的速やかにその肥料の $\delta^{15}N$ 値へと漸近していく（図 4.6）。それは，生産物となる部分以外の茎などの窒素がストックされている容量が

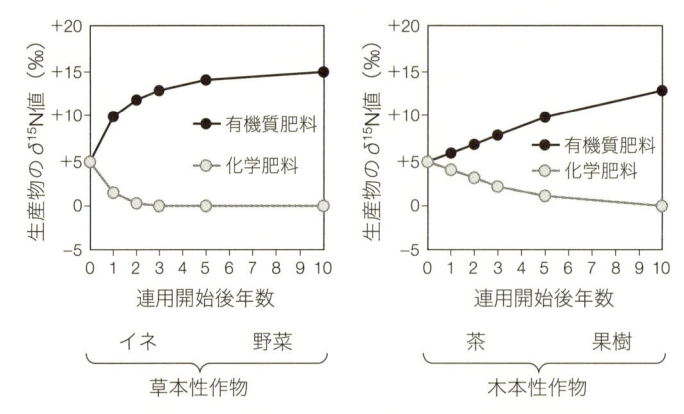

図4.6 草本性植物と木本性の $\delta^{15}N$ 値の違い

比較的小さいため，吸収された窒素の $\delta^{15}N$ 値が速やかに生産物部分に反映されるからである．さらに，生育が比較的早いため，土壌に施用された窒素が流亡や溶脱しないだけでなく，同位体分別も起こりにくく， $\delta^{15}N$ 値が変化せずに吸収されるためと考えられる．一方，茶や果樹では生産物である茶葉や果実はそれを支える幹や根などの容量の大きな貯蔵器官を有する．前年まで栽培されていた環境の影響を受けたこれらの部位に貯蔵された窒素が，新芽や果実へと転流することになる．したがって，徐々に肥料そのものの $\delta^{15}N$ 値へと漸近していくパターンをとる．また生育期間が草本性作物に比べ長いことも，施用された肥料 $\delta^{15}N$ 値が緩やかに生産物に反映されることに寄与している．

現在の法律では，「通常の作物は，植え付け前2年以上，永年作物[*3]では収穫前3年以上，化学合成農薬，化学肥料を施用していない圃場で生産されたものが有機農産物」とされる．各論で詳述するが，現在までの結果を総合すると，環境が制御された施設生産などの野菜では，初年度から肥料の $\delta^{15}N$ 値と生産物の $\delta^{15}N$ 値がほぼ一致するが，茶や果実などでは3年目から統計的な有意差が出るようである．図らずも行政的基準と科学的基準の整合性がとれる塩梅であることは興味深い．

4.1.7　高度偽装防止技術の開発に向けた今後の展望

有機農産物を求める消費者は多く，さらに，どの程度環境保全に配慮した農業を営んだかで農産物を評価する消費者も今後増えるであろう．表示の信頼性を支える技術もそれに応えていく必要がある．さらに，農産物の原産国に関する偽装表示問題もあとを絶たず，原産地表示についても対応可能な品目を増やすとともに，より正確で簡便な科学的な検証方法の確立が求められる．これらのニーズに対応するために，本節で中心に述べた窒素安定同位体比と，従来原産地判別で活用されてきた微量元素による判別指標を複合的に活用した新たな指標の策定により，施肥履歴・原産地判別双方向からの，総合的な偽装判別の実用化が期待される．

栽培履歴の違いを利用した原産地判別の可能性については，パプリカの例がある[4]．パプリカは韓国やオランダからの輸入が近年増加してきているが，現状の栽培方法から考えて国産のパプリカ

[*3] 永年作物：何年間にもわたり栽培を繰り返し，枝や茎・幹が木質化する主に樹木で，果樹，茶，コーヒーなどはこれにあたる．

は土耕栽培の可能性が高く，外国産（オランダや韓国）のパプリカは養液栽培の可能性が高い。これらの結果から，土耕栽培と養液栽培の窒素安定同位体比が大きく異なるので，海外の土壌や資材に由来する微量元素に基づく指標と，施肥および栽培法に由来する$δ^{15}N$値などの指標とを組み合わせ，双方向から検証するシステムを開発すれば，より信頼性の高い表示判別法となる。施肥履歴の判別に有効な無機元素はまだ見つかっていないが，今後の新たな発見が待たれる。

以上，得られている知見を総動員して農産物表示に対する消費者の信頼を裏切らない，より高度で科学的な判別法の確立と充実が求められる[5,6]。

4.2 野菜・果樹・茶・キノコ・花き

4.2.1 野菜

A. 施設土耕栽培の品質と判別事例

トマトの隔離床栽培において，5種類の施肥区（① 化学肥料であるCDU[*4]を与えたCDU区，② 同じく化学肥料である低硫酸根緩効性肥料を与えたLSR[*5]区，③ 窒素の想定必要量の半量ずつをCDUと牛糞堆肥で与えた区，④ 同様にCDUと鶏糞堆肥で与えた区，⑤ 牛糞堆肥および鶏糞堆肥のみを与えた区）を設け，年2作4連作栽培した。収量の経年変化，トマト果実の糖度，無機成分組成，土壌と果実の$δ^{15}N$値を測定した[9]。

化学肥料と有機質肥料施用で収量における有意な差は認められなかった。果実糖度および無機成分含量においても顕著な差は認められなかった。この結果からは，巷でよくいわれるように，有機質肥料施用がトマトの収量，糖度，無機成分含量を増加させるという結論を導くことは困難であった。一方で，化学肥料および有機質肥料の$δ^{15}N$値は，土壌と果実の双方の$δ^{15}N$値に反映され，土壌と果実の$δ^{15}N$値の間には高い相関が認められた（$R^2=0.89$）（図4.7）。有機質肥料施用したものと化学肥料施用したものは明らかに$δ^{15}N$値が異なり，これが有機農産物と慣行農産物を分ける指標になりうることが示された。

この結果で注目すべきもう一つの点は，慣行施肥の半量を有機質肥料で置き換えた場合，これにより生産されたトマトの$δ^{15}N$値が化学肥料区と有機肥料区の間の値をとることである。これは，現在多くの都道府県で取り組まれている特別栽培農産物に相当するものを，窒素安定同位対比で判別できる可能性を示唆している。生産物の窒素安定同位体比のみから，あらゆる栽培環境における基準値を明確に定義することは困難であるが，施設生産など土壌からの肥料成分が溶脱しない条件においては特別栽培農産物は化学肥料農産物（＋3‰）と有機農産物（＋18‰）の間の値（＋12‰）程度になり，これらの値が判断基準になる。

1960年以降の高度化した農業は，化学肥料を中心とした施肥が普及した。その過程で生じた種々の問題を解決するアンチテーゼとして，有機農業が位置づけられてきた。そのため，有機か無機かが，いわば0か1かというデジタル的発想で仕切られた。しかし，現実的な取り組みはその中間に位置するような，環境保全型農業である。むしろこの部分を積極的に評価するべきである。このよ

[*4] CDU（cycro di urea）：化学肥料の一種で緩効性肥料。尿素とアセトアルデヒドを縮合させた緩効性肥料で，微生物に分解されて，ゆっくりと肥効を発現する特徴を有する。
[*5] LSR（low sulfate slow release fertilizer）：化学肥料の一種で，土壌に蓄積しやすい硫黄分を含まない緩効性肥料。

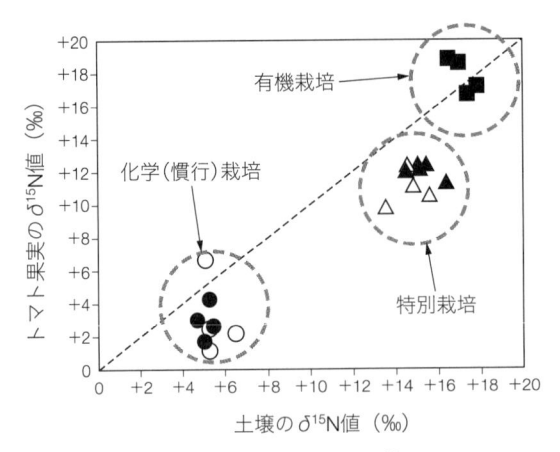

図 4.7　栽培土壌とトマト果実のδ^{15}N 値との関係
○：CDU（化学肥料），●：LSR（化学肥料），▲：牛糞堆肥＋CDU，△：鶏糞堆肥＋CDU，■：牛糞＋鶏糞堆肥。慣行，特別，有機，それぞれの栽培法に相当する。

うな農法の判別にアナログ的な発想を導入できる面でも，δ^{15}N 値は評価されるべき指標である。

B.　有機農産物市場管理へのδ^{15}N 値の活用

　有機 JAS 認証を受けた果菜類と，スーパーマーケットにおいて購入した同じ種類の有機 JAS 認証を受けていない果菜類について品質を調査し，同様にδ^{15}N 値を分析した。5 種の果菜類（トマト，キュウリ，ナス，シシトウ，カボチャ）を分析した結果，無機元素組成については有意な差がある特定の元素は認められなかった。有機農産物はミネラルが豊富であるとする報告もあるが，誘導結合プラズマ（ICP）発光分析により得られた結果からは，必ずしもそうではないことが示された。しかし，供試した 5 種類の果菜類のδ^{15}N 値はすべてにおいて，有機農産物の値が表示のないものに比べ高くなった[10]。作物種を越えて有機農産物でδ^{15}N 値が高くなることが明らかとなった。有機農産物の認証においては，現行では検査員が聞き取りで行なうといった手法がとられるが，このような調査を数値的に保証するためにδ^{15}N 値が使用できる可能性がある。すなわち，有機農産物と称する農産物のδ^{15}N 値がある値（例えば＋5.0‰）を下まわった場合，それが有機農産物でない可能性が考えられ，詳細に検査する対象とするという使い方が考えられる（図 4.8）。

C.　養液土耕のδ^{15}N 値

　養液土耕は，土壌に対して，少量の液肥を希釈しながら灌水時に作物に施用する方法である。そのため，綿密な施肥管理が可能であり，特に高品質な生産物が求められる果菜類において導入が進みつつある。また，慣行施肥に比べ肥料効率が高いため，環境保全型農業を推進するうえでも重要な技術の一つである。この養液土耕において，施用窒素量を減少させた場合の果実のδ^{15}N 値を測定した[11]。この実験の結果からは，日々の適切な窒素量が植物体に与えられる場合，生産される果実のδ^{15}N 値は，化学肥料の値に近い 0‰に近づくことが示された。逆に施肥量が減少すると，δ^{15}N 値は土壌のδ^{15}N 値に近づいた（図 4.9）。肥料が不足すると土壌の窒素の影響が大きくなることがわかる。

D.　養液栽培のδ^{15}N 値

　養液栽培におけるδ^{15}N 値はどうであろうか。ここでは，施肥法として施肥量の削減が期待でき

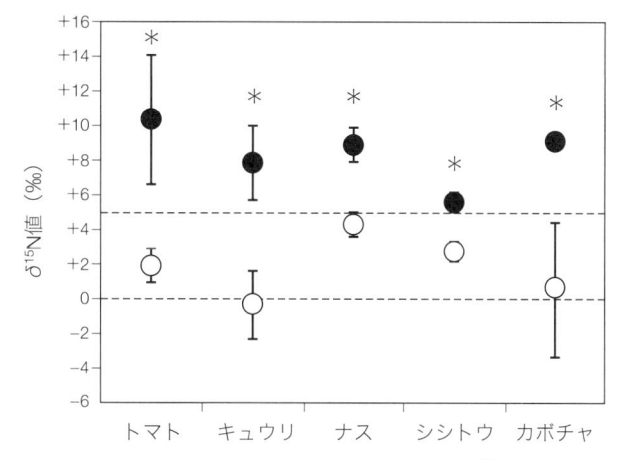

図 4.8　各果菜類の有機 JAS 表示の有無とδ^{15}N 値の関係
●：有機 JAS 表示あり，○：有機 JAS 表示なし．値は 3 個体の平均値，縦棒は標準偏差を示す．Fisher の有意差検定により，＊は 5％の危険率で有意差あり．

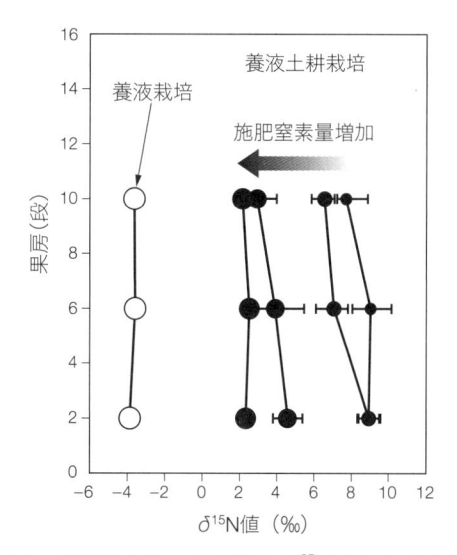

図 4.9　栽培法がトマト果実のδ^{15}N 値に与える影響
●：養液土耕，シンボルの大きさに伴い化学肥料（養液）の施肥窒素量が異なる．小さいほうから 27, 41, 54, 81 mg N/日/株．○：養液栽培 81 mg N/日/株．

る量管理法による結果を紹介する．この手法は 1 日に植物体が必要とする肥料を毎日与え，培養液に過剰の肥料成分が残存しないように制御する手法である．ここでは，将来的な排出規制を想定して，養液中の硝酸性窒素およびリンの濃度を 10 ppm に抑えるように設定した．この結果は，養液栽培で生産されたトマトは 0‰以下の値となった．これは植物体への窒素の供給源が化学肥料に限られ，使用した肥料のδ^{15}N 値が高純度であり，−2.1‰や−3.3‰の値をとり，それが反映されたと考えられる[4]．すなわち，0‰以下の値を示す農産物は植物工場に類する生産方法によるものと推察される．

4.2.2 果樹

A. 有機ナシの品質と判別事例

有機質肥料の一種である，なたね油かすのニホンナシ生産への利用について評価した[12]。無窒素区，化学肥料区，有機肥料区（礼肥[*6]として化学肥料を使用）の3処理区を設け，15年にわたって収量および糖度の調査を行なった。特に，収穫まで時間のかかる果樹として，ナシにおける有機物連用効果を，なたね油かすと化学肥料を比較することにより明らかにした。ナシの1樹あたりの収量は15作の平均で，無窒素区，化学肥料区，有機肥料区でそれぞれ100，114，113 kg であった。化学と有機の間での差は認められなかった。

品質について14作の平均で，無窒素区，化学肥料区，有機肥料区でそれぞれ13.0，13.0，13.1 Brix[*7]％と処理間での差は認められなかった。一方，化学肥料区のナシ果実の$\delta^{15}N$値は+0.5‰，有機肥料区のナシ果実の$\delta^{15}N$値は+4.1‰となり，相互の判別が可能であった。無窒素区のナシ果実の$\delta^{15}N$値は+3.1‰となり，化学肥料区と有機肥料区の間の値となった。

なたね油かすの場合，堆肥化を経ていないため$\delta^{15}N$値の上昇が小さい。また有機肥料区の中には礼肥として硝酸アンモニウムも使用されていた。そのため，化学肥料区と有機肥料区のナシとの差は3.1‰と比較的小さかった。有機と化学の相対的な比較による判別は可能であったが，土壌に由来する地力窒素の影響が大きい場合は，化学肥料との相対的な比較なしでは十分に判別できない可能性もある。

逆に，今回のような場合でも，肥料や土壌に関する付加情報があれば，施肥履歴の管理に$\delta^{15}N$値を利用することが可能となる。例えば，施用されて肥料の種類と量，使用された土壌の$\delta^{15}N$値があらかじめわかっていれば，それにより生産された農産物の$\delta^{15}N$値が予測できる。ナシで化学肥料と有機質肥料の連用を開始し，果実の$\delta^{15}N$値初期の経年変化を測定した場合，1〜2年目は有意な差がないが，3年目から有意な差が認められたという結果が得られた。

B. 有機オレンジの品質と判別事例

オレンジの産地でもあるイタリアでは，有機栽培の判別のニーズがある[13]。慣行栽培と有機栽培を行なっている各7農家からオレンジを採取して品質などを評価した。通常の品質分析に加えて全窒素含量やシネフリン[*8]含量，果汁の繊維タンパク質とアミノ酸の$\delta^{15}N$値を測定したところ，全窒素含量とシネフリン含量は有機オレンジに比べ慣行オレンジで高かった。一方で，タロッコ（ブラッドオレンジ）[*9]の繊維窒素の$\delta^{15}N$値は慣行で+5.53‰に対して有機で+6.76‰と有意に高く，判別が可能であった。つまり，他の成分についても総合的に考察すると品質については必ずしも有機が慣行に勝るわけではないが，$\delta^{15}N$値を活用して判別は可能であるという結果であった。

[*6] 礼肥：れいひ，お礼肥（おれいごえ）ともいう。一般に永年性の作物において，果実などの収穫後に施す肥料のこと。次の収穫に向け植物体を充実させるために施される。

[*7] Brix：溶液中の固形分濃度（％）。果汁は糖の割合が高いので，そのまま糖度とする場合が多い。

[*8] シネフリン：生薬の麻黄（エフェドラ）に含まれる成分，エフェドリンと類似の構造をして交感神経，副交感神経混合型興奮作用を有する。脂肪分解を促進する効果が期待される機能性成分である。

[*9] タロッコ（ブラットオレンジ）：果実皮と肉質にアントシアンの赤い色素を生じるオレンジの一群。イタリアでは今でもブラッドオレンジが主流である。ヨーロッパで普及したが，現在はネーブルオレンジやバレンシアオレンジの生産が盛んである。

4.2.3 茶

A. 有機茶の品質と判別事例

　有機栽培茶と慣行栽培茶の違いについて明らかにした。対象とした地域は茶どころ静岡の中でも有機茶の栽培が盛んな北遠地域で，そこから入手した荒茶を研究材料とした。特に慣行茶と有機茶を同一評価基準で評価するために荒茶の取引価格についても注目した。価格については平均すると慣行茶が4665円/kgなのに対し，有機茶が4610円/kgとなり慣行茶のほうが高くなった。荒茶価格は，茶商による総合評価が反映されているが，有機茶は必ずしも高い評価が得られるわけではなかった（図4.10）。実際，アミノ酸などの品質成分を分析しても有為な差は認められなかった。しかし，$\delta^{15}N$値を測定したところ，慣行茶では+4.2‰，有機茶では+6.8‰となり，有意な差が認められた[14]。

　有機茶は，栽培的にも経営戦略としても工夫が必要とされ，例えば有機物の投入や病害発生を抑えるための細かい整枝管理などが行なわれるが，それに見合った価格は形成されていない。今後，これらの営農努力がより価格に反映されるようになった場合，それを通常栽培の茶と判別するニーズも生じるであろう。$\delta^{15}N$値による判別が消費者に信頼される市場の形成を保証する技術として活用されることであろう。

B. 養液土耕の茶の事例

　一般に茶の施肥量は多く，年間生葉収量1.5 t/10 aの場合，窒素54 kg/10 aと多量の施肥が行なわれる。窒素を投入するほど高品質になるといわれ，一般にはさらに窒素が投入される傾向にあり，それが環境汚染を引き起こしているという指摘がある。これに対して土壌診断などに基づいた適正施肥の普及が取り組まれている。その中の先進的な事例として，養液土耕技術がある。先にも述べたが，液肥を少量ずつ茶樹に与えるので，肥料の吸収効率がよく環境保全的な施肥法であると考えられる。このような栽培法の茶葉の$\delta^{15}N$値は−1.7‰と，通常の化学肥料施用の+1.6‰よりは低くなり，判別が可能である。有機栽培もプレミアムとなるが，このような環境に配慮して肥料吸収を効率化した施肥法も消費者に評価されプレミアムになる可能性もある[15]。

4.2.4 キノコ

　農林水産省により「しいたけ品質表示基準」が定められており，栽培法により，「原木」「菌床」

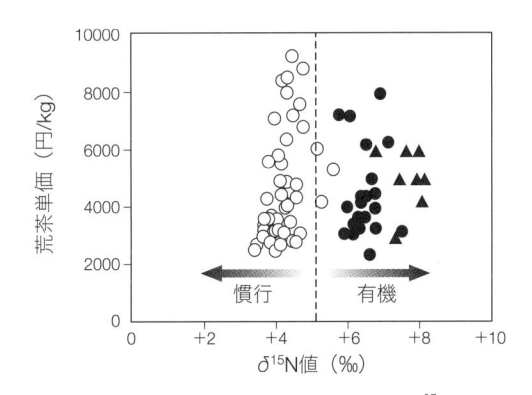

図4.10　有機茶の判別事例：荒茶価格と$\delta^{15}N$値の関係
●▲：有機茶（▲は上記の20年以上長期にわたり萱などの有機物を投入し続けている圃場），○：慣行茶。

などの記載が義務づけられている[*10]。これらについては$δ^{13}C$値により判別できる可能性がある。炭素については，^{12}Cに対する^{13}Cの存在比についてPDB[*11]を基準として測定される。キノコの栽培用培地としてよく使用されるコーンコブが，C_4植物であるトウモロコシ由来であるのに対して，ふすまはC_3植物である麦由来であるため，それぞれの培地の炭素安定同位体比が異なる。それぞれの培地の炭素をシイタケが吸収した場合，生産物に反映される。栽培条件の異なるコーンコブおよびふすまの添加がシイタケの$δ^{15}N$値および$δ^{13}C$値に与える影響を解明し，それらの値によるシイタケ栽培方法の判別技術としての有効性を検証した[16]。

培地の$δ^{13}C$値については，オガコとふすまがC_3植物由来であることを反映し，それぞれ−25.9‰と−24.9‰なのに対して，コーンコブは−11.7〜−12.2‰とC_4植物に認められる高い値であった。これらの添加培地によりシイタケを栽培した場合，子実体の$δ^{13}C$値は特に添加培地の性質を反映してC_3植物のふすま培地の場合は−23.3‰，C_4植物由来のコーンコブの場合は−15.0〜−15.8‰の値であった。

トマトの場合は，有機性液肥として施肥される炭素の$δ^{13}C$値は，果実に反映されなかった。これは，トマトの場合，光合成により固定された炭素が果実に供給されるため，根を経由しての炭素吸収の寄与はきわめて低いためである。

シイタケの場合は，他の多くの菌類同様，炭素源を培地から得るため，培地の$δ^{13}C$値が子実体の値に反映されたのであろう。易分解性もしくは易吸収性の炭素を多く含む添加培地の$δ^{13}C$値の性質が，生産物であるシイタケのそれらの値に反映されることから，そのシイタケが栽培された培地がC_3植物由来かC_4植物由来かを$δ^{13}C$値から推定できる。

4.2.5 花き

化学肥料で栽培した小ギクの$δ^{15}N$値は+5.0‰，ペレット堆肥を施用した小ギクの$δ^{15}N$値は+16.4‰となり，相互の判別が可能であった。かつて，花き生産においては有機物を施用して生産した生産物を差別化して販売する情勢ではなかったが，花きについても環境に優しい栽培法で栽培した生産物が注目を集め，徐々にその意義も認識されつつある。花きは人間にとって心の安らぎなど精神面に訴える農産物であると考えると，本来，廃棄されて環境を汚染する可能性のある未利用有機物を有効に利用して生産された花きであることを，付加価値として認識する消費者が主流になる将来像も描ける。$δ^{15}N$値は今後，有機花きの生産量が増加し有機農産物の判別などの市場管理が必要となってきた場合の有効な判別手段となる[17]。

4.2.6 さらなる品目の拡大

オーガニック〇〇，有機〇〇，という農産物や商品はすでに大きなトレンドとなりつつある。一方で思想的な側面もあり，一歩間違えば不当な内容により不当な支出を導く危惧もはらんでいる。

[*10] キノコの表示：原木栽培とはクヌギ，コナラなどの原木に種菌を植えつける栽培方法であり，菌床栽培とはおが屑にふすま，ぬか類，水などを混合してブロック状，円筒状などに固めた培地に種菌を植えつける栽培方法をいう。

[*11] PDB (Pee Dee belemnite)：アメリカ，サウスカロライナ州にあるPee Dee層から産出したイカの仲間belemniteの化石に含まれる炭酸カルシウム。

本節で解説した同位体に関する成果はさまざまな農産物の評価の一つの切り口にすぎないが，世の中には実にさまざまな農産物があるもので，虚心坦懐に，「では本当に何が違うのか？」を問うきっかけにしてほしい。実際「有機トマトは甘い」というイメージを持つ方は多いであろうが，「甘さ」は施肥や農薬散布の状況よりも，むしろ灌水などの水管理に大きく依存する。つまり，植物工場のような養液栽培でつくったトマトのほうが有機栽培トマトより甘い場合も多々あるのである。分析および判別技術は，真実でない情報に踊らされない冷静な思考に必用な技術である。

4.3 米

「イネは土でとれ，麦は肥でとれ」といわれてきたように，イネ（水稲）はその最も重要な養分である窒素を土壌に大きく依存しており，化学肥料を施用しても水稲が吸収する窒素の6割以上を土壌を由来としている[18]。各地の農業研究機関から収集した水田土壌と米の$\delta^{15}N$値の調査において，土壌，玄米ともにその$\delta^{15}N$値は化学肥料施用区より有機質資材施用区で高く，土壌の$\delta^{15}N$値は植物性有機質資材よりも動物性有機質資材施用で高いことが認められている[19]。また，堆肥の連用によって土壌の$\delta^{15}N$値が変化する過程も報告されており[20]，施用（連用）する資材の$\delta^{15}N$値が元の土壌の$\delta^{15}N$値と異なる特徴を有する場合，土壌の$\delta^{15}N$値は施用する資材の$\delta^{15}N$値の影響を受けて変化する。一方，水稲の$\delta^{15}N$値はその窒素源の$\delta^{15}N$値と類似するとされ[21,22]，それを利用して水稲が吸収した土壌，有機質資材，化学肥料といった由来別の窒素量の推定が試みられている[23]。

図4.11は，農業・食品産業技術総合研究機構東北農業研究センターの有機質資材連用圃場の玄米の$\delta^{15}N$値と，有機質資材も化学肥料も無施用で栽培された玄米の$\delta^{15}N$値との違いを示したものである。高い$\delta^{15}N$値の家畜糞堆肥が連用された条件では，化学肥料の有無にかかわらず正の値となっており，有機質資材・化学肥料無施用よりも玄米の$\delta^{15}N$値は高かった。また，低い$\delta^{15}N$値の化学肥料の施用によって玄米の$\delta^{15}N$値は低下した。さらに，$\delta^{15}N$値の高い家畜糞堆肥を施用したほうが比較的$\delta^{15}N$値の低い稲わら堆肥を施用した場合よりも玄米の$\delta^{15}N$値は高かった。このように，水稲の$\delta^{15}N$値は栽培履歴を反映し，その窒素源の$\delta^{15}N$値の影響を受ける。したが

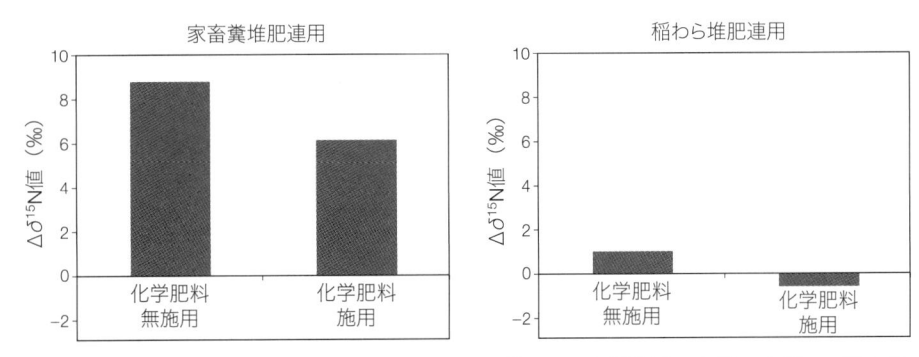

図4.11 有機質資材・化学肥料無施用条件の玄米の$\delta^{15}N$値と有機物連用条件の玄米の$\delta^{15}N$値の相違
$\Delta\delta^{15}N$値は，有機質資材を連用し，そこで化学肥料有無の条件で栽培された玄米の$\delta^{15}N$値から，有機質資材も化学肥料も無施用の条件で栽培された玄米の$\delta^{15}N$値を減じた値。家畜糞堆肥の$\delta^{15}N$値（1998〜2003年平均）：17.4‰，稲わら堆肥の$\delta^{15}N$値（1998〜2003年平均）：5.3‰[20]，化学肥料の$\delta^{15}N$値は0に近い[22]。

って，有機栽培圃場の土壌や，そこで使用される資材の$\delta^{15}N$値，慣行栽培において使用される化学肥料の$\delta^{15}N$値に特徴があれば，有機栽培と慣行栽培の米の$\delta^{15}N$値には違いが生じる可能性がある。

4.3.1　米の$\delta^{15}N$値を用いた有機栽培米の判別法

藤田ら[24]は，北陸産の有機JAS認定米と慣行栽培米の$\delta^{15}N$値を調査し，有機栽培米は慣行栽培米に比べ，明確に$\delta^{15}N$値が高い傾向にあることを認めた。このことから，$\delta^{15}N$値が3‰未満の場合，有機JAS認定米でない可能性が高いので詳細な検査対象にする，という注意情報として，米の$\delta^{15}N$値を用いた有機栽培米の判別法の利用が考えられるとしている。さらに，2002～2004年の複数年次の北陸産米の$\delta^{15}N$値の調査において，有機JAS米は4.9～5.3‰，有機転換中では3.5～4.6‰，慣行栽培米は2.8～3.3‰であり，年度や気候の変動を越えても同様の分析値が得られたので，栽培年にかかわらず$\delta^{15}N$値が利用可能であることを認めている[25]。しかし，東北農業研究センター内の多様な施肥試験圃場における玄米の$\delta^{15}N$値を調査したところ，$\delta^{15}N$値が3‰未満で有機栽培米である可能性が低いことについては認められたが，3‰を大きく超える玄米でも化学肥料を施用したものが多数存在していた（図4.12）。

先に述べたように，米の$\delta^{15}N$値は窒素源の$\delta^{15}N$値の影響を受けるので，窒素源の$\delta^{15}N$値によって米の$\delta^{15}N$値は大きく変動する可能性がある。したがって，米の$\delta^{15}N$値だけで有機栽培米を判別しようとしても，藤田ら[24]が提案するような限定的な方法になると思われる。さらに対象とする米の範囲を広げるためには，窒素源の$\delta^{15}N$値と米の$\delta^{15}N$値との関係から判別法を考える必要がある。

4.3.2　有機質資材の$\delta^{15}N$値

秋田県内の水稲栽培で用いられている有機質資材を収集し，その$\delta^{15}N$値を調査した（表4.2）。化学肥料の$\delta^{15}N$値は0‰に近いとされているが[22]，-0.5～-1.9‰と負の値であった。大豆粕，米ぬか，菜種油粕といった植物だけを原料としている資材の$\delta^{15}N$値は比較的低く，魚，動物を原料としている資材はそれよりも高かった。動物の糞を堆肥化した資材はさらに高く10‰を超えるも

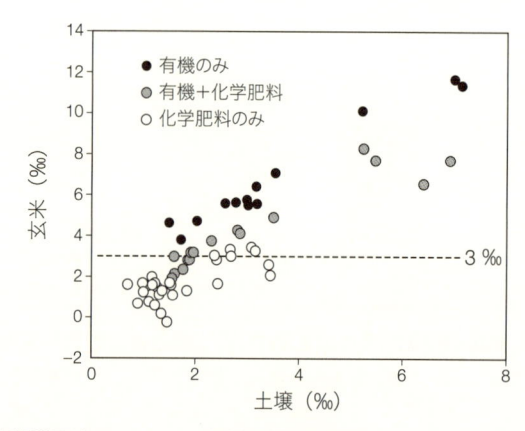

図4.12　東北農業研究センターの多様な施肥試験区における土壌と玄米の$\delta^{15}N$値

表4.2 肥料および有機質資材のδ^{15}N値

資材名	δ^{15}N値	種類，原料
化学肥料1	−1.9	硫安
化学肥料2	−0.5	高度化成肥料
A	2.3	大豆粕，米ぬか
B	3.6	菜種油粕
C	4.3	肉骨粉，動物かす，植物油かす
D	4.9	鶏糞，米ぬか，魚粕
E	5.3	稲わら堆肥[a]
F	5.7	蒸製毛粉，魚粕，肉粕
G	6.2	魚粕，菜種油粕ほか
H	6.5	フェザーミール，肉粕，魚粕，菜種油粕ほか
I	7.6	魚粕，フェザーミール，菜種油粕，大豆粕ほか
J	9.6	魚肉タンパク，胚芽タンパク
K	9.7	うずら糞，魚節蒸かす，米糠ほか
L	9.9	牛糞堆肥
M	10.4	鶏糞堆肥
N	11.8	魚粕ほか
O	13.2	鶏糞堆肥
P	13.8	鶏糞堆肥
Q	17.4	3畜種（牛糞，豚糞，鶏糞）混合堆肥[a]

[a] 稲わら堆肥と3畜種混合の家畜糞堆肥は東北農業研究センターにて使用したもの[20]。発酵鶏糞と表示されているものをここでは鶏糞堆肥とした。

のが多かった。また，複数の原料からなるものが多く，そのδ^{15}N値の範囲は5～10‰程度と広かった。土壌については，日本の沖積土の水田土壌のδ^{15}N値が平均で3.2‰との報告がある[26]。日本の水田の7割程度は灰色低地土とグライ土といった沖積土であるので[27]，広範な地域において，多くの有機質資材のδ^{15}N値は，水田土壌のδ^{15}N値よりも高いとみられる。また，火山灰土については，畑土壌で平均6.5‰であり[26]，水田土壌はδ^{15}N値の低い天然窒素供給などによりこれよりも低いと考えられるので[20]，火山灰土においても多くの有機質資材のδ^{15}N値は，土壌と同程度かそれよりも高いと考えられる。

　これらのことから，何も施用せずに土壌のみを窒素源として栽培した場合に比べ，化学肥料の影響を受けると水稲のδ^{15}N値は低く，有機質資材の影響を受けると水稲のδ^{15}N値は高くなることが多いと想定される。したがって，北陸における有機栽培米のδ^{15}N値が，化学肥料を用いた慣行栽培米よりも高かったのは[24,25]，有機栽培米が有機質資材連用土壌と有機質資材の影響を受け，化学肥料の影響を受けなかったためであろう。

4.3.3　水稲の窒素源と米のδ^{15}N値の関係

　水稲の窒素源を由来別にみてみると，4.3節のはじめに述べたように，水稲にとって最大の窒素源は土壌であり，土壌由来窒素は水稲が吸収する窒素の6割以上を占める。施用した化学肥料は5割程度が水稲に吸収され，それは水稲が吸収する窒素の3～4割程度を占める[28]。有機質資材の利

用率は多様と考えられるが、堆肥については牛糞堆肥の3%[29]から鶏糞堆肥の30%[30]まで報告がある。いずれにせよ有機質資材の窒素利用率は化学肥料の利用率よりも低く、有機質資材のみで栽培される有機栽培においては、水稲体内に占める土壌由来窒素の割合は化学肥料を用いた栽培よりも高くなる。このような資材由来窒素の利用効率によっても、水稲の$\delta^{15}N$値は変動すると考えられる。

最も単純な場合として、土壌だけを窒素源とした場合、すなわち化学肥料も有機質資材も施用しない条件での土壌と玄米の$\delta^{15}N$値の関係を図4.13に示す。これは東北農業研究センターの試験圃場の窒素源無施用区のデータであるが、土壌と玄米の$\delta^{15}N$値には一定の関係が認められた。しかし、土壌と玄米の$\delta^{15}N$値は完全に一致するわけではなく、土壌の$\delta^{15}N$値に対して玄米の$\delta^{15}N$値はやや高かった。このように水稲は窒素源の$\delta^{15}N$値を明瞭に反映はするが、完全に同じ$\delta^{15}N$値になるわけではないようである。

4.3.4　土壌と玄米の$\delta^{15}N$値による判別の可能性

図4.12に示した東北農業研究センターの試験圃場における土壌と玄米の$\delta^{15}N$値のプロットに、図4.13で示した窒素源無施用条件の土壌と玄米の$\delta^{15}N$値の関係式を重ねてみた(図4.14)。すると、

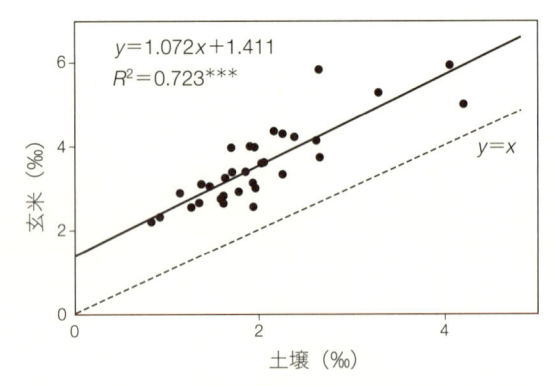

図4.13　東北農業研究センター試験圃場の窒素源無施用区における土壌と玄米の$\delta^{15}N$値

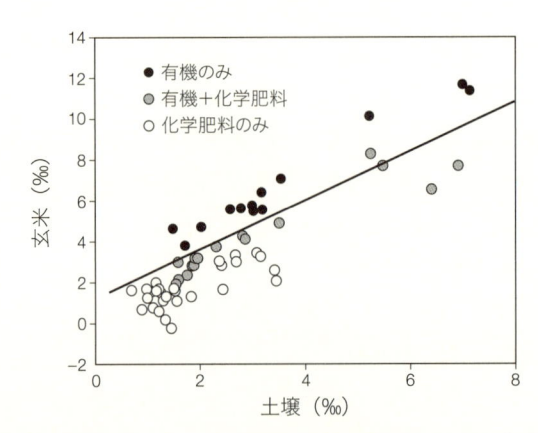

図4.14　東北農業研究センターの多様な施肥試験区の土壌と玄米の$\delta^{15}N$値と窒素源無施用区の土壌と玄米の$\delta^{15}N$値の関係式

有機質資材だけを施用し，化学肥料を施用しなかった玄米の$\delta^{15}N$値はこの関係式よりも高い値であり，化学肥料を施用した玄米の$\delta^{15}N$値はこの関係式よりも低い値である傾向が認められた。すなわち，有機質資材だけで栽培した玄米（有機栽培米）と化学肥料を用いた玄米（慣行栽培米）が，この窒素源無施用条件の土壌と玄米の$\delta^{15}N$値の関係式によっておおむね分けられた。

このことは，本試験圃場のように，有機質資材の$\delta^{15}N$値が土壌の$\delta^{15}N$値よりも高く，化学肥料の$\delta^{15}N$値が土壌の$\delta^{15}N$値よりも低い場合には，窒素源と水稲の$\delta^{15}N$値の関係から合理的な結果といえる。すなわち，土壌の$\delta^{15}N$値よりも高い$\delta^{15}N$値の有機質資材を施用すれば，その土壌のみを窒素源とした場合よりも玄米の$\delta^{15}N$値は高くなるし，土壌よりも低い$\delta^{15}N$値の化学肥料を施用すれば，その土壌のみを窒素源とした場合よりも玄米の$\delta^{15}N$値は低くなると考えられる。この両方が施用された場合は，有機質資材，化学肥料の施用量やそれぞれの窒素の水稲による利用率によって変異があると考えられる。しかし，概して有機質資材の利用率が低く，化学肥料の利用率が高いことから，化学肥料の影響がより現われやすいと考えられる。

これは，土壌，有機質資材，化学肥料の$\delta^{15}N$値の相対的関係が，有機質資材＞土壌＞化学肥料であるときに成立することではあるが，先述したように水田土壌と有機質資材と化学肥料の$\delta^{15}N$値の相対的関係は，程度の違いはあってもこれに該当する場合が多いと考えられる。そこで，同様のことが実際に農家産米でもみられるかどうかを明らかにするために，東北農業研究センターが所在する秋田県大仙市内の農家の土壌と玄米の$\delta^{15}N$値を調査し，それに東北農業研究センターの窒素源無施用条件の土壌と玄米の$\delta^{15}N$値の関係式を重ねてみた（図4.15）。すると農家産米についても，有機栽培の玄米の$\delta^{15}N$値は関係式より高く，化学肥料を用いた慣行栽培の玄米の$\delta^{15}N$値は関係式よりも低い傾向が認められた。さらに，大仙市から数十km離れた横手市内の農家の土壌と玄米についても同様に調査したところ，やはり有機栽培米の$\delta^{15}N$値は東北農業研究センターの窒素源無施用条件の土壌と玄米の$\delta^{15}N$値の関係式よりも高く，化学肥料を用いた慣行栽培の玄米はこの関係式よりも低い傾向が認められた（図4.16）。このように，窒素源無施用条件での土壌と米の$\delta^{15}N$値の関係式によって，米だけの$\delta^{15}N$値を用いるよりも広範な$\delta^{15}N$値の米について，有機栽培米と慣行栽培米をおおむね判別できることが明らかとなった。

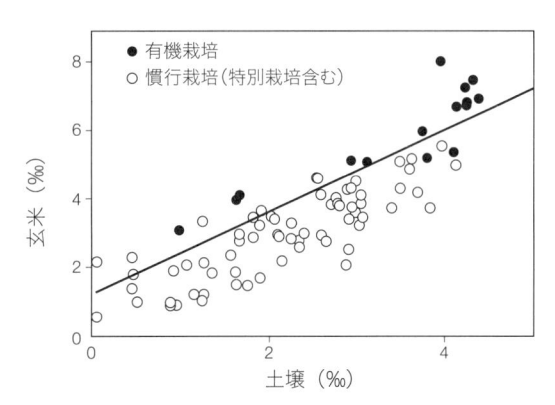

図4.15 大仙市内の農家産米（玄米）と農家圃場の土壌の$\delta^{15}N$値
直線は東北農業研究センターの窒素源無施用条件での土壌と玄米の$\delta^{15}N$値の関係式。

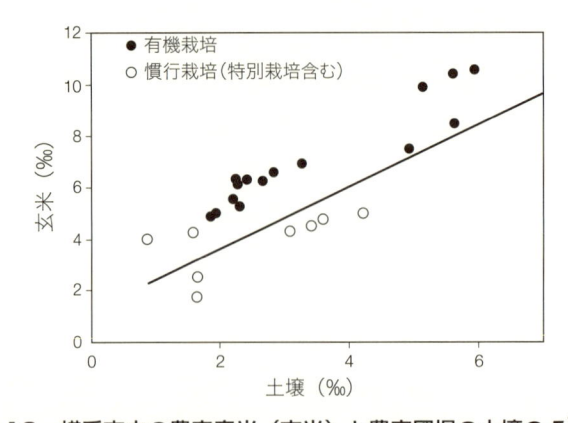

図4.16 横手市内の農家産米（玄米）と農家圃場の土壌のδ^{15}N値
直線は東北農業研究センターの窒素源無施用条件での土壌と玄米のδ^{15}N値の関係式。

4.3.5 土壌と玄米のδ^{15}N値の関係の地域性と栽培年の影響

　大仙市の東北農業研究センターの試験圃場という限定された場所での土壌と玄米のδ^{15}N値の関係式が，周辺農家産米の判別に有効であることはわかったが，さらに広域に適用可能かを明らかにする必要がある。そこで，土壌，灌漑水などの条件が異なる大潟村の土壌と玄米のδ^{15}N値を調査した（図4.17）。大潟村においても，有機栽培米のδ^{15}N値は高く，慣行栽培米のδ^{15}N値が低い傾向が認められた。しかし，ほとんどの有機栽培米のδ^{15}N値は，東北農業研究センターの試験圃場における窒素源無施用条件の土壌と玄米のδ^{15}N値の関係式よりも低く，本関係式によって単純に有機栽培米と慣行栽培米を分けることはできなかった。これは土壌と玄米のδ^{15}N値の関係が地域により異なることを示唆するものである。

　そこで，大潟村においても窒素源無施用条件の土壌と玄米のδ^{15}N値を調査した。その結果，やはり窒素源無施用条件の土壌と玄米には一定の関係が認められたが，それは大仙市の東北農業研究センターのものとは異なっていた（図4.18）。ここで得られた大潟村における窒素源無施用条件の土壌と玄米のδ^{15}N値の関係式を大潟村産米の土壌と玄米のδ^{15}N値のプロットに重ねてみると，有機栽培米と慣行栽培米をおおむね分けることができた（図4.19）。以上のことから，土壌と玄米

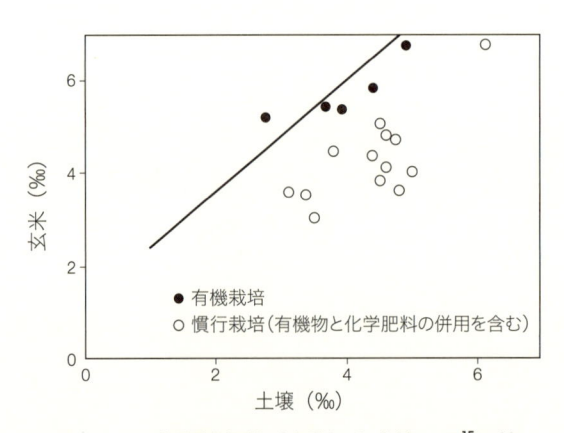

図4.17 大潟村産米（玄米）と土壌のδ^{15}N値
直線は東北農業研究センターの窒素源無施用条件での土壌と玄米のδ^{15}N値の関係式。

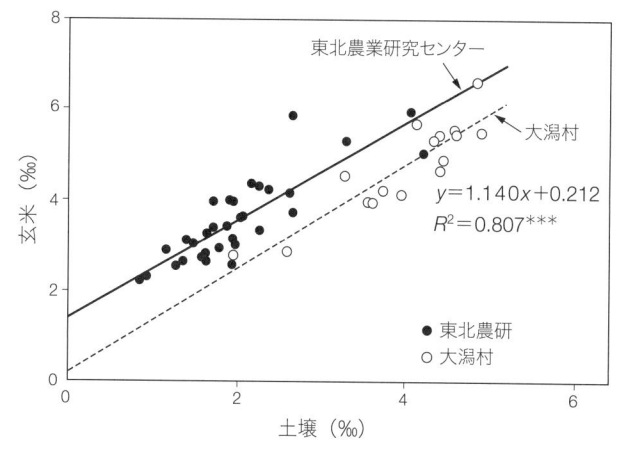

図 4.18 東北農業研究センターと大潟村の窒素源無施用区における土壌と玄米の $\delta^{15}N$ 値

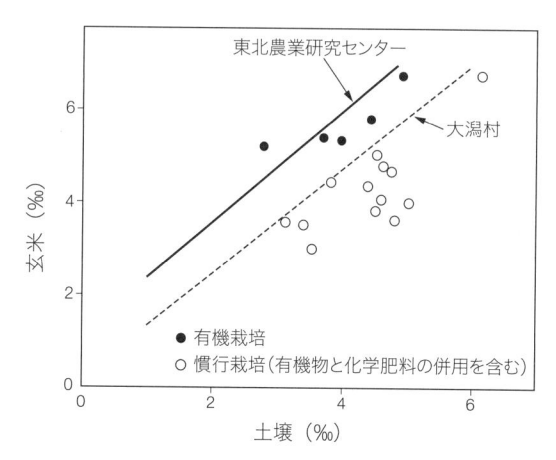

$y = 1.140x + 0.212$
$R^2 = 0.807^{***}$

図 4.19 大潟村産米（玄米）への大潟村における窒素源無施用区の土壌と玄米の $\delta^{15}N$ 値の関係式の適用

の $\delta^{15}N$ 値の関係には地域による違いが存在し，何らかの要因に基づく地域区分が必要であることが明らかとなった。

栽培年による変動についてはどうであろうか。東北農業研究センターで窒素源無施用条件を継続している試験区の玄米の $\delta^{15}N$ 値には，栽培年による有意な変化は認められなかった。窒素源無施用条件の土壌と玄米の $\delta^{15}N$ 値の関係式も，単年の場合と複数年のデータを用いた場合でほぼ同様であった（データ略）。藤田ら[25]による北陸産米の調査においても，異なる栽培年次で有機 JAS 米，有機転換中米，慣行栽培米のそれぞれの $\delta^{15}N$ 値で同様の分析値が得られており，栽培年による米の $\delta^{15}N$ 値への影響は小さいものと考えられる。

4.3.6 まとめと課題

窒素源無施用条件の土壌と玄米の $\delta^{15}N$ 値の関係式を用いることにより，その関係式が得られた周辺地域の有機栽培米と慣行栽培米をおおむね分けることができた。この方法は科学的根拠が明確

であるうえ，非常に単純で，有機栽培米の判別法として有力と考えられる。なお，米については白米でも玄米でほぼ同じ $\delta^{15}N$ 値であり，どちらを対象としてもよいことがわかっている（データ略）。利用する場面としては，疑念のある米について，生産履歴に基づき土壌と資材と米の $\delta^{15}N$ 値を調査し，その整合性をその地域における窒素源無施用条件の土壌と玄米の $\delta^{15}N$ 値の関係から推定することになるであろう。

しかし，これまでのデータに示されているように，東北農業研究センターの試験圃場産米も含めて，有機栽培米と慣行栽培米がこの関係式で完全に区別できるわけではなかった。有機栽培米であっても本関係式よりも低い $\delta^{15}N$ 値のもの，慣行栽培米であっても本関係式よりも高い $\delta^{15}N$ 値のものがあり，本関係式に近い数値になるものも多数みられた。また，例えば施用する有機質資材の $\delta^{15}N$ 値が土壌よりも低い場合など，用いる資材と土壌の $\delta^{15}N$ 値の関係によっては理論上単純には判別できない場合がある。

このように，$\delta^{15}N$ 値だけで有機栽培米か否かを完全に判別するのは困難であろう。また，地域性が生じる要因については不明である。今後は，地域性が生じる要因を解明し，本手法が適用できる地域の範囲を明らかにするとともに，さらに多様な条件での判別精度を検討し，適用条件を明らかにする必要がある。また，$\delta^{15}N$ 値とは異なる有機栽培米の科学的特徴に関する知見が望まれる。有機栽培米の生産履歴の判別精度の向上には，$\delta^{15}N$ 値と何らかの別の科学的特徴とを組み合わせることが有効と考えられる。

■参考文献

1) Georgi, M., Voerkelius, S., Rossmann.A., Großmann, J., Schnitzler, W. H.：Multielement isotope ratios of vegetables form integrated and organic production. *Plant Soil*, **275**, 93-100, 2005
2) Flores, P., Hellin, P., Fenoll, J.：The feasibility of using $\delta^{15}N$ and $\delta^{13}C$ values for discriminating between conventionally and organically fertilized pepper (*Capsicum annuum* L.). *J. Agr. Food Chem.*, **55**, 5740-5745, 2007
3) 法邑雄司・中村 哲・盛岡真弓・森田正晶：「窒素安定同位体比を用いた化学肥料使用判別法の検討」農林水産消費安全技術センター，調査研究報告, **32**, 6-11, 2008
4) 中野明正・浄閑正史・上原洋一：「異なる栽培法で生産したパプリカの $\delta^{15}N$ 値の特徴と施肥履歴判別への適用」野菜茶業研究所報告, **9**, 205-210, 2010
5) 中野明正・矢野 博：「農産物と食品の起源を探る」化学と教育, **58**(2), 64-69, 2010
6) 鈴木彌生子・中下留美子：「多元素安定同位体比分析による食品の偽装表示問題へのアプローチ」生物と化学, **48**(2), 121-128, 2010
7) 佐藤紀男・三浦吉則：「有機質肥料の種類による作物体中の $\delta^{15}N$ 値の変動」圃場と土壌, **40**(7), 15-18, 2008
8) 中野明正・上原洋一：「葉菜類の $\delta^{15}N$ 値に及ぼす肥料の影響」野菜茶業研究所報告, **4**, 1-7, 2006
9) 中野明正・上原洋一・山内 章：「堆肥施用がトマトの収量，糖度，無機成分および $\delta^{15}N$ 値に与える影響」土肥誌, **74**(6), 737-742, 2003
10) 中野明正・上原洋一・渡邊 功：「有機農産物認証を受けた果菜類の $\delta^{15}N$ 値」土肥誌, **73**(3), 307-309, 2002
11) 中野明正・川嶋浩樹・渡辺慎一・上原洋一：「栽培法がトマトの収量と糖度および $\delta^{15}N$ 値にあたえる影響」野菜茶業研究所研究報告, **4**, 1-7, 2005
12) 齋藤龍司：「ナシの $\delta^{15}N$ 値による施用窒素の推定技術」果実日本, **63**, 76-78, 2008
13) Rapisarda, P., Calabretta, M. L., Romano, G., Intrigliolo, F.：Nitrogen metabolism components as a tool to discriminate between organic and conventional citrus fruits. *J. Agr. Food Chem.*, **53**, 2664-2669, 2005
14) 中野明正・畑中義生・上原洋一・原川勝好・中安孝之：「窒素安定同位体比を用いた有機茶の判別およびアミノ酸・繊維含量と荒茶価格との関係」農業および園芸, **80**(3), 363-367, 2005

15) 中野明正・中村茂和・上原洋一：「茶の養液土耕による生産・品質を維持した施肥量削減効果」農業および園芸, **81**(4), 457-462, 2006
16) 中野明正・馬場崎勝彦・上原洋一：「栽培条件の異なるコーンコブおよびフスマの添加がシイタケのδ^{15}N値およびδ^{13}C値に与える影響とそれらの値のシイタケ栽培方法判別技術としての有効性の検討」日本きのこ学会誌, **12**(4), 165-170, 2004
17) 中野明正：「同位体比等による農産物の原産地および施肥・栽培履歴の推定」*Radioisotopes*, **57**(3), 189-198, 2008
18) 庄子貞雄・前 忠彦：「無機養分と水の動態」佐藤 庚ら共著：『作物の生態生理』, pp.97-171, 文永堂, 1984
19) 吉羽雅昭・田村幸美・朴光来・熊澤喜久雄・麻生昇平：「有機物連用試験水田における土壌および水稲玄米のδ^{13}Cとδ^{15}N」土肥誌, **69**, 299-302, 1998
20) Nishida, M., Iwaya, K., Sumida, H., Kato, N.: Changes in natural ^{15}N abundance in paddy soils under different, long-term soil management regimes in the Tohoku region of Japan. *Soil. Sci. Plant Nutr.*, **53**, 310-317, 2007
21) 米山忠克：「土壌—植物系における炭素, 窒素, 酸素, 水素, イオウの安定同位体自然存在比：変異, 意味, 利用」土肥誌, **58**, 252-268, 1987
22) Yoneyama, T.: Characterization of natural ^{15}N abundance of soils.: *in* Boutton, T.W., Yamasaki S. (eds.): Mass spectrometry of soils, pp.205-223, Marcel Dekker, 1996
23) 徳永哲夫・福永明憲・松丸泰郷・米山忠克：「堆肥および化学肥料を施用した水田におけるδ^{15}N値を用いた水稲の起源別窒素量の推定の試み」土肥誌, **71**, 447-453, 2000
24) 藤田正雄・岩石真嗣・南都志男・松田易子・藤山静雄：「有機JAS認定産米のδ^{15}N値と食味値による品質評価について」土肥誌, **74**, 805-808, 2003
25) 藤田正雄・岩石真嗣・三木孝昭・南都志男・藤山静雄：「有機JAS認定米の評価法—窒素安定同位体による判定」農及園, **81**, 620-622, 2006
26) Yoneyama, T., Kouno, K., Yazaki, J.: Variation of natural ^{15}N abundance of crops and soils in Japan with special reference to the effect of soil conditions and fertilizer application. *Soil Sci. Plant Nutr.*, **36**, 667-675, 1990
27) 松中照夫：「日本の土壌」『土壌学の基礎』, pp.35-40, 農文協, 2003
28) 鳥山和伸・関矢信一郎：「水稲の施肥」尾和尚人ら 編：『肥料の事典』, pp.222-230, 朝倉書店, 2006
29) Nishida, M., Sumida, H., Kato, N.: Fate of nitrogen derived from ^{15}N-labeled cattle manure compost applied to a paddy field in the cool climate region of Japan. *Soil. Sci. Plant Nutr.*, **54**, 459-466, 2008
30) Nishida, M., Tsuchiya, K., Yamamuro, S.: Fate of N and relative efficiency of ^{15}N-labeled organic materials applied to transplanted rice in northern Kyushu region of Japan. *Soil Sci. Plant Nutr.*, **50**, 225-232, 2004

| コラム | 同位体分析の新たな方法論としてのアイソトポマー分析 |

　同位体分析は，物質全体の分析から分子種レベルの分析へと計測技術が進んでいる。さらに単一元素の分析だけでなく，多元素の分析が一般的となってきている。加えて，酸素や硫黄など3種あるいは4種同位体を持つ元素については，質量依存・非依存同位体分別の解析が行なわれてきている。さらに数十ppm程度しか存在しない微少量の二重同位体置換分子種（clumped isotope）の計測が可能となった。また，質量分析では本来分析不可能であった等質量数，あるいはまったく質量の同一な（等質量の）分子種の識別定量，すなわち分子内同位体分布の計測が可能となった。このような新しい要素が計測されるようになり，新たな情報が得られつつある。同位体の組合せにより多数存在する同位体置換分子種を同位分子（あるいは同位体分子種：アイソトポマー，isotopomer）と総称することとする。希ガスや水銀は同位体の種類が多く特異的で，同位体の種類は少ないが，B, LiやBe, Clなどの軽元素も盛んに研究が行なわれるようになってきている。

　図にいくつかの例を示すように，自然界に有意に存在するアイソトポマーは元素や分子内位置の組合せによって，温室効果ガスでは数種程度あり，生物起源有機物のような高分子ほど指数関数的に多種存在する。アイソトポマーは分子の質的情報，すなわち，①起源物質はどのような物質であるか，②どのような過程・環境で生成されたか，③生成後にどのように変質したか，④どのような過程・環境で消滅しているのか，といった複雑な履歴を記録している。アイソトポマーを精密に計測することで，その豊富な履歴情報のほとんどすべてを引き出すことが可能となると期待されている。地球系，生態系，生体から分子に至るさまざまなスケールの環境において，物質循環システムの解析が可能である。近年は，食品分析にも広く応用されてきていて，食品の産地，気象条件，発酵・熟成などのさまざまなプロセスの特定，それらに関するデータベースの蓄積，データベースからのずれが有意かどうかによる判別技術などへ広く応用されるようになると思われる。（吉田尚弘）

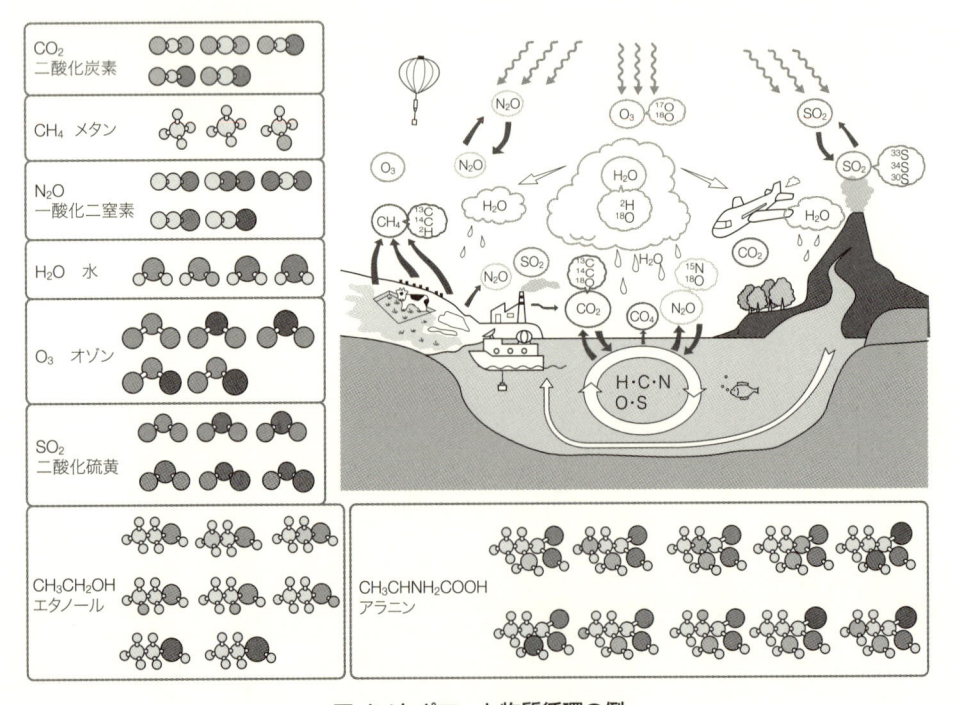

アイソトポマーと物質循環の例

第5章

放射線照射履歴

5.1 放射線照射食品とは

γ線，電子線などの電離放射線の生物作用を利用して，食品の殺菌，殺虫，発芽抑制などを行なう技術を「食品照射」と呼ぶ。放射線照射がなされた食品（照射食品）については，① 毒性学的安全性（照射により食品中に新たな毒性物質が生じないか？），② 微生物学的安全性（照射により特定の病原微生物が残存したり，微生物の毒素産生が活性化されることはないのか？），③ 栄養学的適合性（照射により栄養素が破壊され食品としての適性を失うことはないのか？）の3つの観点を統合した健全性（wholesomeness）の評価が，1950年代から実施されてきた。そして，世界保健機関（WHO）は，「確立したGMP（適正製造規範）に則って，照射された食品は，安全で栄養学的にも適合性があると考えられる」[1]と結論し，多くの政府機関もその考えを支持している。

2005年の流通量に基づく統計では，世界57カ国で何らかの食品について放射線照射が許可されており，世界全体での処理量は年間40万5千t，経済規模は1兆6100億円と試算される。処理量では中国が世界の36％，金額では米国が世界の53％を占めている[2]。照射食品の種類と線量は目的に応じて異なり，表5.1のようにまとめられる。また，食品照射の効果の一例として，冷蔵温度でも増殖可能なリステリア菌（*Listeria momocytogenous*）を接種した豚肉をγ線照射した際の冷凍貯蔵中の菌数変化を示す（図5.1）。

表5.1 世界における食品照射技術の応用範囲

照射目的	線量（kGy）	主な対象品目
発芽防止	0.02〜0.15	<u>ジャガイモ，タマネギ</u>，<u>ニンニク</u>
殺虫および不妊化	0.1〜1.0	穀類，豆類，果実，豚肉（寄生虫）
貯蔵期間延長（腐敗菌の殺菌）	1.0〜7.0	果実，<u>水産加工品，畜産加工品</u>
食中毒防止	1.0〜7.0	冷凍魚介類，食鳥肉，畜肉，卵
殺菌（衛生化）	3.0〜10	<u>香辛料，乾燥野菜，酵素製剤</u>
滅菌	20〜50	畜肉加工品，病人食，<u>宇宙食</u>，実験動物用飼料，食品包装材

下線は商業規模での利用実績があるものを示す。

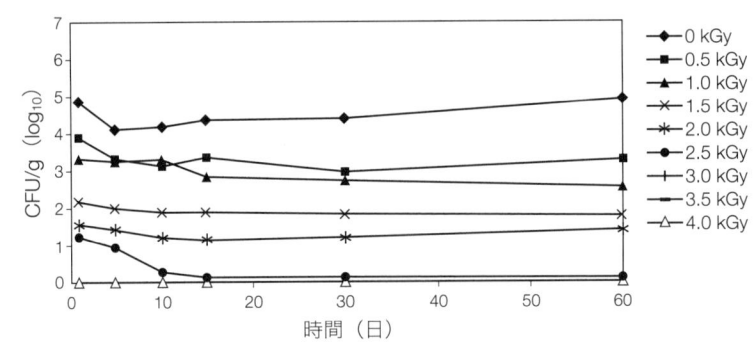

図5.1　リステリア菌を接種した冷凍豚挽肉のγ線照射効果

10^5 レベルの Listeria monocytogenous を接種した豚挽肉を凍結状態で4 kGyまでγ線照射して−18℃で60日間貯蔵した。3 kGy以上で菌を抑制できることを確認した。無処理の試料中で，凍結しても菌数が変わらないことに注目。

5.2　EUにおける検知法開発と国際標準化

　欧州委員会は，1989年に食品照射の域内統一規制の制定を決定した。その際，表示を義務づけるために，その裏づけとして照射食品の標準分析法が必要との考えから，本格的な検知法開発が進められた。1990年から欧州連合の標準化委員会（BCR：Community Bureau of Reference）による研究プロジェクトが実施され，その結果10種の分析法のプロトコールが提案された[3]。欧州委員会は，これらの方法を標準化するための権限を欧州標準化委員会（CEN）に与え，試験室間共同試験を含む妥当性確認を経て，1996年末に5つのCEN標準分析法（EN規格）が制定された。その後，既存試験法の改定や追加がなされ，2004年までに合計10種類の標準分析法が制定された[4]。

　食品の国際的な規格・基準を定めているコーデックス委員会では，照射食品全般についての規格として，「コーデックス照射食品の一般規格（CODEX STAN 106 -1983, REV. 1- 2003)」[5]を採択している。この中で照射食品の適切な流通と消費者の選択の保証のために表示を行なうことが定められており，照射の履歴を確認する検知法について，第6項：照射後の検証（Post Irradiation Verification）として，「許可や表示の規制に効力を持たせるため，必要に応じて，コーデックス委員会が採択した分析法を利用できる」と記載されている。

　コーデックス分析・サンプリング法部会（CCMAS）は2003年までに，それまでCENによって標準化された9つのEN規格とNMKL法を，照射食品検知に関するコーデックス標準分析法として採用することを承認した[6]。表5.2に分析法をまとめて示す。

5.3　わが国の食品照射の実施状況と検知法

　わが国では，食品衛生法において，食品への放射線照射は禁止され，ジャガイモの芽止めを目的とした150 Gy以下のコバルト60によるγ線照射と，異物検査などの検査目的の0.1 Gy以下の照射は，例外的に許可されている。

　ジャガイモについては，北海道JA士幌の照射施設において，年間数千tのジャガイモが照射処

表 5.2 食品の放射線照射検知技術における欧州標準法（CEN standards）とコーデックス標準分析法

方法	分析法番号	分析対象食品：妥当性が検証されたマトリックス（妥当性確認に用いた最低線量：kGy）	コーデックス標準分析法における位置づけ
ガスクロマトグラフによる炭化水素測定	EN 1784（2003）	鶏肉（0.5），豚肉（0.5），牛肉（0.5），アボガド（0.3），マンゴ（0.3），パパイア（0.3），カマンベールチーズ（0.5）	TypeⅡ　2001年採択
GC/MSによる2-アルキルシクロブタノン類の分析	EN 1785（2003）	鶏肉（0.5），豚肉（1），液体全卵（1），カマンベールチーズ（1），サケ（1）	TypeⅢ　2001年採択
骨のESR測定	EN 1786（1996）	鶏肉（0.5），肉（0.5），魚（マス）（0.5），カエルの足（0.5）	TypeⅡ　2001年採択
セルロースのESR測定	EN 1787（2000）	パプリカ粉末（5），ピスタチオナッツの殻（2），イチゴ（1.5）	TypeⅡ　2001年採択
ケイ酸塩無機物の熱ルミネッセンス測定（TL）	EN 1788（2001）	ハーブ・スパイス類（6），エビ（1），貝類（0.5），生鮮（1），乾燥野菜果物（8），ジャガイモ（0.05）	TypeⅡ　2003年採択
糖結晶のESR測定	EN 13708（2001）	乾燥パパイア（3），乾燥マンゴ（3），乾燥イチジク（3），干ブドウ（3）	TypeⅡ　2003年採択
光励起ルミネッセンス（PSL）	EN 13751（2002）	ハーブ・スパイス類（10），貝類（0.5）	TypeⅢ　2003年採択
直接フィルター蛍光観測法／生菌数測定による微生物測定（DEFT/APC）（スクリーニング）	EN 13783（2001）NMKL 137（2002）	ハーブ・スパイス類（5）	TypeⅢ　2003年採択（スクリーニング法）
DNAコメットアッセイ（スクリーニング）	EN 13784（2001）	鶏肉（1），豚肉（1），植物細胞（種子類）（1）	TypeⅢ　2003年採択（スクリーニング法）
LAL/GNB法[a]（スクリーニング）	EN 14569（2004）	鶏肉（2.5）	

[a] コーデックスでの採択なし。

理されている。この照射施設では管轄保健所の指導の下，法令に基づく線量測定が実施され，照射ジャガイモを流通する外箱には，照射日を含めたスタンプ表示が義務化されている（図5.2）。

また，厚生労働省は，平成19年7月から，輸入食品の放射線照射の有無の監視に，熱ルミネッセンス法を通知法として発出し（食安発第0706002号：最終改定22年3月30日，食安発第0330

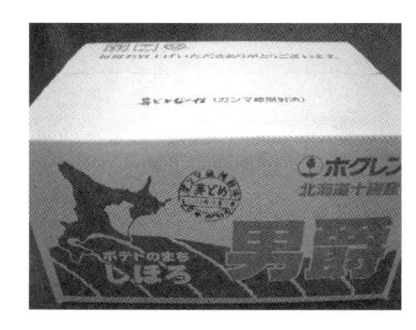

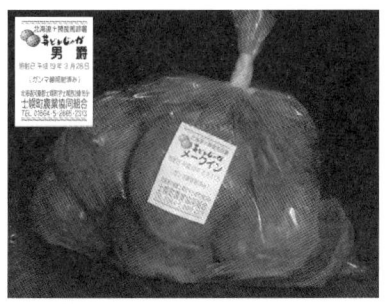

図 5.2　照射ジャガイモの表示（2つの法令による表示義務）

（左）食品衛生法（再照射を防止するため出荷時に外箱に照射日と処理の旨のスタンプ）。（右）JAS法（照射した生鮮農産物については小売り段階で容器包装にその旨の表示）。なおJA士幌（北海道）では店頭表示を促進するため出荷時に段ボール箱に個別表示用のシールを同封している。

第3号），香辛料，乾燥野菜，一部海産物などについてモニタリング検査を行なっている。また，平成22年3月の通知改定では，TL法のほかに，化学分析法のアルキルシクロブタノン法による，畜肉やサケなどの脂質含有食品の検知法も通知された[7]。これらの試験法はCEN標準分析法に準拠するような方法で，厚生労働科学研究プロジェクトの中で検討された。

5.4 照射検知法の特徴と概要[8]

照射食品の検知法がこのように多種類開発された背景は，食品照射の応用対象となる食品の構成成分が多様であり，また，扱う線量範囲も広いことによる。したがって，1つの原理に基づく検知法ですべての照射食品をカバーすることは難しく，食品によって適切な手法を選択したり，確実で効率のよい判別のために異なる原理の検知法を組み合わせて利用したりすることが必要である。また，現在までに実用化している検知法は，基本的には照射履歴の有無を判断する定性法である。判別に利用する計測パラメータが特定の条件で線量依存性を示しても，現実的な条件に照らし合わせたときに，流通過程における計測シグナルの減衰や，照射温度条件により変動をすることを考慮すると，照射された線量を分析値から確実に言い当てることはきわめて難しい。

国際的に実用化している食品照射は，香辛料や乾燥野菜などの殺菌，ジャガイモ，ニンニクなどの発芽防止，エビなどの魚介類やごく一部の畜肉，鶏肉の衛生化などが主なものである[2]。そこで，これらの照射目的に特に実用的に利用されている検知法として，熱ルミネッセンス（TL）法，光刺激ルミネッセンス（PSL）法，電子スピン共鳴（ESR）法，化学分析法について簡単に解説する。

5.4.1 熱ルミネッセンス（TL）法

珪酸系鉱物（長石や石英）や生体内の無機物質などが放射線のエネルギーを吸収すると，その電子の一部が励起されたのち，結晶中にある正孔と呼ばれる空洞や不純物にトラップされて準安定な状態になる。この状態の電子（捕獲電子）は，熱や光のエネルギーを受けると，光を発しながら安定な状態に戻っていく。この加熱による発光を熱ルミネッセンス（thermoluminescence：TL）と呼ぶ。

農産物表面や香辛料類には土壌由来の鉱物の付着あるいは微量混入があり，また海産物の消化管にも鉱物が含まれるため，これらに由来するTL現象を観測することで，ジャガイモ[9]や香辛料[10]など照射食品の検知に応用できる。

図5.3にジャガイモの表面土壌から分離した鉱物試料のTL発光曲線の経時変化を示す。時間の経過とともに不安定な低温側の発光が減衰し，高温加熱（300℃付近）によって観測される発光ピークが顕著になってくる。この高温側の発光は，食品照射に起因するものだけでなく，地質年代の古い岩石などが長期間に自然放射線を受けることに由来している。殺菌目的の食品照射に用いられる放射線の量は，自然放射線に比べて著しく大きく，また照射後の時間経過も短いため，食品照射（すなわち人為的な放射線照射）の場合には自然放射線に比べて低温側（150〜250℃）に非常に強い発光が観測されることになる。ただし，鉱物のTL応答性は，その元素組成や結晶構造によって大きく異なるため，TL発光の大小をもって照射と非照射の区別をすることはできない。そこで，照射検知のためのTL法では，混入鉱物を食品から分離精製して測定したのち（Glow1），標準線

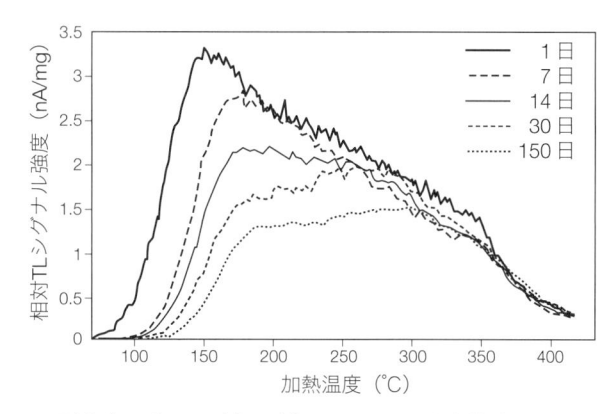

図5.3 照射ジャガイモ（表面土）のGlow1発光曲線の貯蔵中の変化
150 Gyの線量で照射したジャガイモを室温貯蔵し，異なる時期に鉱物分離して第1発光（Glow1）を記録。

量（通常1 kGy）の放射線を照射して再度発光を測定し（Glow2），初期発光量に対する比（TL比）を判別パラメータにしている。検知の判別精度は良好であるが，食品自体を測定しているわけではないので，前処理や精製により鉱物質の分離が不可能な場合には分析ができない。TLのチャート例（エビ背腸）と国際基準であるEN 1788の判定基準を図5.4および図5.5に示す。

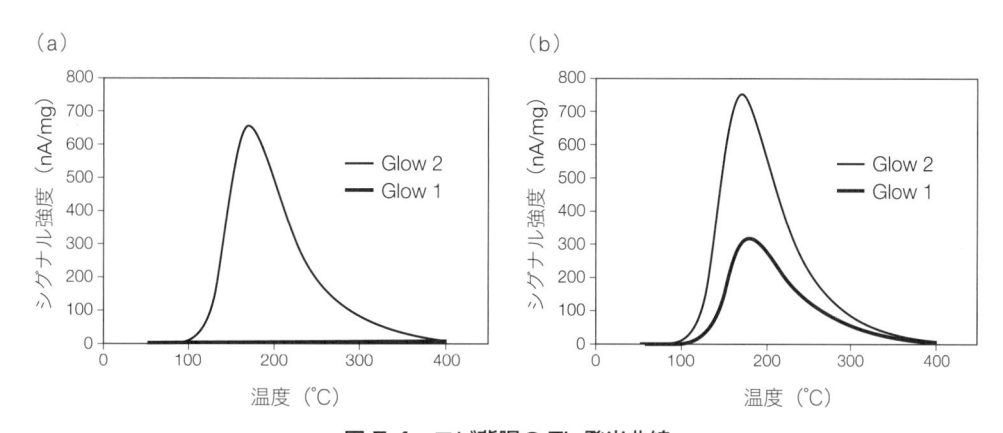

図5.4 エビ背腸のTL発光曲線
コントロール（非照射品：a）と照射（0.5 kGy）試料（b）。Glow1：分離試料の発光曲線，Glow2：分離試料に基準線量（1 kGy）を照射したあとの発光曲線。

- 150～250℃の間にGlow1発光ピークを認める
- TL比 = G1/G2 > 0.1
  であれば照射試料と判定
  （ただし試料の一部が照射された照射品と未照射品の混合物では，0.1より小さい場合がありうる）

G1（Glow1）：TL計測1回目の発光量の積分値
G2（Glow2）：TL計測2回目（基準線量照射後）の発光量の積分値
積分範囲は150～250℃の温度内の設定

図5.5 TL法の判定基準（EN1788）

TL法では，標準照射のためのγ線源などを必要とし，通常の試験室ですべての分析工程を実施することが難しい。この点を克服するため，管理の簡単な小型X線装置を用いた簡易TL法も提案され，専用のX線照射装置も開発された[11]。

5.4.2 光励起ルミネッセンス（PSL）法

TL法の測定対象である珪酸系鉱物への照射による電子の状態の変化は，熱だけでなく光で励起することによっても発光現象として観測される。この現象，すなわち光（励起）ルミネッセンス（photostimulated luminescence：PSL）を照射食品の検知に応用したPSL法は，TL法に比較して食品付着の鉱物試料を分離する必要がない長所を持ち，直接迅速測定が可能である。この場合も，発光の強さは鉱物の種類や含量による。CEN標準分析法では，食品試料用の推奨装置を開発し，あらかじめ照射および非照射の試料を用いて求めた発光量の閾値と測定試料で得られた発光量の比較によって判別を行なっている。一度発光を測定した食品試料に既知線量（1 kGy）を照射し，再度PSL測定することでより確定的な方法となりうる。

食品群ごとに基準となる発光量を設定せず，判定を要する食品検体のPSL発光の時間変化を使って判別を行なう国内装置も提案されている[12,13]（図5.6，図5.7）。

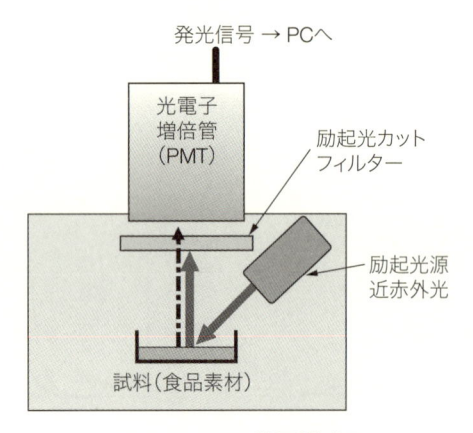

図5.6　PSL装置模式図

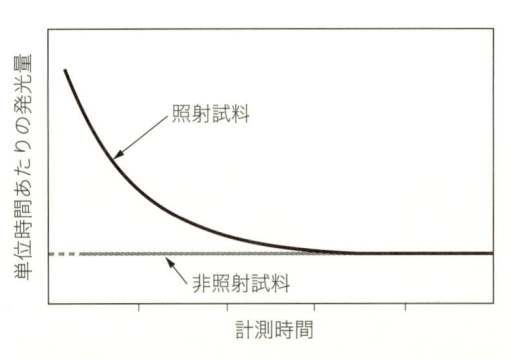

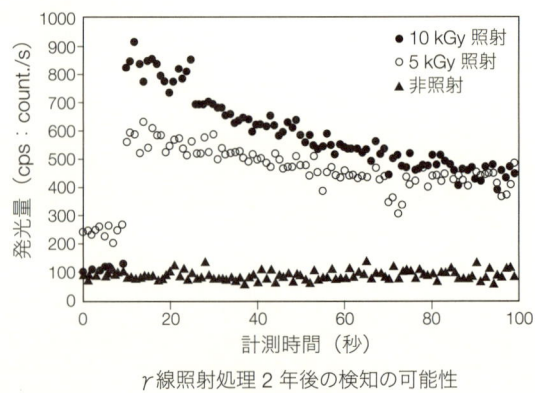

図5.7　新しいPSL判別方法（概念図：左）と香辛料の測定チャート例

放射線照射試料は単位時間あたりの発光量が時間とともに増加・減少する。非照射試料は発光の経時変化がない。

5.4.3 電子スピン共鳴（ESR）法

　放射線照射によって骨や植物の実の殻など，乾燥して硬い組織に生じた比較的安定なラジカルを測定するもので，植物組織成分であるセルロース，骨の成分であるハイドロキシアパタイト，あるいは乾燥果実中の結晶性の糖に由来するラジカルを検出することで，香辛料，骨つき肉および乾燥果実の検知が可能である。

　試料調製は比較的容易であるが，測定装置は高額で，通常の食品分析には馴染みが薄い。測定対象のラジカルは加熱によって消失していく性質があり，常温流通する食品では貯蔵期間によっては検出できない場合がある。

5.4.4 化学分析法（2-アルキルシクロブタノン法および炭化水素法）

　肉類や卵，チーズなどの動物性食品や，脂質を多く含む植物種子などにおいて，脂肪（トリグリセリド）の放射線分解によって生成する化合物をガスクロマトグラフィー/質量分析法（GC/MS）で検出するのが，2-アルキルシクロブタノン法および炭化水素法である。

　2-アルキルシクロブタノンは，放射線照射のみによって生成する化合物であるため，特異性が高い方法である。厚生労働省の通知法では，分析法の性能評価項目を定め，この要件を満たした分析法により，2-アルキルシクロブタノン類（2-ドデシルシクロブタノンまたは2-テトラデシルシクロブタノン）が検出された食品は照射品と判定する方法を通知した[12]。

5.5　まとめと課題

　本章で紹介した照射食品検知法は，基本的に照射の有無を判別する定性法である。もちろん，判定に用いる測定パラメータ（TL法のTL比，ESRのシグナル強度，放射線分解物の生成量など）は，照射された線量と正の相関がある。しかし，これらの値は，照射条件（温度，雰囲気中の酸素濃度）に影響されたり，照射後の貯蔵中に減衰がみられたりする場合がある。したがって，複雑な流通経路を経て取引される実際の食品について，その分析値のみから照射線量をいいあてることは通常不可能である。照射の線量の管理・保証などは，線量測定などの照射工程の管理と記録の保存で行なうというのが，コーデックス規格でも示されている国際的な考え方である。今後，果実や生鮮農産物の植物検疫に用いられている臭化メチルくん蒸の代替処理への期待などがあり，食品への放射線利用は国際的には拡大していく見通しがある。検知技術開発の今後の課題としては，低い検疫処理線量に対応するような，検出感度の向上などがあげられる。照射検知技術を用いたモニタリングは，欧州地域以外の韓国や日本でも実施されている。食品流通のグローバル化の中で，国際的にハーモナイズされた分析プロトコールの普及と運用が望まれている。

■参考文献

1) WHO：Safety and Nutritional Adequacy of Irradiated Food, p.209, WHO Geneva, 1994
2) 久米民和：「世界における食品照射の処理量と経済規模」食品照射, **43**, 46-54, 2008
3) Raffi, J. J. *et al.*：Concerned action of the Community Buroeu of Reference on method of identification of irradiated food, EUR-15261 EN, European Commision Luxembourg, 1994
4) European Commision：Information on analytical methods for the detection of irradiated foods standardized by the European Committee for Standardization (CEN) http://ec.europa.eu/food/food/biosafety/irradiation/anal_methods_en.htm
5) FAO：Codex General Standard for Irradiated Foods (CODEX STAN 106 -1983, REV. 1- 2003) 2003
6) FAO：Codex General Codex Methods for the Detection of Irradiated Foods (CODEX STAN 231 -2001, REV. 2003) 2003
7) 厚生労働省：食安発第0706002号（最終改定平成22年3月30日）
8) 等々力節子：「照射食品の判別」食品と容器, **49**(4), 206-213, 2008
9) 中馬 誠・斉藤希巳江・等々力節子：「熱ルミネッセンス法による国産照射馬鈴薯の検知」日食工誌, **51**, 298-303, 2004
10) 等々力節子・萩原昌司・斎藤希巳江・大塚晴美：「市販香辛料の熱ルミネッセンス（TL）及び光ルミネッセンス（PSL）応答の比較」食品総合研究所研究報告, **71**, 91-96, 2007
11) 坂部 寛・森 良種・齋藤希己江・等々力節子：「X線を用いた熱ルミネッセンスによる照射食品の検知法の開発と単一試験室における妥当性確認」食品衛生学雑誌, 印刷中
12) 等々力節子：「光ルミネッセンス（PSL）法による照射食品の検知技術」FFIジャーナル, **213**(9), 811-817, 2008
13) 堤 智昭：「アルキルシクロブタノン類を指標にした放射線照射食品の検知法」食品照射, **45**(1, 2), 39-46, 2010

| コラム | 地下水の起源 |

　地下水とは，地下に存在する水の総称である。雨水や雪が溶けた水，川の水などが地表から浸みこみ地下を流れ，下流にある川や海の底で再び湧き出る。浸みこんで数日足らずで近くの川に流れ出る水もあれば，数十年以上の時間をかけて長い距離を流れている水もある。また地下深くに溜まったまま，1万年以上にわたって動かない地下水もある。浸みこむ場所はさまざまであり，流れる距離や時間も千差万別である。その起源を探ることが注目を集めつつある。

　水は水素と酸素の化合物であり，物を溶かしやすい水和という性質を持つ。地下を流れる間，カルシウムやナトリウムなどのミネラル分が水和により地層中から溶け出し，地下水の水質は変化していく。また，地下水中のミネラル分が地層と交換されることでも水質は変わる。一方で，水を構成する水素と酸素の安定同位体は常温では地層とほとんど反応しないために，その割合（同位体比）は変化しない。このような水質や安定同位体比を利用し，周辺の河川水や湖沼水と地下水を比較することで起源を推定する手法がある。

　最近では情報処理技術やコンピュータの性能が向上したことで，地下水の流れをコンピュータ上で再現するシミュレーションが一般的に用いられるようになってきた。シミュレーションは，地下水が浸みこむ場所や流れる経路・時間を数値で表わすことができ便利なツールであるが，科学的根拠を持った計算となると一筋縄ではいかない。地層の水の通しやすさ（透水係数）や，地層中を地下水が流れる際の隙間の程度（有効間隙率）に加えて，地表から地下に浸みこむ水の量などが重要なパラメータとなる。計算に必要なデータをいかに手に入れるか，また計算結果の妥当性をどのように確認するか，課題は多い。

　地下水はミネラルウォーターや清涼飲料水，酒類のみならず食品加工においても主要な原材料の一つである。地下水の研究は古くより行なわれているものの，原材料の地下水についての報告事例はまだ少ない。今後は多様な手法を用いて得られた研究成果を基に，研究者間や生産者との意見交換を進めていくことがきわめて大切である。（富山眞吾）

第6章

水産物の解凍・生

　食の安全性・信頼性の確保に向けてJAS法（農林物資の規格化及び品質表示の適正化に関する法律）が改正され，食品に関する表示の充実・強化が図られる中，平成12年より解凍して販売される生鮮水産物への「解凍」表示が義務づけられている[1,2]。「解凍」表示義務のある生鮮水産物には，一般に消費されているあらゆる種類の未加熱の水産物が含まれる（表6.1）。

　近年，日本の国内消費向け食用魚介類の4～5割を輸入品が占め[3]，輸入水産物の約9割が凍結品である[4]。国産魚介類については遠洋漁獲物のほとんどが凍結され，近海・沿岸漁獲物も相当量が凍結される[5]。このように国内で非常に多くの凍結水産物が流通する中，今なお非凍結品（いわゆる「生」）が好まれる傾向があり，「生」であること自体が付加価値となりうる。言い換えれば，不適正な表示により消費者などの利益が損なわれる可能性がある。冷凍・解凍技術の高度化に伴う凍結水産物の品質向上により，外観から非凍結品と解凍品を区別することは難しい場合が多く[6]，消費者は主として店頭での品質表示により判断せざるをえない。

　さらなる「解凍」表示の適正化を図り，信頼性を担保するため，現在行なわれている伝票の点検などによる社会的検証の裏づけとして，その水産物が解凍品であるかどうかを科学的かつ迅速・簡便に検証できる手法の確立が急がれている。非凍結魚と解凍魚の科学的判別法については，日本のみならず欧州などでも関心が持たれ，種々の方法が提唱されてきた[5,7-10]。本章では，その代表的なものと，木宮らが実用化を目指す可視・近赤外分光法による非凍結魚と解凍魚の非破壊判別法について紹介する。

表6.1　解凍表示の対象となる生鮮水産物[a]

魚類	淡水産魚類，さく河性さけ・ます類，にしん・いわし類，かつお・まぐろ・さば類，あじ・ぶり・しいら類，たら類，かれい・ひらめ類，すずき・たい・にべ類，その他の魚類
貝類	しじみ・たにし類，かき類，いたやがい類，あかがい・もがい類，はまぐり・あさり類，ばかがい類，あわび類，さざえ類，その他の貝類
水産動物類	いか類，たこ類，えび類，いせえび・うちわえび・ざりがに類，かに類，その他の甲かく類，うに・なまこ類，かめ類，その他の水産動物類
海産ほ乳動物類	鯨，いるか，その他の海産ほ乳動物類
海藻類	こんぶ類，わかめ類，のり類，あおさ類，寒天原草類，その他の海藻類

[a] ラウンド（原形のままの魚体），セミドレス（内臓とえらを除去した魚体），ドレス（内臓，えらおよび頭部を除去した魚体），フィレー（魚体を三枚おろしにして得られる二枚の片身），切り身，刺身（盛り合わせたものを除く），むき身，単に冷凍および解凍したもの，ならびに生きたものを含む。
（文献1より作成）

6.1 各種判別法とその原理

6.1.1 眼球の白濁に基づく判別

非凍結の新鮮な魚の眼球水晶体中心部は透明であるが、凍結・解凍によって白濁することが多い（図6.1）。この現象を解凍魚の判別に利用できることが1950年代に報告され[11]、その後のグリセリン中で観察する方法[12]の考案により、凍結・解凍以外の影響による白濁を防止した水晶体中心部の観察が可能となった。一方、魚種により白濁しやすさに差異があることも報告されている[9,13]。このように、本手法は魚種ごとに適用の可否を判断する必要があり、加えて頭部（眼球）のある魚体のみが対象となるが、簡便で特別な器具を必要としないことから、他の方法との併用による有用性は高いといえる。

6.1.2 赤血球の崩壊に基づく判別[9]

凍結・解凍を経た血液では、赤血球の細胞膜が損傷を受けて細胞質が漏出する、いわゆる溶血が生じる。この現象を利用した解凍魚の判別法が古くから報告されている。

染色した血液標本を顕微鏡下で観察すると、非凍結魚の赤血球は細胞膜・細胞質が明瞭であるのに対し、解凍魚ではそれらが消失し核のみが観察される（図6.2）。血管や心臓などから血液を採取し、血液塗抹標本（ギムザ染色など）を作製して観察、あるいは血球計算盤上で計数することで判

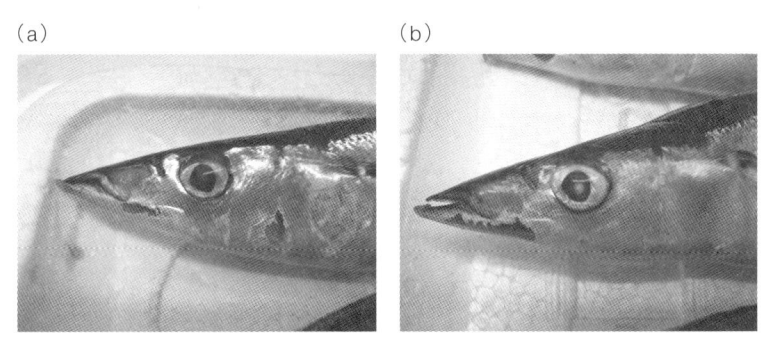

図6.1 凍結解凍による眼球白濁
非凍結（a）、解凍（b）のサンマ。

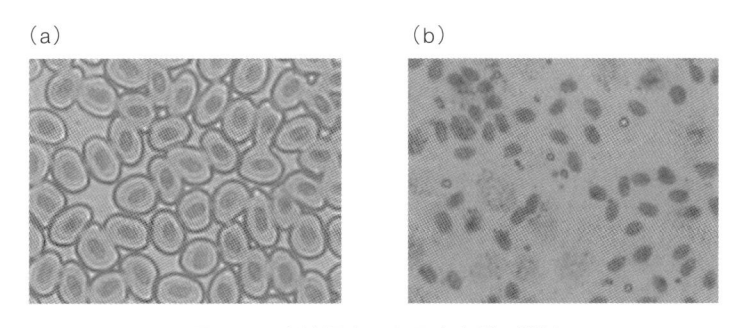

図6.2 凍結解凍による赤血球の崩壊
サンマ血液のギムザ染色像。(a) 非凍結、(b) 解凍。

別する。また，血合肉または普通肉[14,15]切片をスライドグラスに押しあて，魚肉中に残存したごく少量の血液を付着させる「筋肉スタンプ標本」による血球観察法も考案された。その観察像は血球以外の夾雑物の混入により通常の血液塗抹標本と比べて鮮明ではないが，それらを血球と混同しないよう注意することにより，切り身などにも適用可能な簡便で実用的な方法である。

ヘマトクリット値（血液中に占める赤血球の容積比を示す指標）による判別法では，溶血を生じた血液で値が低下することに基づき判別する。この方法は，上述の血球を観察する方法よりもやや多くの血液を必要とすることから，切り身などには適用できないが，顕微鏡観察による方法と比較して定量化や多検体処理が容易である。また，適用範囲が広いことも示されており，食用に供しうる鮮度範囲のラウンド魚に対して有効な方法であると結論されている。

6.1.3 酵素活性の変化に基づく判別

凍結・解凍過程では，氷結晶の生成などにより細胞膜や細胞小器官の膜組織が損傷を受け，閉じ込められていた各種酵素が漏出する。したがって，解凍魚組織の圧搾液や抽出液中の各種酵素活性は上昇する。解凍魚判別に有用な酵素は，ミトコンドリア，リソソームおよび赤血球由来の3群に大別される[10]。

比較的新しい報告では，α-グルコシダーゼなどのリソソーム由来の酵素の有用性を示すものが多い[13,16,17]。赤血球由来の酵素では，中性β-N-アセチルグルコサミニダーゼ活性を測定する方法が提唱され，簡便法[*1]（操作時間20分以内）も報告されており，上述の赤血球の破壊に基づく方法と同様に適用範囲も広い[9]。酵素活性測定による判別法では，鮮度低下や腐敗によっても酵素活性が変化すること，同じ種類の酵素でも個体や魚種が異なれば凍結・解凍による活性の変化が同様とは限らないことなどに注意を払う必要がある[8,9]。

6.1.4 非破壊分析による判別

現場で実用可能な，迅速・簡便で汎用性のある手法が求められる中，いくつかの非破壊的な分析法による解凍魚判別の可能性が示されている。

そのうちのひとつが，電気的特性（誘電特性）の変化に基づく判別法である。死後の鮮度低下や凍結・解凍などに伴う膜組織の損傷により，細胞内外で電解質の分布が変化し，魚肉組織の誘電特性は変化する。このような原理に基づく簡便な鮮度判定機（トリーメーター[18]など）が開発されている。通常，非凍結魚に対して表皮の上から電極を密着させて測定を行ない，表示される数値が大きいほど鮮度がよいことを示す。しかし，たとえ凍結前の鮮度がよくても解凍後には測定値が著しく低下して0に近い値を示すことから，解凍魚の判別指標となる可能性が示されている[10,13]。切り身への適用性についても，魚種による差はあるものの，一定の可能性が示されている[13,19]。上述のとおり，トリーメーターなどは鮮度判定機として開発されたものであり，当然ながら非凍結魚においても鮮度低下に伴いその測定値は低下する。したがって，解凍魚と鮮度の低下した非凍結魚とを明確に区別するためには，他の鮮度や腐敗の指標との併用が必要な場合がある。

[*1] あらかじめ中性β-N-アセチルグルコサミニダーゼの基質を染み込ませ乾燥させた濾紙に，血液1滴を塗布して反応させたのちに，紫外線ランプ下で蛍光の有無を観察する。蛍光の認められるものを解凍魚とする。

近年，可視・近赤外分光法[20-22]，赤外分光法[23]，蛍光分光法[24]，核磁気共鳴画像法（MRI）[25,26]などの各種分光法に基づく非凍結魚と解凍魚の判別の可能性が示されている。以下に，木宮らが取り組んでいる可視・近赤外分光法による判別について紹介する。

6.2 可視・近赤外分光法による判別とその原理

6.2.1 近赤外分光法の特徴[27]

近赤外分光法は，物質による近赤外領域（可視領域と赤外領域の間，一般に800〜2500 nm）の波長を有する光の吸収・発光に基づく分光法である。試料に近赤外光を照射し，吸収されずに透過あるいは反射した光を観測することによって，さまざまな状態の試料の各種成分などの特徴を定性的・定量的に分析することができる。近赤外領域には，水素を含む官能基（OH，CH，NHなど）やC=Oなどに関する吸収帯が多く含まれるため，多成分の同時分析が可能である。そうした化学量のみならず，光の散乱の度合いなどに基づき物理量（粉体の粒度，密度，結晶化度など）も測定できる。また，次のような一般的な非破壊分析の利点を有する：① 迅速・簡便，② 反復検査が可能，③ オンライン・インライン分析に適用可能，④ 化学薬品を必要としない（環境にやさしい）。上記特徴と，ハード面（分析機器，コンピュータ）およびソフト面（解析技術「ケモメトリックス」）のめざましい発展が相まって，近赤外分光法は無侵襲でリアルタイム計測が可能な測定技術として，水産物にも応用範囲が広がっている。

6.2.2 近赤外分光法による判別（ラウンド魚）

測定対象となる食品の物理・化学的情報を非破壊的に得られる可視[*2]・近赤外分光法は，凍結・解凍の過程で生じたさまざまな変化，言い換えれば「凍結・解凍の履歴」を検出するのに適した方法であると考えられる。ラウンド魚の場合，魚体表面に光ファイバープローブを通じて可視・近赤外光を照射し，得られた可視・近赤外スペクトルを多変量解析に供して判別する（図6.3）。ひとた

1：可視・近赤外光を照射
2：拡散反射光を受光

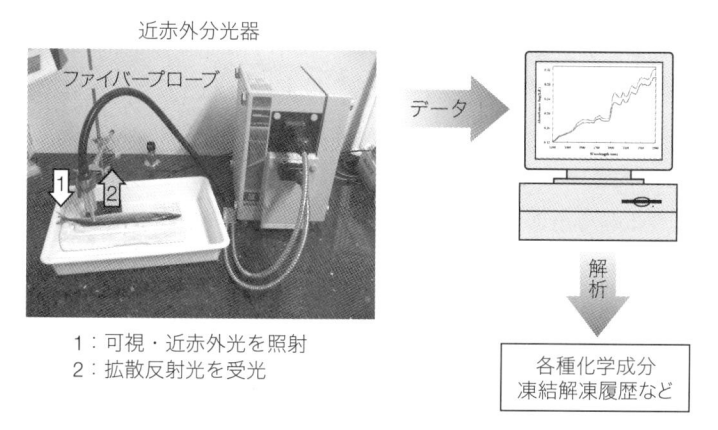

図6.3 非破壊的な可視・近赤外拡散反射スペクトルの測定
機器：NIRS6500（Foss NIRSystems社製）。

[*2] 装置によっては可視領域を含めた測定が可能。

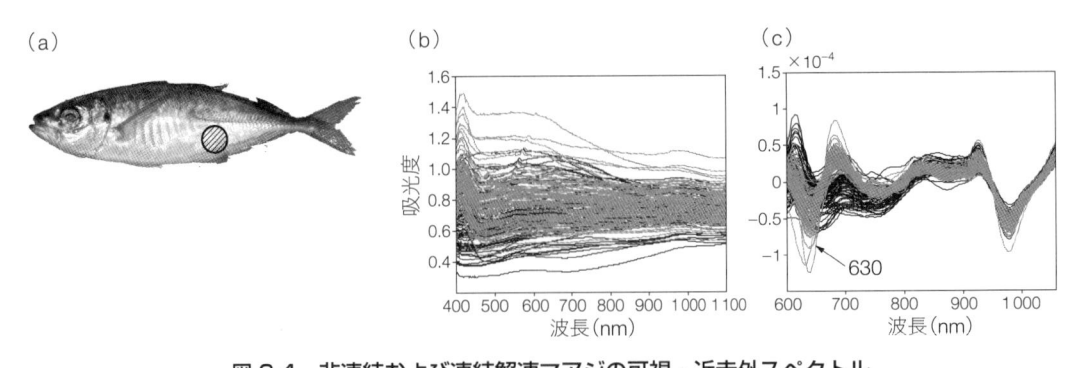

図 6.4　非凍結および凍結解凍マアジの可視・近赤外スペクトル
(a) 測定部位，(b) 原スペクトル，(c) 二次微分スペクトル。黒線：非凍結，灰線：解凍。
(文献 22 より改変)

び精度の高い判別モデルが構築できれば，試料の前処理や試薬なしに，迅速・簡便な測定で得られるスペクトルデータを基に，非凍結魚と解凍魚を判別することが可能となる。木宮らは，マダイでその判別の可能性を見いだした[21]。さらに最近，マアジを用いた研究により新たな知見を得たのでここに紹介する[22]。

マアジの腹部（図 6.4a）から得られた可視・近赤外領域（400～1100 nm）における拡散反射スペクトルを図 6.4b,c に示す。原スペクトルでは，個体差によると考えられるスペクトルのベースライン変動が顕著であり，非凍結魚と解凍魚の間の差異を見いだすことは難しい（図 6.4b）。魚のような生体試料を扱う場合，往々にして個体・部位ごとにスペクトルのベースラインが変動する。また，可視・近赤外領域のスペクトルはもともとピークが幅広で，複数のピークが重なり合っているため，化学的な解釈が困難な場合が多い。このようなスペクトルには，ベースラインの補正やピーク分離の改善などの目的で，しばしば解析前に二次微分などの数学的処理（いわゆる「前処理」）が施される[27]。マアジから得られたスペクトルについても，二次微分処理によってピーク分離の改善やベースライン補正の効果が得られ，原スペクトルでは不明瞭であった非凍結魚と解凍魚の差異が 600～800 nm の領域を中心に確認できるようになった（図 6.4c）。

この二次微分スペクトルを多変量解析手法のひとつである主成分分析に供した結果，非凍結魚と解凍魚が第 1 主成分軸方向に分離された（図 6.5a）。検定の結果，誤判別率 3.1% と高い判別精度を示した。第 1 主成分に対するローディングベクトル[*3]から，非凍結魚と解凍魚の判別には 600～750 nm の領域の寄与が大きいことが明らかとなった（図 6.5b）。ピークのみられる 630 nm 周辺領域は，血合肉に多く含まれる色素タンパク質ミオグロビン/ヘモグロビンが酸化されたメトミオグロビン[28]/メトヘモグロビン[29]の吸収帯と一致している。また，凍結・解凍によりメト化が進行する現象は，ハマチの血合肉[30]やクロマグロのミオグロビン[31]で知られている。以上より，本法による非凍結魚と解凍魚の判別は，凍結・解凍過程において皮下血合肉で生じる色素タンパク質の化学的変化（メト化）の経皮的検出に基づいていると推定された。マアジ背部やサンマ腹部での判別モデルについても，630 nm 周辺領域の吸収の寄与が確認され，また多くの魚種で皮下に血合肉が

[*3] 主成分分析では，ローディングベクトルから各主成分に対してどの変数（この場合，波長）がどの程度寄与しているのかを知ることができる。

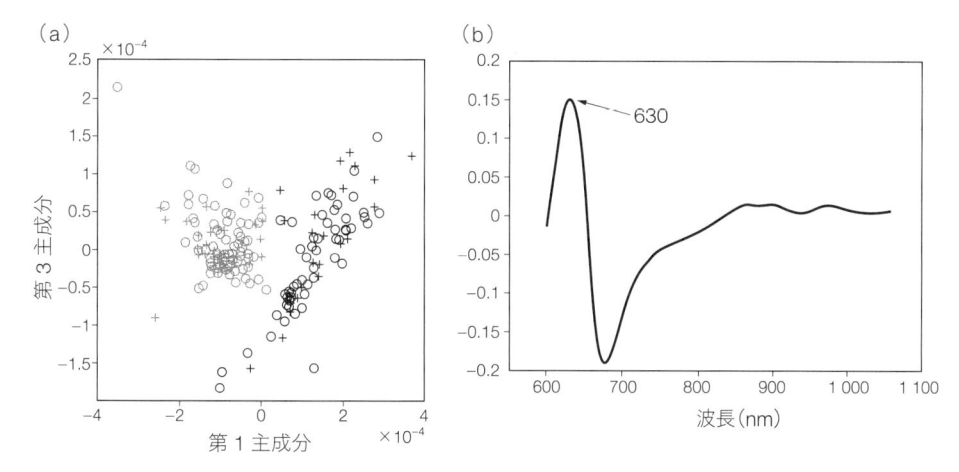

図6.5 マアジ腹部の二次微分スペクトルの主成分分析

二次微分スペクトル（600〜1058nm）使用。(a) 主成分スコアプロット。トレーニングセット（○：誤判別率2.3%），テストセット（＋：誤判別率3.1%）。非凍結（黒），解凍（灰）。誤判別率は各試料のスコアとクラス（非凍結および解凍）重心とのマハラノビス距離に基づいて算出した。(b) 第1主成分のローディングベクトル。
（文献22より改変）

存在することから，本法は他魚種にも適用可能と期待される。

6.2.3 近赤外分光法による判別（切り身）

非凍結品と解凍品の両方が流通し，商品価値の高いマグロの流通形態を考えた場合，サク（切り身）を対象とした非破壊的で実用的な非凍結品と解凍品の判別法の構築が望まれるが，残念ながらそれには至っていないのが現状である。

木宮らはこれまでに，グラスファイバー製濾紙上で溶液を乾固させて近赤外分光法で分析するDESIR（dry extract spectroscopy by infrared reflection）法により，マアジ筋肉から得たドリップおよび圧搾液の近赤外スペクトルを測定し，非凍結魚肉と解凍魚肉の判別が可能であることを見いだしている[20]。この研究では，非凍結魚肉と解凍魚肉のドリップ・圧搾液に，化学成分（主としてタンパク質）や粒子サイズなどの違いがあることが示唆された。この知見は，今後のマグロのサクや他魚種の切り身などを対象とした判別法の開発につながると考えられる。

6.3 おわりに

凍結・解凍に起因する肉質の変化は複雑であり，それを総合的かつ定量的に評価することは今のところ困難である。しかし，魚[20-22]および牛肉[32]の両者で可視・近赤外分光法による解凍品判別の可能性が示され，その判別には化学成分に由来する情報だけではなく，光の散乱状態の変化に起因するスペクトル全体にまたがる情報の重要性が指摘されている点は興味深い。このことは，複数の物理・化学的情報を同時に得られる可視・近赤外分光法により，凍結・解凍で生じる複雑な肉質変化を総合的に評価できる可能性を示している。

凍結・解凍によって受けるダメージの大きさは，魚種，サイズ，成分組成，凍結前の鮮度のほか，凍結処理，凍結貯蔵，および解凍処理の条件などにも影響される。可視・近赤外分光法による非凍

結魚と解凍魚の判別法は,さらに知見を集積し,精度の向上を図るとともに適用範囲を明確化することで,「解凍」表示検証のための1次スクリーニング法として活用できると考えている。これまでに提案されている解凍魚の判別フロー[15]などと組み合わせることで,より効率的で精度の高い判別が可能になるだろう。現在,欧州では,生もしくはそれに近い形で消費される水産物について,寄生虫殺滅を目的とした中心温度−20℃以下,24時間以上の凍結処理が義務づけられており[33],こうした規制の検証技術としても活用が期待される。

■参考文献

1) 農林水産省:生鮮食品品質表示基準.農林水産省告示第514号,2000
2) 農林水産省:水産物品質表示基準.農林水産省告示第516号,2000
3) 水産庁:水産白書,2009
4) FAO : Fishery Commodities Global Production and Trade(online query) 1976-2006 Fisheries Global Information System (FIGIS)-Fisheries Statistics http://www.fao.org/fishery/statistics/global-commodities-production/en (2010年4月アクセス)
5) 岡﨑惠美子・山下由美子:「水産物の生鮮物と凍結解凍」太田英明・湯川剛一郎・丹 敬二・土肥由長 編:『食品鑑定技術ハンドブック』, pp. 157-165, サイエンス・フォーラム, 2005
6) 岡﨑惠美子:「水産物の冷凍」食品冷凍技術改訂委員会 編:『新版 食品冷凍技術』, pp.67-110, 社団法人日本冷凍空調学会, 2009
7) Ciani, G., Salerni, A. : The means of distinguishing thawed, frozen fish from fresh, chilled fish. *in* Kreuzer, R. (ed.) : The Technology of Fish Utilization, pp.94-97, Fishing News(Books) Ltd., 1965
8) 小長谷史郎:「鮮魚と冷凍品の鑑別」日本水産学会 編:『水産学シリーズ 29 水産食品の鑑定』, pp.93-112, 恒星社厚生閣, 1979
9) 北御門学・吉岡慶子:「生鮮魚と凍結・解凍魚との鑑別法」日本冷凍協会論文集, 8, 93-101, 1991
10) Rehbein, H. : Physical and biochemical methods for the differentiation between fresh and frozen-thawed fish or fillets. *Ital. J. Food Sci.*, **2**, 75-86, 1992
11) Love, R. M. : Post-mortem changes in the lenses of fish eyes. II.-Effect of freezing, and their usefulness in determining the past history of the fish. *J. Sci. Food. Agric.*, **7**, 220-226, 1956
12) Yoshioka, K., Kitamikado, M. : Differentiation of freeze-thawed fish from fresh fish by the examination of medulla of crystalline lens. *Nippon Suisan Gakkaishi*, **49**, 151, 1983
13) Duflos, G., Le Fur, B. *et al.* : Comparison of methods of differentiating between fresh and frozen-thawed fish or fillets. *J. Sci. Food Agric.*, **82**(12), 1341-1345, 2002
14) 北口裕一・山口 勤ら:「解凍魚と生鮮魚の判別方法の検討」農林水産消費技術センター調査研究報告, **26**, 9-18, 2002
15) 北口裕一・角田福太郎ら:「解凍魚と生鮮魚の判別方法の検討(第2報)」農林水産消費技術センター調査研究報告, **27**, 9-19, 2003
16) 下村 博・高橋 喬ら:「リソゾーム酵素活性を指標とする解凍魚と非凍結魚の鑑別法の検討」日水誌, **53**, 1841-1845, 1987
17) Rehbein, H., Çakli, Ş. : The lysosomal enzyme activities of fresh, cooled, frozen and smoked salmon fish species (*Onchorhyncus keta* and *Salmo salar*). *Turk. J. Vet. Anim. Sci.*, **24**, 103-108, 2000
18) Jason, A. C., Richards, J. C. S. : The development of an electronic fish freshness meter. *J. Phys. E : Sci. Instrum.*, **8**, 826-830, 1975
19) Kim, J. B., Murata, M. *et al.* : A method for the differentiation of frozen-thawed from unfrozen fish fillets by a combination of Torrymeter readings and K values. *Nippon Suisan Gakkaishi*, **53**, 159-164, 1987
20) Uddin, M., Okazaki, E. : Classification of fresh and frozen-thawed fish by near-infrared spectroscopy. *J. Food Sci.*, **69**, C665-668, 2004
21) Uddin, M., Okazaki, E. *et al.* : Non-destructive visible/NIR spectroscopy for differentiation of fresh and frozen-thawed fish. *J. Food Sci.*, **70**, C506-510, 2005.
22) Kimiya, T., Okazaki, E. *et al.* : Non-destructive classification between unfrozen and frozen-thawed horse

mackerel using visible/near-infrared spectroscopy. Proceedings of the 14th International Conference on Near Infrared Spectroscopy, 印刷中
23) Karoui, R., Lefur, B. *et al.* : Mid-infrared spectroscopy as a new tool for the evaluation of fish freshness. *Int. J. Food Sci. Technol.*, **42**, 57-64, 2007
24) Karoui, R., Thomas, E. *et al.* : Utilisation of a rapid technique based on front-face fluorescence spectroscopy for differentiating between fresh and frozen-thawed fish fillets. *Food Res. Int.*, **39**, 349-355, 2006
25) Nott, K. P., Evans, S. D. *et al.* : Quantitative magnetic resonance imaging of fresh and frozen-thawed trout. *Magn. Reson. Imaging*, **17**, 445-455, 1999
26) Nott, K. P., Evans, S. D. *et al.* : The effect of freeze-thawing on the magnetic resonance imaging parameters of cod and mackerel. *Lebensm. Wiss. Technol*, **32**, 261-268, 1999
27) 尾崎幸洋・河田 聡 編：『日本分光学会測定法シリーズ 32 近赤外分光法』, 学会出版センター, 1996
28) Brown, W. D., Martinez, M. *et al.* : Comparative biochemistry of myoglobins. *J. Biol. Chem.*, **237**, 81-84, 1962
29) 松浦文雄・橋本周久：「魚類の血液ヘモグロビンに関する研究 -I」 日水誌, **21**, 1158-1162, 1956
30) 平岡芳信・関 伸夫：「養殖ハマチ凍結血合い肉の褐変防止」 冷凍, **81**, 187-191, 2006
31) Chow, C. J., Ochiai, Y. *et al.* : Autoxidation of bluefin tuna myoglobin at around freezing point. *Nippon Suisan Gakkaishi*, **54**, 473-478, 1988
32) Isaksson, T., Segtnan, V. H. : Meat and fish products. *in* Ozaki, Y., McClure, W. F., Christy, A. A. (eds.) : Near-infrared spectroscopy in food science and technology, pp.247-277, John Wiley & Sons, 2007
33) European Parliament, Council : Regulation (EC) No 853/2004 of the European Parliament and of the Council of 29 April 2004 laying down specific hygiene rules for food of animal origin. *Official Journal of the European Union*, 2004

| コラム | 工業用発酵エタノール製造に使用する原料アルコールの起源 |

　サトウキビやトウモロコシなど植物を原料とする工業用発酵エタノールは，食酢の原料や味噌，醤油などへの添加，除菌用のアルコール製剤，薬局方エタノールの原料など食品分野を中心に産業界で広く使用されている。その中で「食の安全・安心」の観点から，エタノールについてもnon-GMO（非遺伝子組換え）や使用原料表示などの要望がある。そこで，安定同位体比分析によるエタノールの原料植物や産地を識別する試みを行なって，エタノールのC，H，Oの安定同位体比質量分析法が確立された[1]。$\delta^{13}C$ は燃焼型元素分析計により，重水素（D）および $\delta^{18}O$ は熱分解型元素分析計を質量分析計と組み合わせた連続フロー型安定同位体比質量分析システムにより測定した。

　産地および原料起源が明確なエタノールを世界各国から収集し，この方法を用いて安定同位体比を測定し，データベースを作成した。図に，起源の明確なエタノール試料の測定結果を示す。CとOの2次元プロットから，発酵エタノールと合成エタノールは容易に区別できることがわかる。また，アルコールの原料植物ごとにクラスターを形成することから，高度に精製されたエタノールを分析することで，使用した原料の植物およびその起源を知ることができると考えられた。特にトウモロコシについては，酸素の同位体比が大きく異なることから，米国産と中国産のものが判別できることが示された。

　次に，実際の製造に使用される原料アルコール55の試料について，CとOの2次元プロットを行なったところ，原料植物ごとにクラスターを形成し，それは起源の明らかなエタノールの分析結果とよく一致した。ただし，中国産トウモロコシと表示はされているものの，測定値からはそれとは異なると判断される試料が3点検出され，トウモロコシとタピオカの混合物であることが示唆された。

　以上，工業用発酵エタノールについて，サトウキビやトウモロコシなどの起源を科学的に特定する安定同位体比による原料識別法の有効性が確認された。本分析技術は，工業用エタノールの原料の確認のための技術として品質保証に役立つ。（後藤慎吾）

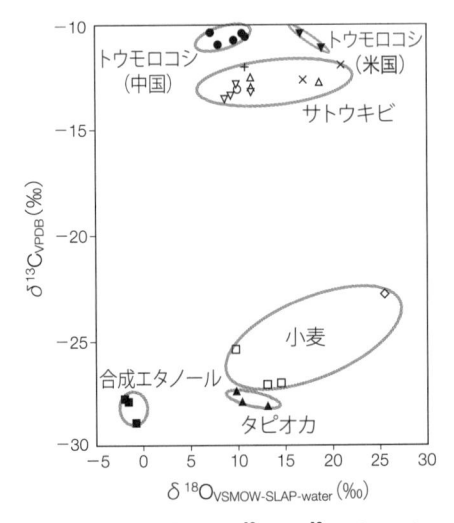

起源の明確な試料の $\delta^{13}C/\delta^{18}O$ プロット

■参考文献
1) Ishida-Fujii, K., Goto, S., Uemura, R., Yamada, K., Sato, M., Yoshida, N.: *Biosci. Biotechnol. Biochem.*, **69**, 2193-2199, 2005

第7章

水産物の養殖・天然

　近年，食の安全性に関する消費者の関心とともに，食品の虚偽表示に関する問題がしばしば新聞やテレビなどの報道に取り上げられた。産地や種などを偽って販売したことが多いが，そのなかに神奈川県のとあるスーパーで養殖アユを天然アユと称して売り事件になった例（毎日新聞2008年7月10日東京朝刊，徳島新聞2008年7月10日版，西日本新聞2008年7月9日版など）がある。一般に天然魚と養殖魚では肉質や風味などが異なるため，値段に大きな開きがある。天然もの・養殖ものの食味を比較した場合，極端な例では，多くの消費者が正確な判断を可能としている一方で，フィレーなどに加工された場合，判然としない例も多数見受けられる。また，魚類は成分に個体差が大きいため，肉質も個体により千差万別で，食味のみの判定では，専門家や業者でさえ天然・養殖の判断のつかない場合も少なくない。そのため，上記のような虚偽表示がまかり通る。

　このように，食味からの判断が難しいため，有する化学成分の分析で鑑定する手法の開発が求められてきた。事実，天然・養殖が消費者に歴然とわかる場合は，例えば脂質含量に大きな相違があるなど，成分の相違からも容易に見極められる場合が多い。ところが，正確に天然魚・養殖魚が判別されたという学術報告は1件もない。ただし，アユでは，有する脂肪酸の相違に基づく判定に有望な結果が示され，判別の可能性が見いだされつつある。多くの種では，現時点で判定に決定的な指標がないため，1つの指標のみでは判別は難しいが，今後いくつかの指標を組み合わせたり，統計処理を組み込むことによって，的確な判定法が出される可能性も高い。いずれにしろ，ほとんどの種でまだまだデータ不足であり，データ蓄積が必要とされている。それを待って判定の可能性が見いだされるものと考えられる。本章では，唯一有望な結果を得，着々と判別のマニュアル化が進むアユと，新たな試みであるカンパチを例に上げ，脂質成分分析に基づく養殖・天然の判別について記述する。

7.1　魚類の一般成分と養殖・天然の判別

　一般に魚介類[*1]筋肉の成分組成（一般成分）は，そのほとんどを水分（70～85％）が占め，残りはタンパク質と，脂質（lipid），炭水化物，灰分からなっている[1]。水分以外では，タンパク質（15～20％）と脂質（1～10％）が大部を占め，最も重要である。同一種であっても，体成分は年齢・

[*1] 魚介類：狭義には一般に利用される魚類と貝類（淡水動物も含む）。広義には一般に利用される魚類，（両生類）およびすべての無脊椎動物（介類は，広義には貝類・甲殻類から派生し，無脊椎動物の総称）。また，海草類（水産植物）を含む場合（広義）もあり，その場合は魚介藻類と同義。

栄養状態・成熟・季節（水温などの環境変化）などで，個体レベルで変動するが，一般にタンパク質の変動はさほど大きくなく，脂質の変動は大きいことが知られている[2,3]。同一種でも変動の大きい脂質含量をマーカーに，天然魚と養殖魚の相違について古くから検討されている。養殖魚は，短期間で出荷サイズとするため，増重により脂質含量が高い傾向を示すのは確かであり，脂質含量を評価基準として判別が試みられたこともあるが，傾向のみで決定的なものではなく判定法といえる段階になっていない。

　養殖・天然とはっきりと黒白を決めかねる場合が多く，いわばグレーゾーンに仕分けられるものがほとんどで，結論からいうと，いずれの報告も傾向を示唆するに止まっている[4]。例えば，西塔と國崎は天然および養殖トラフグの化学成分を分析し，一般成分（水分，粗タンパク質，粗脂肪，灰分）や無機質（ミネラル類）では，差がないことを明らかにしている[5]。佐伯と熊谷も，同様の結果で差を見いだしていないことから，化学成分の差異はほとんどないと結論づけている[6]。佐伯と熊谷はさらに数魚種の一般成分を検討しているが，メバルやマアジの粗脂肪に養殖魚が高い傾向を示すに止まっている[7]。青木らはマアジ，マダイ，クロマグロなどで同様の検討を行ない，天然魚は養殖魚に比較して脂質含量が低く，対して含量の高い養殖魚は筋肉が脆弱な傾向を示すと報告している[8]。マアジについて國崎らは，粗タンパク質，灰分では差がなかったが，粗脂肪含量に大きな差（天然マアジ：1.1～2.4%，養殖マアジ：10～30%）があると報告している[9]。これは前述した佐伯と熊谷の結果[6]と一致している。同様に，大島らは，天然および養殖マダイそれぞれの背側および腹側筋肉脂質を比較し，養殖マダイの筋肉脂質含量は天然マダイの約2倍の含量と報告している[10]。また，森下らは天然・養殖マダイの一般成分を比較し，生餌（マイワシ），モイストペレット養殖とも高い脂質含量を示し，天然と異なることを指摘している[11]。同様に，森岡らは，冷凍マイワシ主体の生餌と大豆かす調製ペレットをそれぞれ半年から1年給餌して，マダイ天然魚との相違を調べ，脂質含量は他の報告と同様，明らかに養殖魚が高かったと報告している[12]。このことから，マダイでは養殖魚に比較的高い脂質含量が示される傾向にある。また，青木らは，マダイやヒラメで試み，脂質含量にさほど大きな差が見いだせず，この原因はしばらく餌止めした試料を用いたためと説明している[8]。この結果は，養殖魚であっても，単に餌止めすることにより脂質含量を低下でき，こと脂質含量だけでは天然魚との差がみられなくなることを意味している。ハマチやマダイを含めたいずれの報告でも，養殖魚に比較的高い脂質含量の傾向がみられるものの，判定の決め手とはなっていない。さらに，これらのデータの多くは平均的なもので，個体ごとでは大きくばらつくため，養殖魚であっても天然魚以下の脂質含量であったり，逆に天然魚が高かったりする場合もしばしばあり，グレーゾーンが広すぎて脂質含量を判定基準とするには無理がある[13]。

7.2　脂肪酸とその変動要因

　話が前後するが，脂質とはいかなるものであろうか。脂質を定義すると，有機溶媒に溶けやすい脂溶性生体成分の総称であり，多くが脂肪酸（fatty acid）の誘導体とされている[14,15]。単純脂質*2，複合脂質とも脂肪酸の誘導体が多くを占める。脂肪酸とはカルボキシル基を1個持つ，多くは鎖式化合物の総称であり，魚類では200種類以上が確認されている。微生物や植物などそれぞれの種レベルでは，生合成する脂肪酸の種類はさほど多くなく，しばしば種特異的な脂肪酸（脂溶性物質）

を生合成することが知られている。動物は植物などに比べ限られた酵素しか持たないため，これらの脂肪酸を摂取したのち，動物体内での修飾も限られており，それが種々の海洋動物[*3]の脂質特性の原因となったり，マーカーとして利用されたりしている[16,17]。ただし，魚類のように食物連鎖の上位にある動物の脂肪酸組成（fatty acid composition）は，さまざまな餌生物の脂肪酸を総合的に有するため，多岐にわたりたくさんの種類が見いだされる。また，餌生物や栄養状態の影響に限らず，成熟や年齢，季節など他の要因も影響するため，個体差が大きく，種としての特性を見いだすことは難しい[18,19]。

一方，陸上動植物の脂肪酸はすでに詳細に解明され，それらの脂肪酸組成が明らかになっている。陸上動物（獣）脂の代表である牛脂（beef tallow）や豚脂（lard）の主成分はオレイン酸（oleic acid, 18：1n-9）やパルミチン酸（palmitic acid, 16：0）で，植物種子油である大豆油や紅花（サフラワー）油では，主成分はリノール酸（linoleic acid, 18：2n-6）やオレイン酸である。このように陸上動植物由来の脂質は，主成分となる脂肪酸はおおむね炭素鎖18以下の短鎖であり，飽和脂肪酸（saturated fatty acid）やモノエン酸（monoenoic fatty acid, monounsaturated fatty acid）が中心で，全体として不飽和度も低い。不飽和脂肪酸（unsaturated fatty acid）の主成分はおおむねn-9とn-7のモノエン酸とn-6のジエン酸（dienoic fatty acid）で，不飽和度もせいぜいトリエン酸（trienoic fatty acid）までである。また，含まれる主要脂肪酸の種類も20種を越えることはまれである[18]。最近では，選抜育種などによる品種改良などで本来の種と異なる脂肪酸組成の品種が育成されることも多いが，一般論として，陸上動植物の脂質は成分組成に個体差が少なく，地域や季節を問わず種としてほぼ一定であり，高度不飽和脂肪酸（polyunsaturated fatty acid：PUFA）はn-6PUFAが主成分である[20,21]（表7.1）。

一方，魚介類やそれらを摂取する海獣[*4]脂質の脂肪酸組成は，リノール酸が少なく，植物油や獣脂ではほとんど確認されない炭素数20以上のドコサヘキサエン酸（docosahexaenoic acid：DHA）やイコサペンタエン酸（icosapentaenoic acid：EPA）などのn-3PUFAを含み，多種類の脂肪酸が主成分として確認され（表7.1），通常脂肪酸として60種以上が同定される。また，陸上動植物油脂と異なり，海産動物[*5]脂は種により特異的な脂肪酸組成を持つことは少ない。前節で示したように，環境条件（水温，生息深度，生息場所）や生理的条件（性的成熟度，年齢，性別），食餌状態（餌料の種類，摂餌量）などの影響を受け，個体で大きく変動する。また，陸上の食物連鎖が比較的単純なのに対し，海洋においては段階が多く，その食物網（food web）の下に多数の生物種が存在することも，魚介類の脂肪酸組成を複雑にしていることの理由の一つである[13,18,21]。

[*2] 脂質は単純脂質と複合脂質に大別され，単純脂質はC, H, Oのみから構成された脂肪酸やアルコールのみからなり，蓄積脂質の多くを占める。複合脂質は，リン脂質や塩基などを含む脂質群をいい両親媒性を持つ。リン脂質やスフィンゴ脂質では，C, H, O以外に，N, Pなども含み，細胞膜脂質の構成成分で細胞の恒常性維持に重要な役割を担う。

[*3] 海洋動物：海中に棲むすべての動物（海産物として利用される動物のほか，低・未利用の有櫛動物，扁形動物，袋形動物，環形動物，星口動物，毛顎動物なども含む。淡水動物を含めない）。

[*4] 海獣：海に棲むほ乳類の総称。アザラシ，クジラなど（鳥類，魚類や無脊椎動物を含まない）。

[*5] 海産動物：海中に産する動物の意味（広義）では海洋動物と同義。また，魚類，ほ乳類（海獣），貝類，甲殻類，棘皮動物，そのほか主に利用（食品またはその他として生活に利用）される動物に限定する場合（狭義の動物性海産物）もある（淡水動物を含めない）。

表 7.1 代表的な動植物脂の脂肪酸組成（%）

	カツオ	キハダ	アザラシ	クジラ	牛脂	豚脂	ニワトリ	オリーブ	ダイズ	ナタネ	ひまわり
飽和酸											
14：0	4.6	0.9	3.3	4.3	3.0	2.0	0.9	—	—	—	—
16：0	17.1	22.7	6.5	21.8	25.6	26.5	23.5	9.9	10.3	4.0	6.7
18：0	4.1	8.3	0.4	7.1	17.6	12.1	6.4	3.2	3.8	1.7	3.7
モノエン酸											
16：1n-7	4.6	2.4	17.6	7.5	3.3	3.7	7.0	0.7	0.1	0.2	—
18：1n-9	10.6	13.8	30.2	30.7	43.0	42.5	43.2	75.0	24.3	58.6	19.0
20：1n-9	0.3	0.4	13.6	1.1	tr	0.6	0.8	—	0.3	1.5	—
22：1n-11	tr	tr	6.0	0.2	—	—	—	—	—	—	—
n-6PUFA											
18：2n-6	1.9	1.0	0.8	11.6	3.3	9.8	15.4	10.4	52.7	21.8	69.9
n-3PUFA											
18：3n-3	0.9	tr	0.2	3.3	0.3	0.7	0.8	0.8	7.9	10.8	—
20：5n-3	10.1	3.5	5.5	5.9	—	—	0.3	—	—	—	—
22：5n-3	1.0	0.7	4.2	3.6	—	—	0.2	—	—	—	—
22：6n-3	31.0	27.3	7.5	9.9	—	—	—	—	—	—	—

脂肪酸は代表的なものを記した。—：未確認または記載のないもの。tr：微少量確認されたもの。
（文献 3, 18 より一部改訂）

7.3 養殖・天然判別のマーカーと脂質

　脂質を用いた他の切り口として，種々の脂肪酸の脂質中の比率や種類を分析することから，養殖魚と天然魚の相違を明らかにするとともに，判別に使用する試みが考えられる。多くの動植物は，脂肪酸由来の脂質を主成分とし，その脂肪酸類はそれぞれ特徴を示す。前節で示したが，陸上動植物由来の脂質は，主成分となる脂肪酸の種類は少なく，ほとんどが 18 以下の短鎖であり，主たる不飽和脂肪酸はトリエン酸以下である。ところが，魚介類では，n-6 不飽和酸の比率が少ないだけでなく，炭素数 20 以上の EPA や DHA などの長鎖（long-chain）の n-3PUFA をはじめ，多種類の脂肪酸が含まれる（表 7.1）。定性的な解釈として，陸上動植物由来の PUFA は n-6PUFA が主体，海洋動物由来脂肪酸は n-3PUFA が主成分としてあげられるが，魚類ではこれらの脂肪酸量が個体で大きく変動し，種特異性が少ない[19]。養殖される魚類（マダイやブリ，カンパチ，ヒラメなど）は，典型的な海産魚で，活発に動きまわり多段階の栄養を広範にわたり呑食するため，有する脂肪酸は特異性が少なく，種としての一貫性がない。

　これらの困難の中で，脂肪酸を用いた判別法がいくつか試みられている。藤田らは天然・養殖マダイについて複数報告し，リノール酸（18：2n-6）による判定が可能と報告している[22,23]。それによると養殖魚脂質中の中性脂質画分で 5 ～ 10% のリノール酸が確認され，ほとんど検出されない天然魚と比較して判定できると述べている。養殖魚にしばしば用いられる配合飼料は主成分に陸上動植物由来のタンパク質や脂質を用いるため，陸上動植物に多いリノール酸含量が増えるのは合理的であるが，相反する結果も出ている。養殖マダイに関する大島らの結果（1.2 ～ 2.4%）[10] や，森

岡らの結果（1.1～3.5%）[12]，および森下らの結果（1.3～6.6%）[24]では，先の藤田らの結果と大きく異なり，リノール酸含量がさほど高いとはいえない。森下らが，海洋牧場飼育では10%を超えるリノール酸も確認していることから，あながち間違いとはいえないが，これらの報告を総合的に判断すると，養殖マダイの筋肉中のリノール酸含量は大きな変動を示すようである。これらのことから，リノール酸のみを判定指標に用いる方法は，一般性は低く判別法といえる段階には達していない。成書[2,20]においても，実際には天然マダイや天然ブリでリノール酸が1～2%程度存在する場合もあり，天然が養殖を勝ることも珍しくない。また，天然魚・養殖魚の相違は，國崎らの養殖マアジの結果[9]と同様に，養殖餌のイワシ類が原因と結論している[10]。また，森下らは，短鎖の飽和酸（14:0）やモノエン酸（16:1，18:1），リノール酸やEPAが養殖魚に多いと記載している[25]。

一般に，天然魚に比較して，ばらつきはあるものの，ペレット（生餌と配合飼料で製造）を用いた養殖ではリノール酸が若干高い傾向を示している。さらに，井岡と山中が，流水式陸上養殖ヒラメと天然ヒラメに関し，脂質含量，脂肪酸組成などを検討し，養殖魚がいずれも高脂質含量であると報告している[26]が，脂肪酸組成は養殖魚がばらつき，天然魚との差を見いだしていない。佐藤らのヒラメの栄養成分比較でも，脂質含量にのみ若干の相違を見いだしているが，脂肪酸組成などについては差異がないと報告している[27]。また，岡本らは，ブリ（ハマチ）で脂肪酸に関して，天然・養殖での相違を見いだしていない[28]。以上のように，マダイ脂質中のリノール酸含量での例をとっても，たくさんの学術報告が否定しているように，現時点で決定できるマーカーがないといえよう。

一方，アユについて興味深い傾向が明らかにされている。平野らは，他の魚種と同様，養殖魚が高粗脂肪量であることを指摘し[29]，脂肪酸組成では，天然アユが15:0，17:1などの奇数酸を相当量，18:3や18:4の不飽和酸を比較的高含量で見いだしている[30]。一方，養殖アユでは18:1や18:2（リノール酸）が多いことを報告している。同様に大島らも，天然・養殖アユを調べ，天然魚の脂肪酸組成に相当量の15:0，および少量の17:0，19:0を見いだし，高い含量の18:3が含まれること[31]，また養殖アユは平野と須山の結果[30]と同様に，リノール酸が多いことを報告している[31]。独立した2グループとも同様の結果を得ていることから，この傾向は天然・養殖アユそれぞれの傾向を顕著に示している可能性がある。また，リノール酸のみが鍵化合物ではなく，奇数酸や不飽和酸も鍵化合物として評価できる点で，天然・養殖アユ判別に大きな可能性が示されている。ここでアユにのみ大きな相違が示されたのは，他の魚種が比較的上位の栄養段階にあり，多種類の動物をえり好みなしに呑食するのに対し，天然アユは植物食で特定の藻類のみを摂食するためと推定される。事実，平野と須山らはアユのかみ残しの付着珪藻を分析し，天然アユに酷似する脂肪酸組成を確認している[30]。

7.4 アユにおける養殖・天然判別

齋藤らのグループでもアユに関して検討を行なった。その結果，明確に判別可能となったので，その経緯について以下に記述する[32]。天然・養殖アユについて，全脂質（TL）とトリアシルグリセロール（TAG）中の脂肪酸組成を比較したところ，オレイン酸（18:1n-9），リノール酸（18:

表 7.2　天然・養殖アユのリノール酸と α-リノレン酸

養殖アユ脂肪酸データ		天然アユ脂肪酸データ		
全脂質（TL）				
（試験数）	（比率）	（試験数）	（比率）	
$n=8$	9.83 − 10.68　Kochi	$n=4$	0.23 − 0.27	Monobe River Matsuda River
トリアシルグリセロール（TAG）				
（試験数）	（比率）	（試験数）	（比率）	
$n=24$	8.37 − 17.70　Setogawa			
$n=24$	8.75 − 13.34　Kaikei			
$n=12$	8.90 − 13.23　Biwa-Ko			
$n=23$	8.37 − 11.81　Kaikei			
$n=23$	9.32 − 11.62　Wakayama-clone			
$n=20$	4.77 − 15.19　Kochi	$n=36$	0.11 − 0.39	Monobe River Matsuda River

$2n$-6），DHA（22：6n-3）が養殖魚 TL や TAG で高く，α-リノレン酸（18：3n-3）などが天然魚 TL や TAG で高い傾向が示された．さらに，ドコサペンタエン酸（docosapentaenoic acid, 22：5n-3）などの他の種々の脂肪酸に関しても明確な相違を見いだした．

　これらの数種の中で，顕著な相違を示し，かつ人為的な操作の難しいものとして，α-リノレン酸を鍵脂肪酸とすることが最も適していると判断された．養殖アユでは α-リノレン酸は痕跡量しかなく，餌への単独混入も難しいため，本脂肪酸は有力な天然アユ判別の鍵物質となることがわかった．また，リノール酸や DHA は天然アユ TL や TAG にはほとんど含まれないため，これらも有望な判別の指標となることが明らかとなった．これらの数種脂肪酸がいずれも判別の鍵物質となり，容易に判定可能であることから，アユの TL または TAG 中の脂肪酸組成における，リノール酸/α-リノレン酸比で，簡便に天然・養殖を判別できると考えられた（表7.2）．以上のように，アユに関しては，数種の脂肪酸がそれぞれ天然・養殖の特性と一致したことから，わかりやすい判定が可能となった．

7.5　カンパチにおける養殖・天然判別の検討

　カンパチについて，アユと同様に，TAG などの種々の脂質クラスでそれぞれの脂肪酸組成を養殖・天然で比較したところ，リノール酸が養殖魚で顕著に高く，天然魚で低かった．一方，EPA や DHA など PUFA に関しては，天然魚で顕著に高かった．また興味深いことに，n-6PUFA であるアラキドン酸（20：4n-6）や n-6 ドコサペンタエン酸（22：5n-6）も天然魚で比較的高く有力なマーカー脂質となり，これらの脂肪酸を組み合わせること（リノール酸/アラキドン酸比，リノール酸/n-6 ドコサペンタエン酸比）で判別できる可能性が示された（表7.3）．以上のように，カンパチに関しても，数種の脂肪酸でそれぞれ天然・養殖の特性を評価でき，判定への示唆が得られたが，そのうち最も効果的なのは，リノール酸，アラキドン酸，ドコサペンタエン酸で，今後のデータ蓄積により判定が下せることが示唆された．本手法は，類似の海産魚種であるブリやマダイへの

表 7.3　天然・養殖カンパチのリノール酸，アラキドン酸，n-6 ドコサペンタエン酸

天然・養殖カンパチのリノール酸（18：2n-6）/アラキドン酸（20：4n-6）			
養殖カンパチ脂肪酸データ		天然ヒレナガカンパチ脂肪酸データ	
（試験数）	（比率）	（試験数）	（比率）
$n = 10$	9.25 – 14.28	$n = 14$	0.41 – 1.01
$n = 10$	6.38 – 8.69	$n = 4$	0.58 – 0.77
		$n = 6$	0.25 – 0.43
		天然カンパチ脂肪酸データ	
		$n = 2$	0.75 – 0.77
天然・養殖カンパチのリノール酸（18：2n-6）/n-6 ドコサペンタエン酸（22：5n-6）			
養殖カンパチ脂肪酸データ		天然ヒレナガカンパチ脂肪酸データ	
（試験数）	（比率）	（試験数）	（比率）
$n = 10$	17.79 – 34.22	$n = 14$	0.36 – 0.72
$n = 10$	15.03 – 20.31	$n = 4$	0.94 – 1.03
		$n = 6$	0.34 – 0.44
		天然カンパチ脂肪酸データ	
		$n = 2$	0.82 – 0.86

応用も可能であると考えている。

7.6　おわりに

　以上のように，アユに関しては数種の脂肪酸がそれぞれ天然・養殖の特性を明らかにでき，わかりやすい判定ができる。また，カンパチに関してもデータの蓄積を必要としていることを除けば，判定の高い可能性が示唆されている。かつて，リノール酸の脂肪酸組成中の割合から，ブリとマダイの天然・養殖を判断する方法が発表された。ところが，プレスリリースされたものの，その後，同手法がマニュアル化されたとの事実はない。前述したように，ブリ・マダイに関しては，単にリノール酸量での判定は難しく，まずデータの蓄積が必要とされ，その中から，今回アユ判別で明らかになったようなデータの解析手法の開発や改良が出てくるものと考えられる。アユやカンパチの例がそれを具現化している。アユの評価のように基礎研究を積み上げることから，徐々に的確な判定法が提示されてくるであろう。しっかりとしたデータ蓄積とともに，そのデータを的確に解釈することから，相対比による判定法が開発されるなど，今後も的確な判定法が見いだされることが期待できる。

　養殖・天然の判定は，将来的には表示にかかわる法的根拠ともなる評価・鑑定法として期待されるものであり，早急な判断で不確実な発表を行なうべきでなく，慎重な扱いが必要とされ，過去の文献例にあるように，簡単には結論を出せない課題だけに，実践的なデータ蓄積を無視できず，基礎研究により着実に進展していくものと考えられる。

■参考文献
1) 須山三千三・鴻巣章二：「魚介類の主要成分」須山三千三・鴻巣章二 編：『水産食品学』, pp.14-70, 恒星社厚生閣, 1987
2) 日本水産油脂協会 編：『魚介類の脂肪酸組成表』光琳, 1989
3) 文部科学省・科学技術学術審議会資源調査分科会 編：『5訂増補 日本食品標準成分表』, pp.342-374, 国立印刷局, 2005
4) 大島敏明：「養殖及び天然魚の脂質」鹿山光 編, 日本水産学会 監修：『水産学シリーズ57 水産動物の筋肉脂質』, pp.90-100, 恒星社恒星閣, 1985
5) 西塔正孝・國崎直道：「天然および養殖トラフグ筋肉の一般成分, 脂肪酸組成, 遊離アミノ酸, 無機質および筋肉硬度について」 Nippon Suisan Gakkaishi, 64, 116-120, 1998
6) 佐伯清子・熊谷洋：「天然および養殖トラフグの成長にともなう一般成分と無機成分の変動」日本水産学会誌, 48, 967-970, 1982
7) 佐伯清子・熊谷洋：「10種の天然および養殖魚の一般成分の比較」日本水産学会誌, 50, 1551-1554, 1984
8) 青木隆子・鷹田馨・國崎直道：「天然および養殖魚6種の一般成分, 無機質, 脂肪酸, 遊離アミノ酸, 筋肉硬度および色差について」日本水産学会誌, 57, 1927-1934, 1991
9) 國崎直道・鷹田馨・松浦弘之：「天然および養殖アジの脂肪含量, 筋肉硬度および脂肪酸組成について」日本水産学会誌, 52, 333-336, 1986
10) 大島敏明・和田俊・小泉千秋：「養殖及び天然マダイの脂質成分の比較」日本水産学会誌, 49, 1405-1409, 1983
11) 森下達雄・宇野和明・松本好央・高橋喬：「養殖マダイ一般成分組成の産地別, 養殖方法別並びに天然魚との比較」日本水産学会誌, 54, 1965-1970, 1988
12) 森岡克司・森木竜也・伊192慶明・小畑渥：「異なる飼料で養成したマダイ体成分の比較」Nippon Suisan Gakkaishi, 64, 867-877, 1998
13) 齋藤洋昭：「魚介類の天然・養殖判別技術」日本食品科学工学会・食品分析研究会 編：『新・食品分析法［Ⅱ］』, pp.525-535, 光琳, 2006
14) 日本生化学会 編：『生化学実験講座3 脂質の化学』, 東京化学同人, 1974
15) 齋藤洋昭：「脂質」水産総合研究センター 編：『水産大百科事典』, pp.554-560, 朝倉書店, 2006
16) Osako, K., Saito, H., Kuwahara, K., Okamoto, A.: Year-round high arachidonic acid levels in herbivorous rabbit fish *Siganus fuscenscens* tissue. *Lipids*, 41, 473-489, 2006
17) Saito, H.: Unusual novel n-4 polyunsaturated fatty acids in cold-seep mussels (*Bathymodiolus japonicus* and *Bathymodiolus platifrons*), originating from symbiotic methanotrophic bacteria. *J. Chromatogr. A*, 1200, 242-254, 2008
18) Ackman, R. G. / Ackman, R. G. (ed.) : *in* Fatty acid, in marine biogenic lipids, fats, and oils, Vol. Ⅱ, pp.3-482, CRC Press, 1989
19) 齋藤洋昭：「食物連鎖における水産脂質の動態」高橋是太郎 編, 日本水産学会 監修：『日本水産学会水産学シリーズ142 水産機能性脂質―給源・機能・利用』, pp.9-27, 恒星社厚生閣, 2004
20) 科学技術庁資源調査会 編：『日本食品脂溶性成分表』pp.1-207, 大蔵省印刷局, 1998
21) 齋藤洋昭：「高度不飽和脂肪酸について―分類と機能」中央水産研究所報告, 14, 59-78, 1999
22) 藤田卓・安永聡・辻映美・小林佐貴子・千場堅司・矢野敏弘：「天然マダイと養殖マダイの判別法の検討」農林水産消費技術センター調査研究報告, 26, 27-49, 2002
23) 藤田卓・千場堅司・森田幸博・矢野敏弘：「養殖魚と天然魚の判別方法の検討―マダイのフィレー部位における適用」農林水産消費技術センター調査研究報告, 27, 21-36, 2003
24) Morishita, T., Uno, K., Araki, T., Takahashi, T.: Comparison of the fatty acid composition in cultured red sea bream differing in the localities and culture methods, and those in wild fish. *Nippon Suisan Gakkaishi*, 55, 847-852, 1989
25) Morishita, T., Uno, K., Araki, T., Takahashi, T.: Comparison of the amounts of extractive nitrogen constitutents in the meat of cultured red sea bream differing in the localities and culture methods, and those in wild fish. *Nippon Suisan Gakkaishi*, 55, 1565-1573, 1989
26) 井岡久・山中英明：「飼料の異なる養殖ヒラメの品質評価」日本水産学会誌, 63, 370-377, 1997
27) 佐藤守・吉中禮餌・西中義裕・森本晴之・小島朝子・山本義和・池田静徳：「天然および養殖ヒラメ肉の栄養成分の比較」日本水産学会誌, 52, 1043-1047, 1983
28) 岡本隆久・丸山武紀・新谷勒・松本太郎：「天然及び養殖はまちの脂肪酸組成について」油化学, 35, 44-48,

1986
29) 平野敏行・中村秀男・須山三千三:「天然および養殖アユの品質に関する科学的研究—Ⅱ,一般成分の季節変化」日本水産学会誌,46,75-78,1980
30) 平野敏行・須山三千三:「天然および養殖アユの脂質の脂肪酸組成とその季節変化」日本水産学会誌,49,1459-1464,1983
31) Oshima, T., Widjaja, H. J., Wada, S., Koizumi, C.: A comparison between cultured and wild ayu lipids. *Nippon Suisan Gakkaishi*, 48, 1795-1801, 1982
32) 齋藤洋昭・桑原隆治:「脂質等の生体成分による養殖魚判別技術の開発」農林水産省農林水産技術会議事務局編:『研究成果445 食品の安全性及び機能性に関する総合研究—安全性』,pp.154-158,農林水産省農林水産技術会議事務局,2008

| コラム | 安定同位体比を用いた生態系研究の発展—バルクから化合物レベルの安定同位体分析へ |

　天然の生態系では，植物プランクトンは動物プランクトンに，動物プランクトンは魚に食べられるという「食物連鎖」がある．そして，捕食者の安定同位体比が，餌に対して窒素で約3.3‰上昇し，一方で炭素ではほとんど変化しないことが見いだされたのは，1980年代初頭であった[1]．それ以来，安定同位体比解析は生態系を研究する，すなわち窒素同位体比から栄養段階（trophic level：TL，式(1)）を，炭素同位体比から食物源を，それぞれ推定するための必須ツールとなり，今日の「同位体生態学」と呼ばれる分野が発展してきた．

$$TL = (\delta^{15}N_{捕食者} - \delta^{15}N_{一次生産者})/3.3 + 1 \tag{1}$$

　2000年代に入ると，この重い同位体（^{15}N）の濃縮を，バルク（生き物丸ごと）としてではなく，生物に含まれる個々の有機化合物，とりわけアミノ酸に注目した研究も行なわれるようになった．それにより，捕食者のアミノ酸の窒素同位体比は，餌に対して，グルタミン酸で約8.0‰，フェニルアラニンで約0.4‰高くなることがわかってきた（図）．すなわち，生物に含まれる両者のアミノ酸の窒素同位体比を比較することで，栄養段階（式(2)）や一次生産者の窒素同位体比を推定することができる[2]．

$$TL = (\delta^{15}N_{グルタミン酸} - \delta^{15}N_{フェニルアラニン} - \beta)/7.6 + 1 \tag{2}$$

　このアミノ酸を用いた分析法は，生物の栄養段階を推定するうえで，一次生産者の同位体比を必要としない点と，より正確に栄養段階を推定することができるという点で優れている．実際，この手法

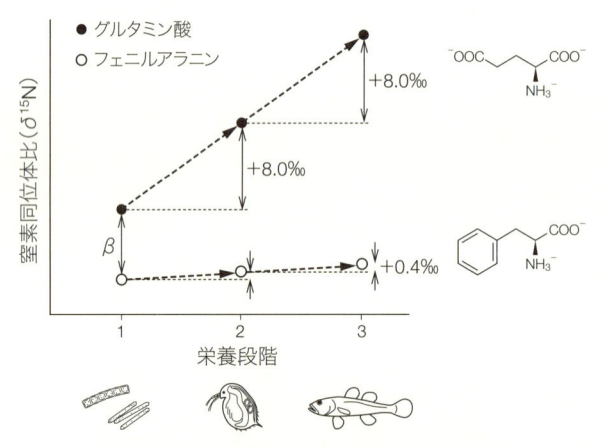

アミノ酸の窒素安定同位体比と食物連鎖
$\beta = +3.4‰$：水棲食物網，$-8.4‰$：陸上C_3食物網，$+0.4‰$：陸上C_4食物網．

の登場により，生物の栄養段階は，カメラのピントを合わせたようにクリアに見ることができるようになった。

　このように化合物レベルの安定同位体比分析は，従来のバルクの同位体比分析ではバックグラウンドの変動やさまざまな要因によりうまくとらえることができなかった事象について，目的の変化のみに関する情報を抽出して，精度よくとらえることができる可能性を秘めている。そして，もちろんこの手法は自然科学だけでなく，人間社会への応用（例えば，食品の真偽判定や医学的な病理診断など）も期待できる。

　一つ例を示そう。2010年の3月に，国際取引規制を巡って大きな話題となったクロマグロ（本マグロ）には，天然のものと，幼魚を捕獲し人工的に育てた（太らせた）畜養のものがある。天然マグロは主にオキアミ（動物プランクトン）やイカなどを餌としているのに対し，畜養マグロではサバ・イワシなどの栄養段階のより高い生物が餌に使われることが多い。バルクの分析では両者の差は不明瞭であるが，アミノ酸の窒素同位体比（グルタミン酸とフェニルアラニンの差）は有意に異なる（表）。このように，化合物レベルの安定同位体比分析は，さまざまな分野で科学的な優れた判別法として利用できる可能性が高く，今後の発展が期待されている手法である。（力石嘉人）

天然・畜養マグロの窒素同位体比

	窒素同位体比（$\delta^{15}N$）	
	試料全体（バルク）	グルタミン酸－フェニルアラニン
天然マグロ		
＃1	13.6	14.9
＃2	12.9	18.6
＃3	11.1	17.5
畜養マグロ		
＃1	11.6	23.6
＃2	11.9	21.6
＃3	11.3	23.3

■参考文献

1) Minagawa, M., Wada, E.: Stepwise enrichment of ^{15}N along food chains: further evidences and the relation between δ^{15}N and animal age. *Geochim. Cosmochim. Acta*, 48, 1135-1140, 1984
2) Chikaraishi, Y., Ogawa, N. O. *et al.*: Determination of aquatic food-web structure based on compound-specific nitrogen isotopic composition of amino acids. *Limnol. Oceanogr. Methods*, 7, 740-750, 2009

第8章

遺伝子組換え農作物

8.1 遺伝子組換え食品に対する表示制度の導入と監視

　遺伝子組換え（genetically modified : GM）技術を利用して開発されたGM農作物の商業利用は世界的に拡大・進行している。国際アグリバイオ事業団（ISAAA）の報告[1]によると，2009年の段階でGM農作物は25カ国で栽培され，その栽培面積は全世界で1.34億haを超えている。これは，実にわが国の総面積の3.5倍以上にのぼる。

　わが国でもGM農作物が食品などに利用され始めてすでに10年以上が経過している。わが国では，GM農作物について科学的な評価を行ない，問題がないもののみが栽培・流通される仕組みが確立しており，食品としての安全性審査を終了したGM農作物は2010年7月現在126品種を数える（表8.1）。また，食用ではないが，2009年にはわが国において，GM技術により作出された青いバラの商業化が開始された。しかし，GM農作物の産業利用について消費者の間に情報不足に起因すると思われる不安が広まったことから，社会的合意を得るための一つの手段として，「農林物資の規格化及び品質表示の適正化に関する法律」（JAS法）の定める品質表示制度の下にGM農産物の品質表示基準が策定され，2001年4月から実施されている[2]。また，食品衛生法においても，公衆衛生の見地から食品の内容を明らかにすることを目的として，同じ内容の表示制度が実施されている[3]。この中で，表示は以下の3種類に区分されており，食品としての安全性の確認がなされたGM農作物に関して，①使用しているもの（使用），②使用/不使用の有無を確認していないもの（不分別），③使用していないもの（不使用）の3種類に大きく分類され，使用と不分別については表示の義務が課され，不使用のものについての表示は任意となっている。ただし，加工食品については加工工程後も，組み換えられたDNAまたはこれから生じたタンパク質が残存する加工食品として32品目が指定されており，これら以外の加工食品については表示は免除されている。

　現在市場を見渡してみると，遺伝子組換え体不使用の表示が大勢を占めている。これは，国内の食品企業の多くが，表示義務が課されている食品の製造に際し，原材料費の高騰は承知で非GM農作物の調達を行なってきた結果であろう。しかしながら，最近の非GM農作物の価格の高騰を受け，表示が免除される加工食品については，原材料としてGM農作物の利用拡大が進行しつつある。しかし，依然として表示が課される加工食品の製造にあたっては，非GM農作物の需要は高い。その非GM農作物の調達であるが，GM農作物を栽培している国からの輸入原料の場合，分別生産流通管理［identity preserved（IP）ハンドリング］[4]を行なったということが生産段階から

表 8.1　わが国で食品として商品化が可能な GM 農作物の現状（2010 年 7 月現在）

GM 農作物の種類	種類数 (計 126 種類)
除草剤の影響を受けないダイズ	5
オレイン酸高産生ダイズ	2
除草剤の影響を受けないトウモロコシ	6
害虫に強いトウモロコシ	8
害虫に強い，及び除草剤の影響を受けないトウモロコシ	46
高リシントウモロコシ	1
害虫に強い，及び高リシントウモロコシ	1
耐熱性 α アミラーゼ産生トウモロコシ	1
耐熱性 α アミラーゼ産生及び害虫に強いトウモロコシ	1
耐熱性 α アミラーゼ産生及び除草剤の影響を受けないトウモロコシ	1
耐熱性 α アミラーゼ産生及び害虫に強い及び除草剤の影響を受けないトウモロコシ	5
害虫に強いジャガイモ	2
害虫に強い，及びウイルスに強いジャガイモ	6
除草剤の影響を受けないテンサイ	3
除草剤の影響を受けないナタネ	13
除草剤の影響を受けない雄性不稔ナタネ	1
除草剤の影響を受けない稔性回復ナタネ	1
除草剤の影響を受けないワタ	8
害虫に強いワタ	3
害虫に強い，及び除草剤の影響を受けないワタ	9
除草剤の影響を受けないアルファルファ	3

(厚生労働省医薬食品局食品安全部「安全性審査の手続を経た遺伝子組換え食品及び添加物一覧」http://www.mhlw.go.jp/topics/idenshi/dl/list.pdf より)

工場での製造段階まで証明書によって示される必要がある．しかし，米国，カナダなどの GM 農作物栽培国からの輸入の場合，現状の流通実態では GM 農作物の意図しない混入は避けられない．そこでわが国では，IP ハンドリングを実施しても非意図的に混入してくる GM 農作物の許容値を設け，ダイズ，トウモロコシなどについては最大 5% としている．

　表示制度において設定されている 5% という混入許容限度を超えていないか分析することは，国による表示制度の監視，さらには企業による製品の品質保証のためにも強く求められる．このようなことを背景に，わが国では，筆者らのグループが国立医薬品食品衛生研究所，農林水産消費安全技術センター (FAMIC) などとともに，GM 農作物の定性・定量検知法を開発してきた．これらはわが国の「標準分析法」として，FAMIC[5] や厚生労働省[6] ウェブサイトで広く公開されている．これらの分析法を使用して，厚生労働省，農林水産省がモニタリングを実施して表示の適切性の管理も行なわれている．なお，2009 年の消費者庁の設置に伴い，JAS 法，食品衛生法などの食品表示規制にかかる事務については消費者庁の所掌となった．

8.2 遺伝子組換え食品の検査に利用されている技術

8.2.1 組換え遺伝子由来のタンパク質の検知

GM農作物を検知する方法として，組換え遺伝子産物であるタンパク質を検知する方法がある。特定のタンパク質を抗原抗体反応に基づき検出するELISA (enzyme-linked immunosorbent assay) 法やラテラルフロー法はGM食品の検知に広く利用されている。標準分析法として，ELISA法はRoundup Readyダイズ (RRsoy) の検知に，ラテラルフロー法はCBH351トウモロコシの検知に採用されている[6]。しかし，検知対象をタンパク質とするこれらの手法においては，タンパク質が加工により分解・変性などすると，抗体との反応性が失われ検知が不可能となることもあるため注意が必要である。

A. ELISA法

ELISAはその反応様式により直接吸着ELISA法，サンドイッチELISA法，競合ELISA法などに分類される。定量性のよさから一般には，サンドイッチELISA法および競合ELISA法が広く用いられている。特にサンドイッチELISA法は感度が高く，使用頻度が最も高い。その原理は，ELISAプレートなどに目的タンパク質に対する捕捉抗体を固相化し，試料溶液を加え抗原を捕捉させる。洗浄後，捕捉抗体とは異なるエピトープを認識する検出用の抗体を反応させ検出を行なう。すなわち，サンドイッチELISA法では測定対象物質を抗体で挟むことにより検出するので，エピトープを異にする抗体セットが必要となる。また，1分子の抗原に2分子以上の抗体が結合できなければ測定できないので，加工による分解・変性などを受けたタンパク質には適用できないこともある点に注意が必要である。

B. ラテラルフロー法

市販の妊娠検査キットにて広く用いられているラテラルフロータイプの検査法も抗原抗体反応を利用したものである。ラテラルフロータイプの検査キットは，試料液にストリップ下端を浸し，バンドの有無を目視で確認するものである。特殊な測定機器などを必要としない簡便な定性検出法であることから，数多くのアプリケーションがあり，GM農作物の検知にも応用されている。

反応原理は毛細管現象を利用したクロマト法によるものである（図8.1）。あらかじめ金コロイドあるいはラテックス粒子と結合させた抗体を塗布したテストストリップ上に，試料を添加すると，試料は毛細管現象によりストリップ上を移動する。試料中に抗原が含まれる場合は移動の過程で抗原抗体反応を起こし，ストリップ上の固相化抗体に捕捉される。その結果，ストリップ上には金コロイドなどによるラインが確認される。ラテラルフロータイプの検査法もサンドイッチELISA法と同様に，加工食品に対する適用性について確認することが必要である。

8.2.2 組換え遺伝子の検知

A. 定性PCR法

組換え遺伝子の検知法として，特定のDNA配列を，DNAポリメラーゼを用いて増幅するPCR (polymerase chain reaction) 法が広く用いられている。実際，わが国のGM農作物検知のための標準分析法の開発もPCR法に基づく検知法が中心となっている。PCR法の原理およびアプリケー

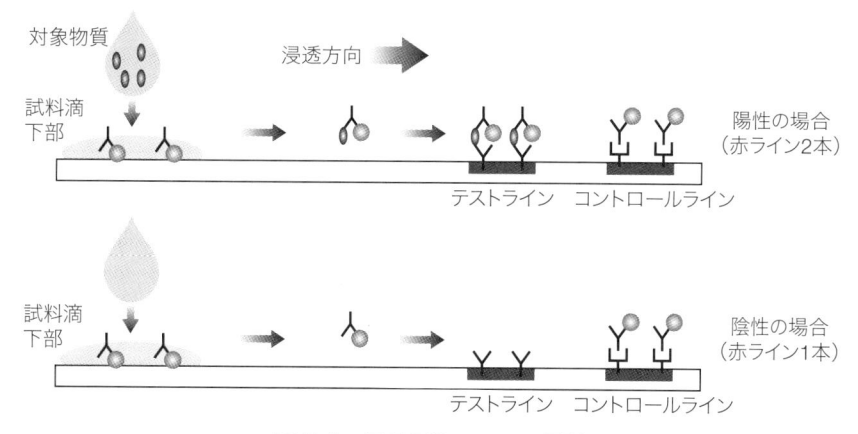

図 8.1　ラテラルフローの原理

ションなどについては，9 章に詳しく解説がある。PCR 法では，増幅しようとする DNA とその両端の配列に相補的な 1 対の DNA プライマー，および耐熱性 DNA ポリメラーゼを用いて，3 段階の温度変化（1 サイクル）を繰り返すことにより標的 DNA を 2 倍に増幅する。

まず第 1 段階（94 〜 96℃）で，標的 2 本鎖 DNA が熱変性し 1 本鎖となり，第 2 段階（50 〜 60℃）でプライマーが 1 本鎖 DNA の相補領域に結合（アニーリング）し，第 3 段階（72 〜 74℃）で DNA ポリメラーゼによる伸長反応が進む。この温度変化のサイクルを繰り返すことにより連鎖反応的に標的 DNA を増幅させるものであるが，温度変化は専用の装置（サーマルサイクラー）を用いて行なうので，操作自体は簡単である。定性 PCR 法は，基本的に扱った試料中の標的 DNA の有無の判定に用いられる。そのためには，得られた PCR 産物を可視化する必要があり，電気泳動などによる分離，それに引き続く DNA の染色，紫外線照射下における CCD カメラなどによる撮影などが一般的に行なわれる。

この技術を GM 農作物の検知法として利用するためには，導入されている組換え遺伝子の情報（DNA 配列，検知用 DNA プライマーなど）を入手する必要がある（図 8.2）。また，コントロールとして対象作物の生物種が特異的に持っている種特異的 DNA 配列［例：*Le1* 遺伝子（ダイズ），*SSIIb* 遺伝子（トウモロコシ）など］が必要となる。この種特異的 DNA 配列は，定性 PCR 法では陽性対照の配列として使用される。すなわち，種特異的 DNA 配列の PCR 産物が得られない場合は，DNA 抽出の不具合，PCR 阻害因子の混入などが疑われる。また，定量 PCR 法では，後述するように相対的な定量を行なう際の内部標準配列となるため非常に重要な役割を担っている。

また一般的に，定性 PCR 法は未承認 GM 農作物の検知や，定量法が適用できない加工食品のモニタリングなどに用いられている。定性 PCR 法を加工食品試料に適用する場合は，加工工程の条件によって DNA の状態は異なり，加工が進むと DNA は短く切断されていくということを念頭におく必要もある。例えば，PCR 産物の長さが 100 bp 程度となるようプライマーを設計することにより，加工品からの種特異的遺伝子の検知が可能になるケースもある。また，残存している DNA 量がきわめて少ない場合や阻害物質などが混入している場合は，PCR による増幅が安定しない場合もある。

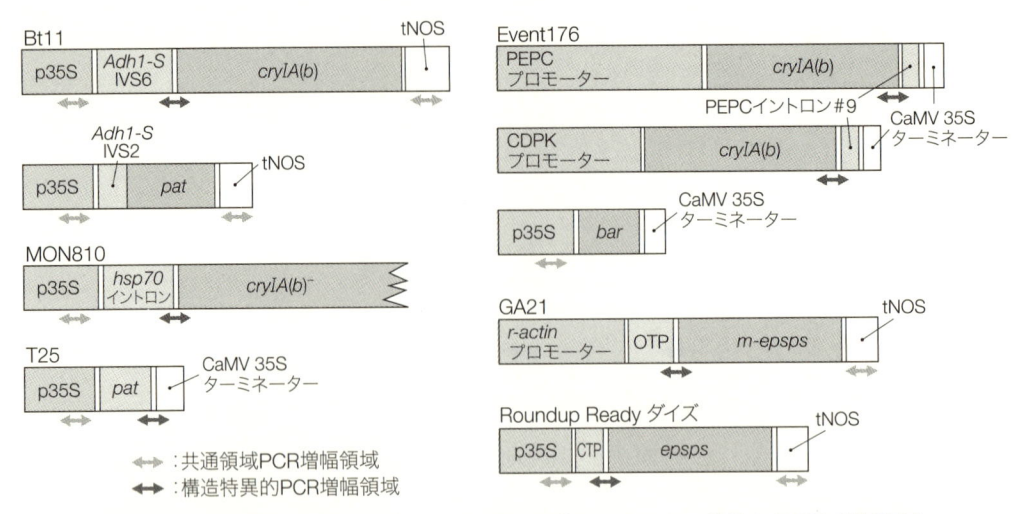

図 8.2　各組換え体に導入されている遺伝子導入カセットの構造と PCR 増幅領域

B. リアルタイム PCR 法

　わが国の標準分析法において，安全性審査を終了した GM 農作物の定量は主として TaqMan® Chemistry に基づくリアルタイム PCR 法を用いて行なう。同法では，定性 PCR 法に通常使用するプライマー対に加え，プライマー対により増幅される塩基配列中に相補鎖を形成するように設計された蛍光オリゴヌクレオチドプローブを使用する。本プローブにはレポーター，クエンチャー両色素が結合しており，DNA ポリメラーゼによる増幅産物の伸長反応に伴い，加水分解を受けると蛍光を放射する。蛍光強度は PCR サイクル数に対し指数関数的に増加し，また一定の蛍光強度に達するまでのサイクル数は，鋳型 DNA 量に依存する。したがって，一定の蛍光強度に達した PCR 数を比較することで，鋳型 DNA 量を求めることができる。また，このようにリアルタイム PCR 法は，DNA の増幅に比例して増加する反応液中の蛍光量を直接測定することから，電気泳動などは不要であり，同時に増幅産物を直接扱わずに済むため，コンタミネーションの危険性を低減させることができるという利点もある。

8.3　標準分析法による遺伝子組換え食品の検査

8.3.1　定量 PCR 用コントロールプラスミド

　わが国の GM 農作物の検査のための標準分析法に掲載されている，GM トウモロコシなどの定量法は，主としてリアルタイム PCR 法を用いたものであるが，その最大の特徴は DNA 配列のコピー数の測定の際に，キャリブレーターとして種子ではなくプラスミドを用いることにある。GM 農作物の検知では，一般に GM 農作物と非 GM 農作物の混合物からゲノム DNA を抽出するため，農作物種子などの粉砕物を用いて分析用の検量線を作成することが適しているように思われる。しかしながら，GM 農作物は複数の系統および品種が多数存在し，また同一品種の種子でも，生産地・年・気候によって成分組成などが変動する。そのため，種子粉砕物から常に一定品質の DNA を抽出し，安定した検量線を得ることは困難である。

```
| zSSIIb | p35S | tNOS | GA21 | T25 | MON810 | Event 176 | Bt11 |
```
GMトウモロコシ
陽性コントロールプラスミド

```
| RR soy | Le1 | tNOS | p35S |
```
GMダイズ
陽性コントロールプラスミド

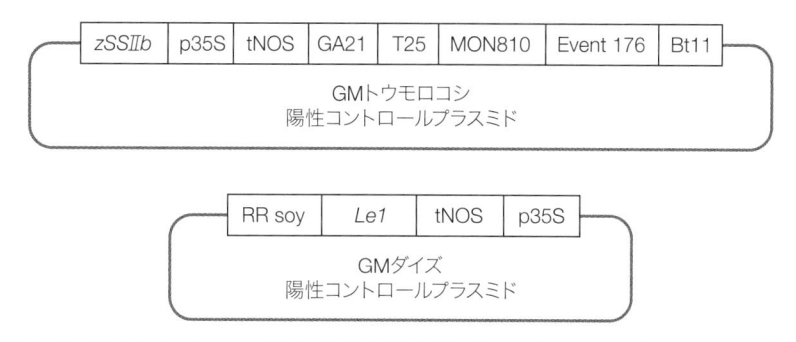

図 8.3　GM トウモロコシおよび GM ダイズ陽性コントロールプラスミドの構造

　この課題を解決するため，橘田らのグループは GM トウモロコシ5種（GA21，T25，MON810，Event176，Bt11 系統），GM ダイズ1種（RRsoy）を特異的に検知できる PCR 用プライマーを設計し，その増幅産物をプラスミド上にタンデムに連結した定量 PCR 用のコントロールプラスミドを構築した（図8.3）。本プラスミドは，前述の種特異的 DNA 配列［$Le1$ 遺伝子（ダイズ），$SSIIb$ 遺伝子（トウモロコシ）］に加え，多くの遺伝子組換え作物に導入されているカリフラワーモザイクウイルス 35S プロモーター（p35S）およびノパリン合成酵素遺伝子ターミネーター（tNOS）の配列も含む構成となっている。標準分析法ではこのコントロールプラスミドを用い検量線作成を行なう[7]。プラスミドは大腸菌により安定生産できるので，一定コピー数の高品質なものが大量に調製できる。このコントロールプラスミドの利用により，それぞれの GM 農作物の種子を入手することなく，安定した検量線を得て検査を行なうことが可能となった。

8.3.2　リアルタイム PCR 法を用いた定量法

　PCR 法を利用した GM 農作物の定量であるが，現在のところその絶対量を知る方法はない。そこで，該当する作物が必ず持っている前述の種特異的 DNA 配列に対する組換え DNA 配列の存在比率から，GM 農作物の存在比を相対的に測定する方法が用いられている。筆者らのグループが開発した標準分析法では，上述したプラスミドをキャリブレーターとして用い，これにより安定した検量線が得られ，再現性のある測定が可能になった。

　GM 農作物の混入率算出には，測定対象とする GM 系統の組換え DNA 配列のコピー数と種特異的 DNA 配列のコピー数を測定し，それぞれの数値を次式に代入する。

　　　混入率＝（測定対象とする GM 系統の組換え DNA 配列のコピー数）／
　　　　　　（種特異的 DNA 配列のコピー数）／（内標比）×100

式中の「内標比」は，純粋な GM 系統ごとに代表的な品種の種子からゲノム DNA を抽出し，GM 系統の組換え体と種特異的 DNA 配列のコピー数を測定後，その比率（GM 系統の組換え体のコピー数／種特異的 DNA 配列のコピー数）を求めたものであり，この数値は各組換え体にそれぞれ固有の値（＝定数）となる。測定機器や測定毎の測定値の変動を抑えるために，標準分析法では内標比を複数の分析機関で実施した測定結果の平均値（固定値）[8]として定め，公表している。

　標準分析法に記載されている GM 農作物の定量分析法は，複数の分析機関で妥当性確認試験が実施されている。その結果，開発した定量分析法の室間再現精度は，相対標準偏差でおおむね 20

%程度であることが明らかとなり，本定量法が高い信頼性を有することが実証された[8,9]。

8.4 遺伝子組換え体検知における課題

　GM食品に対する消費者の不安感は，以前に比べ減少している傾向にある。しかし，GM農作物の継続的な開発により，安全性の確認されたGM農作物（承認GM系統）の数は飛躍的に伸びている。また，多種多様なGM農作物の開発が各国で進展していることから，意図せず未承認GM農作物が国内に流入・流通する恐れも否定できない。また，本章では言及できなかったが，農作業の効率化や，収穫量の増加，それに伴う収入の安定が期待できるといった理由から，除草剤耐性や害虫抵抗性などの形質をあわせ持った品種（スタック品種）の栽培面積が急伸している。しかし，検知法について考えてみると，わが国ではGM農作物の表示閾値は重量混合比に則っていることから，現行の定量PCR法を用いてスタック品種の混入した農作物を検査した際には，混入率を実際より大きく見積る恐れがある。

　このように，GM農作物の開発の進展に伴い，組換え体検知において取り組むべき問題は増加しており，今後新たな問題が生じる可能性も否定できない。しかしながら，GM農作物の種類や量を監視できる体制を維持することは，消費者に対して積極的で透明性の高い情報提供を行なうために非常に重要である。特に，食料自給率が約40％と多くの食料を海外に依存するわが国では，輸入される農作物における安全性，信頼性を高めることは，食料の安定供給や食品産業の活性化，国民の食全体に対する信頼性向上に大きく貢献するものと思われる。紙面の関係で本章においては紹介できなかったが，網羅的な検知法[10]，未承認系統の混入推定手法[10]，あるいはスタック品種への対応可能な定量法[11]の開発など，GM農作物の増加に伴い生じてきた問題の解決につながる新たな技術の開発も進んでいる。今後のGM農作物検知技術の研究開発の発展とその実用化の進展が大いに期待される。

■参考文献

1) James, C. : Global status of commercialized biotech/GM crops : 2009. ISAAA Brief, No.41. ISAAA, 2009
2) 農林水産省：遺伝子組換えに関する表示に係る加工食品品質表示基準第7条第1項および生鮮食品品質表示基準第7条第1項の規定に基づく農林水産大臣の定める基準（平成12年3月31日農林水産省告示第517号）（改正：平成19年10月1日農林水産省告示第1173号）
3) 厚生労働省：遺伝子組換え食品に関する表示について（平成13年3月21日食企発第3号，食監発第47号）
4) 食品産業センター：アメリカ及びカナダ産のバルク輸送非遺伝子組換え原料（大豆，とうもろこし）確保のための流通マニュアル，農林水産省総合食料局品質課，財団法人食品産業センター，2001年12月改訂
5) 農林水産消費技術センター（現：農林水産消費安全技術センター）：JAS分析試験ハンドブック「遺伝子組換え食品検査・分析マニュアル」（改訂第2版），2002年6月　http://www.famic.go.jp/technical_information/jashandbook/index.html
6) 厚生労働省：組換えDNA技術応用食品の検査方法について（平成13年3月27日食発第110号）　http://www.mhlw.go.jp/topics/idenshi/kensa/kensa.html
7) Kuribara, H., Shindo, Y. et al. : Novel reference molecules for quantitation of genetically modified maize and soybean. *J. AOAC Int.*, **85**(5), 1077-1089, 2002
8) Shindo, Y., Kuribara, H. et al. : Validation of real-time PCR analyses for line-specific quantitation of genetically modified maize and soybean using new reference molecules. *J. AOAC Int.*, **85**(5), 1119-1126, 2002

9) Kodama, T., Kuribara, H. *et al.*：Evaluation of modified PCR quantitation of genetically modified maize and soybean using reference molecules：Interlaboratory study. *J. AOAC Int.*, **92**(1), 223-233, 2009
10) Mano, J., Shigemitsu, N. *et al.*：Real-time PCR array as a universal platform for the detection of genetically modified crops and its application in identifying unapproved genetically modified crops in Japan. *J. Agric. Food Chem.*, **57**(1), 26-37, 2009
11) Akiyama, H., Watanabe, T. *et al.*：Quantitative detection system for maize sample containing combined-trait genetically modified maize. *Anal. Chem.*, **77**(22), 7421-7428, 2005

> **コラム** これからの同位体比分析

　これからの安定同位体（以下，同位体）比分析では，生物試料のうち最も同位体比の微小変化に影響を及ぼす有機分子に着目して，その同位体比のミクロ解析を行なう先端技術が求められる。地球上の生物体や物質の中には，H，C，N，Oを含まないものは存在しないといってよい。軽元素の同位体は人体や生物には害がなく，存在しても生体には認識されず，安全性が高いにもかかわらず，同位体比質量分析法（IRMS）によれば精密に定量できることが，トレーサーとして従来にない優れた特長である。これら4元素の同位体の生物特性を駆使できるため，放射性同位体 ^{14}C 単独や微量無機元素に比べて生育環境の証明能力で学術的優位性があると考えられる。

　植物は土壌中の窒素源（尿素，NH_4^+，NO_3^- など）から必須栄養素である窒素を吸収・同化し，生育に必要なアミノ酸などを合成して成長する。無機態窒素がアミノ酸などの有機態窒素に同化される過程は成長に必要な栄養素をつくる重要な過程であり，これらの過程において窒素がどのような形態で

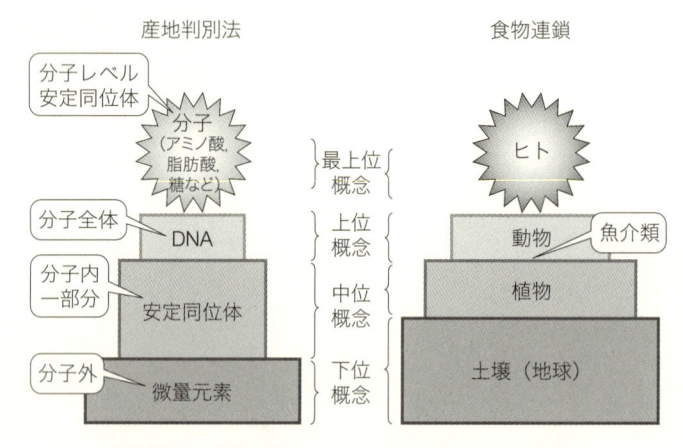

産地判別と食物連鎖における安定同位体比の重要性

吸収・同化されるか，その窒素吸収・同化のメカニズムや挙動を，同位体を用いて動態解析する研究はほとんど前例がない。低濃度の同位体ラベル化剤を用いて植物を生育し，対象分子を同位体でラベルして同位体濃縮を解明しようとする ^{15}N ラベル分子トレーサー法は，個々のアミノ酸分子の窒素同位体比の動態解析手法としての発展が期待される。動物組織中のC・N同位体比（$δ^{13}C$，$δ^{15}N$）は食物の情報を反映し，O・H同位体比（$δ^{18}O$，$δD$）は飲み水に加えて生育環境（気温や湿度）に関する情報を有する。また生物体の全有機物のNの同位体比は，食物連鎖上の栄養段階が一段階上るごとに約3‰大きくなる。Cの同位体比は栄養段階に伴う変動が約0～1‰と小さく，摂取した食物の同位体比を基本的に反映し，C・N同位体比の2次元分布によってその動物の食歴や栄養段階を予測できるが，分子レベル解析によるさらなる精度向上が求められる。

　産地判別には，DNA情報が必ずしも有効ではないため，微量元素組成比や化学成分の違いなどによる限られた評価手法しかなく，技術的難易度も高い。米，牛肉，ウナギの産地判別では，試料全体を解析するバルク検査が行なわれたが，試料全体を分析しただけでは産地判別が難しいケースがウナギの天然・養殖判定などで起こったため，試料のうち同位体比が影響を受けやすい有機分子を切り出してから，各分子における同位体比を比較解析し，栄養段階から評価する先端研究を並行して進める必要がある（図）。そのため，農畜水産物や食品の産地判別の精度をより向上させる目的で，それらを構成しているアミノ酸，脂肪酸，糖，核酸などの各分子にまで酸分解処理して分子レベル同位体比測定を行なうことも，IRMSにガスクロマトグラフィーを組み合わせた先端質量分析装置（GC/C/IRMS）が使われるようになった。例えば，天然ウナギと養殖ウナギの判別可能性について，アミノ酸分子レベルで解析し，栄養段階の評価推定から海から河川へ上ってくるウナギの天然・養殖の判別技術開発に成功している。

　同位体比を利用した食品の産地判別・表示偽装防止技術の社会的重要性が認知されたことに伴い，現代における食環境の変遷がヒトの健康へ及ぼす影響を評価する必要性がある。図に示すような食物連鎖に伴う同位体の生物濃縮，同位体の分別や交換反応などに着目した新発想の学術研究領域（isotopomics，安定同位体動態解析学）の樹立に加えて，食品の代謝系や生体内の動態を有機分子レベルで解析する健康・臨床応用バイオサイエンス研究が待望される。〔伊永隆史〕

第9章

アレルゲン

9.1 食物アレルギー

　近年，喘息，アレルギー性鼻炎，食物アレルギーなどのアレルギー疾患は増加の傾向にあり，わが国においては国民の約3人に1人が何らかのアレルギー疾患に罹患しているといわれている。こうしたアレルギー疾患の増加は，生活環境の変化や疾病構造の変化に起因しているのではないかと一般的に考えられているが，その詳細はいまだ明らかではない。文部科学省が全国の公立の小学校・中学校・高等学校・中等教育学校 36,830 校を対象として 2004 年に実施したアレルギー疾患に関する実態調査によると，児童生徒全体のアレルギー疾患有症率は，喘息 5.7%，アトピー性皮膚炎 5.5%，アレルギー性鼻炎 9.2%，アレルギー性結膜炎 3.5%，食物アレルギー 2.6%，アナフィラキシー 0.14% であった[1]。

　アレルギー疾患とは「過敏症のうち免疫反応が関係するもの」と定義される。食物アレルギーは，食物の非毒性物質による過敏反応のうち免疫メカニズムを介するものである[2]。食物アレルギーの多くは，イムノグロブリン E（IgE）の産生とそれに続く免疫反応により引き起こされる即時型のⅠ型アレルギーで，蕁麻疹などの症状を伴う。また，重篤なアナフィラキシー症状を呈する場合もある。食物アレルギーの原因食品としては，170 種以上の食品が知られている。一方，IgE を介したものとは異なった免疫メカニズムによる食物アレルギーも知られている。代表的なものとして，小麦などに含まれるグルテンにより引き起こされるセリアック病（Celiac disease）があるが，わが国における有症率はきわめて低い。

　免疫反応を引き起こす物質を，一般に抗原（antigen）と呼び，特にアレルギーを引き起こす物質をアレルゲン（allergen）と称している。食物アレルギーでは，ほとんどの場合，食品に含まれる特定の成分（主にタンパク質）がアレルゲンの本体となっている。食物アレルゲンという用語は，アレルギーを引き起こす食品の特定成分を指し示す場合と，アレルギーを引き起こす成分を含む食品原材料を指し示す場合があり，混乱を招きやすい。ここではアレルギーを引き起こす食品成分を食物アレルゲン，アレルギーを引き起こす食品原材料をアレルギー食品と呼ぶことにする。

　わが国では全人口の 1～2%，乳児では 5～10% の人が何らかの食物アレルギーを有していると考えられている[3]。原因となる食物は年齢によって傾向が異なる。0 歳児では鶏卵，乳製品が主要原因食物で全体の 8 割を占めている。加齢に伴い，小麦，甲殻類，果実類，豆類，そばなど，原因食物の種類が増えていく[4]。

9.2 表示制度

　食物アレルギーは，わが国のみならず世界中で社会問題となっているが，根本的な治療法はいまだ確立されていない。そのため，正確な食品原材料表示による消費者への情報提供が，食物アレルギーによる危害を未然に防ぐための重要な手段として位置づけられている。

　一般に，1種類の食品原材料にあっても食物アレルギーを引き起こすアレルゲンは複数存在し，どのアレルゲンがアレルギーを引き起こす原因となっているかは患者によって異なっている。したがって，表示制度では特定のアレルゲンを表示するのではなく，食品原材料そのもの（アレルギー食品）を表示する方法がとられている。

　1999年6月の国連食糧農業機関（FAO）/世界保健機関（WHO）合同食品規格委員会（コーデックス委員会）総会において，アレルギー食品を含む食物過敏症の原因となる8種類の原材料（グルテンを含む穀類，卵，乳，落花生，大豆，木の実，魚類，甲殻類，亜硫酸塩）を含む食品の表示が合意され[5]，加盟国では各国の制度や実情に即した表示方法が検討・実施されている。欧州連合（EU）では指令（Directive）2003/89/ECが，2004年11月施行，2005年11月実施されており，加盟各国でアレルギー表示に向けた法整備が進められている。表示品目は，当初，コーデックス委員会の合意品目およびゴマ，セロリ，マスタード，二酸化硫黄であったが，その後，欧州食品安全機関（European Food Safety Authority：EFSA）の報告に基づいた指令2006/142/ECにより軟体動物およびルピンが追加されている。米国においても2004年8月「食物アレルゲン表示による消費者保護法」が制定され，2006年1月施行された。表示対象品目は亜硫酸塩を除くコーデックス委員会の合意品目で，可能性表示が認められている。

　一方，わが国では平成11年（1999年）3月の食品衛生調査会表示特別部会の「食品の表示のあり方に関する検討報告書（平成10年度）」において，食品中のアレルギー物質についての表示を義務づける必要があるとの報告が出され，平成12年（2000年）7月には同部会が報告書「遺伝子組換え食品及びアレルギー物質を含む食品に関する表示について」を公表した。この報告書では，具体的な表示の方法として，① 実態調査を基にアレルギーを引き起こす特定の原材料を表示させる「特定原材料等の名称による表示」方式とすること，② 24品目を特定原材料などとすること，の2点が提言された。同年12月，食品衛生調査会常任委員会の審議を経て，最終的に，(1)症例報告数の多い，あるいは重篤度の高い5品目（卵，乳，小麦，そば，落花生）については省令で表示を義務づけし，19品目については通知により表示を奨励する，(2)含有量にかかわらず表示する必要がある，という内容の制度が平成13年（2001年）4月1日から施行され，1年間の経過措置を経て平成14年（2002年）4月1日から実施された。

　また，本表示制度は，アレルギー患者にとってより有効なものとしていくために適宜見直しが行なわれており，平成16年（2004年）には新たな疫学調査などの結果を参考として，表示推奨品目に「バナナ」が追加された。また，平成20年（2008年）には特定原材料に「えび」「かに」が加えられている。

9.3 アレルギー食品の検知技術

アレルギー食品表示を実施するうえで，表示の科学的検証法としての検知技術は非常に重要である。行政機関では，表示のモニタリングを目的として，アレルギー食品検査技術が広く利用されている。食品メーカーにおいても，製品の品質保証を目的とした検査が実施されていることはいうまでもない。さらに，アレルギー患者にとっても，数 µg/mL レベルのアレルギー食品の混入が確実に検知可能な技術が広く利用されることにより，表示に基づく食品の選択を安心して行なえるようになりつつある。

現在，アレルギー食品の検知では，抗体を用いた免疫学的手法でアレルギー食品を検知する方法，アレルギー食品由来の核酸を検出する方法，の2種類の原理が主に用いられている。以下に各検知技術の特徴を述べる。

9.3.1 免疫学的手法による検知

アレルギー食品に含まれる特定のタンパク質を認識する抗体を用いて検知を行なう方法で，比較的高い特異性があり，操作が簡便なキットも数多く市販されている。アレルギー食品原材料に普遍的に存在する特定のタンパク質を検知対象としており，標的とするタンパク質が除去された食品では検知ができない。また，特定タンパク質の量から検知対象とする原材料全体の量を推定する必要がある。

A. ELISA法（酵素抗体法，enzyme-linked immunosorbent assay）

ELISA 法は簡便で，かつ数 ppm レベルでの高感度検出が可能であることから実用性が高い技術の一つである。図 9.1 に測定原理を示す。検知対象物質が存在すると，96穴マイクロプレートに固相化された検知対象に対する抗体と検知対象および酵素標識抗体が複合体を形成する。最終的に標識酵素に対する基質を用いた発色反応により，検知対象が存在すると酵素基質が発色する。標識酵素としては，西洋ワサビ由来ペルオキシダーゼやアルカリホスファターゼが一般に利用されている。

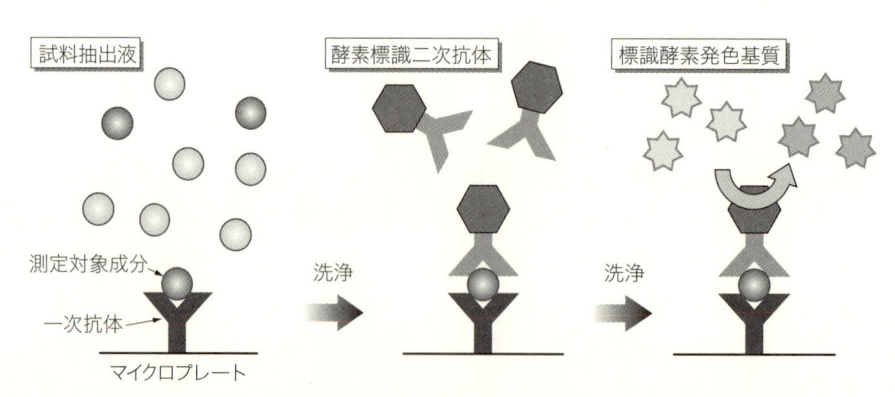

(1) 一次反応
測定対象成分を含む試料抽出液をマイクロプレートに固相化した一次抗体と反応させる

(2) 二次反応
一次抗体と測定対象成分からなる複合体と酵素標識二次抗体を反応させる

(3) 発色反応
標識酵素の基質を加え発色させる

図9.1 ELISA 法の原理

多くのキットで用いられている術式は，サンドイッチ法とよばれる方法で，① プレート固相化抗体と検知対象の反応（一次反応），② 酵素標識抗体との反応（二次反応），③ 酵素基質の発色反応，の3段階の反応で試験を実施する。キットによっては，検出感度を高めるため，標識検出にビオチン-アビジン複合体などを用いた反応を追加している場合もある。

本方法においては，食品からの標的タンパク質の抽出効率，および使用する抗体の性質が重要である。食品からの標的タンパク質の抽出効率は，直接測定結果に大きな影響を与える。タンパク質の抽出効率を高めるために，還元剤，界面活性剤を用いた抽出緩衝液が開発され，国産キットで広く利用されている[6]。特異性，感度などは使用する抗体に依存する。

ELISA法の試験操作で特に注意すべき点としては，洗浄操作があげられる。洗浄操作を確実に行なうことにより，バックグラウンドのノイズを低く抑えることができる。専用のプレートウオッシャーも市販されているので，これを利用してもよい。一般に，ELISA法では交差反応（抗体が標的タンパク質以外の構造が類似したタンパク質と結合する反応）や非特異反応が起こりうる。例えば，日本の表示制度において，大麦やライ麦はアレルギー食品表示の対象とはなっていないが，これらは小麦と非常によく似たタンパク質を有することが知られており，ELISA法では多くの場合，交差反応性を示す。

B. ウェスタンブロット法

ELISA法と同様に抗原抗体反応を利用し，より特異性の高い分析を行なう手法として，ウェスタンブロット法がある。ウェスタンブロット法は，タンパク質をSDSポリアクリルアミドゲル電気泳動（SDS-PAGE）などのゲル電気泳動法で分離したのちにゲルから電気的にニトロセルロース膜やナイロン膜に転写し，これを抗体と反応させて，ELISA法と同様の方法で特異的に特定のタンパク質を検出する手法である（図9.2）。抗体と非特異的な反応を引き起こすタンパク質は，多くの場合，標的としているタンパク質とは分子量や等電点が異なるため，本方法により判別が可能となる。実施するためには，標的タンパク質に対する抗体を入手することが必要である。また，作

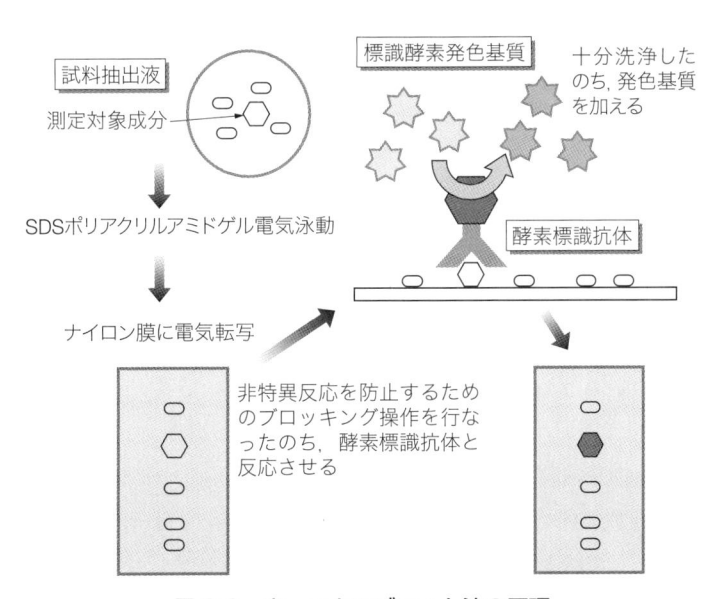

図 9.2 ウェスタンブロット法の原理

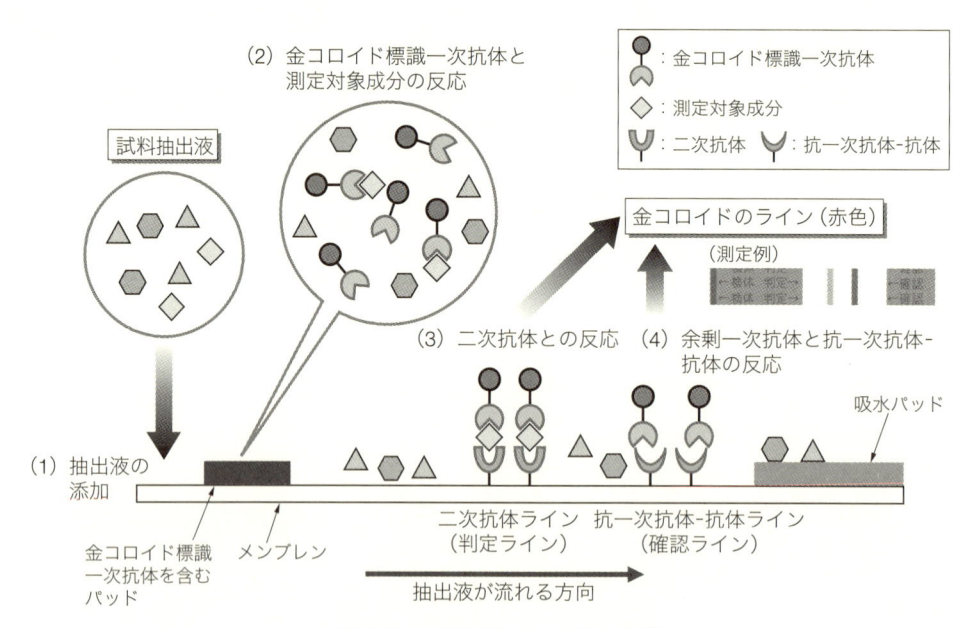

図9.3 ラテラルフロー法の原理
二次抗体ライン（判定ライン）に線が現われたら陽性，抗一次抗体-抗体ライン（確認ライン）に線が現われたら試験有効と判定する。

業には熟練を要する。本法はELISA法と比較すると検出感度が低い。

操作上の注意点としては，ELISA法と同様に，洗浄操作があげられる。洗浄を十分に行なうことにより，バックグラウンドノイズを低く抑えることができる。また，タンパク質を転写した膜のブロッキング操作もバックグラウンドノイズを抑えるためには重要である。バックグラウンドノイズが高く出る場合には，十分な液量でこれらの操作を行なうなどの検討をするとよい。

C. ラテラルフロー法（イムノクロマトグラフィー法）

ELISA法は，比較的容易に検査が実施できるようにキット化されているが，食品工場などの製造現場での利用は難しい。そこで，より簡便なシステムとして開発されているのがラテラルフロー法である。ラテラルフロー法の原理を図9.3に示す。ラテラルフロー用テストストリップは金コロイドや着色ラテックス粒子で標識した一次抗体を含む試料添加用パッド，二次抗体および抗一次抗体-抗体を固相化したメンブレン，試料吸収用パッドから構成されている。試料抽出液を試料添加パッドに滴下するだけの操作で，簡単に定性分析ができる。30分以内の検査時間で，判定は目視により行なう。検出感度は，ELISA法と同等もしくは若干低い。ラテラルフロー法の原理上の問題点として，試料の抗原量が著しく多い場合（アレルギー食品混入量が著しく多い場合）に偽陰性を生じることがあり，これをプロゾーン現象と呼んでいる。

9.3.2 アレルギー食品由来核酸の検知

近年の分子生物学の発展に伴い，PCR（polymerase chain reaction，ポリメラーゼ連鎖反応）法，塩基配列分析，DNAチップ法といった遺伝子解析技術が，遺伝子組換え食品検査，生物種同定，微生物検査などの分析で広く利用されるようになってきた。遺伝子やDNAを検出するという基本

原理から，同一生物種由来の卵・乳と食肉との分別検知は難しい。

A. PCR法

生物種に固有の遺伝子をPCR法の検出標的とすることにより，その生物種の存在を特異的に検知することが可能である。PCR法の原理を図9.4に示す。検査対象となる食品から抽出したDNAをPCR反応に供することにより，アレルギー食品由来のDNAが存在するか否かを検査する。アレルギー食品由来のDNAの増幅が確認されれば，検査対象食品にアレルギー食品が混入しているものと考えられる。

PCR反応では，鋳型となる2本鎖DNAと増幅したい領域に対応する特異プライマー（合成DNA）対，デオキシリボヌクレオシド三リン酸（dNTP：dATP, dTTP, dCTP, dGTPの混合物）および耐熱性DNAポリメラーゼ（Taq DNA ポリメラーゼなど）からなる反応液を用い，①DNAの熱変性，②プライマーのアニーリング，③DNAの伸長反応のサイクルを，PCR反応装置（サーマルサイクラー）を用いて繰り返すことにより，特定のDNA断片を増幅する。反応産物の分析は電気泳動法（アガロースゲルまたはポリアクリルアミドゲルを使用）によって行なう。PCR反応により検知対象とするアレルギー食品由来遺伝子が増幅されれば，電気泳動法によりその遺伝子の存在を定性的に確認できる。

PCR法を検査に利用する場合には，増幅DNA産物の飛散などによりコンタミネーションが発生しやすい。適切なコントロール反応の実施，マイクロピペットなど用途に応じた専用器具の使用，ディスポーザブル容器やフィルターつきマイクロピペットチップの利用が効果的である。さらに，試験室のレイアウト変更など物理的封じ込めによる対策も重要である。

PCRに供するDNAの品質も検査に大きな影響を与える。食品の種類に応じて適切なDNA抽出方法を選択する必要がある。加工食品では，加熱などによりDNAが分解されていることが多い。

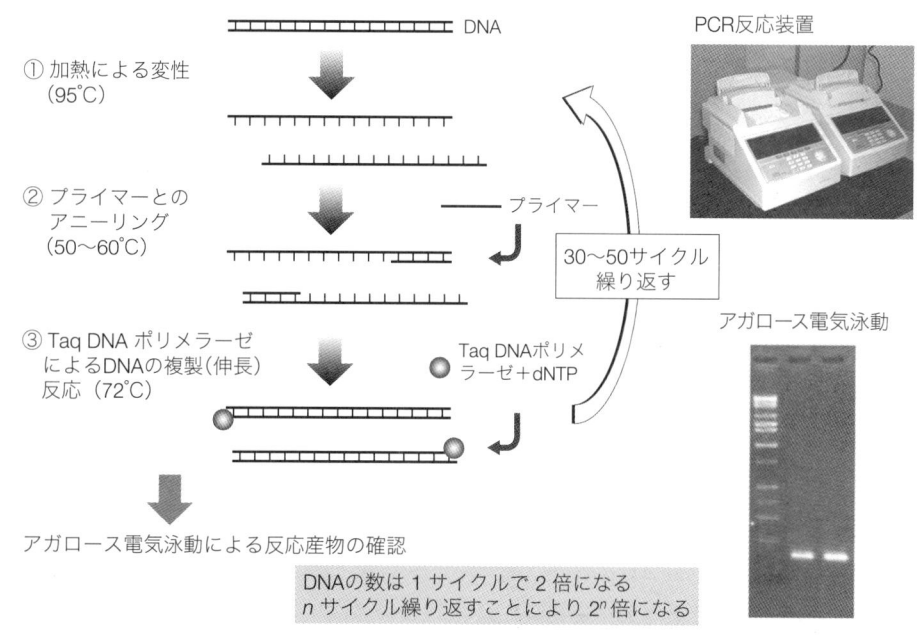

DNAの数は1サイクルで2倍になる
nサイクル繰り返すことにより2^n倍になる

図9.4　PCR法の原理

高度に分解され断片化したDNAではPCRによる増幅が起こらないため，できるだけ分解度が少ないDNAを抽出できる方法を検討する必要がある．また，多糖類などPCR反応を阻害する物質の混入は偽陰性の原因となる．これらを効果的に除去できるDNA抽出法を選択しなければならない．

9.4 厚生労働省通知検査法

　厚生労働省では表示実施の決定とともに平成13年 厚生労働科学研究費補助金による「食品表示が与える社会的影響とその対策および国際比較に関する研究班」（主任研究者：丸山英二）において「特定原材料検出法検討班」を組織し，表示の科学的検証法に関する研究を開始した．検討班では，数 µg/mL 濃度レベルの食品中の特定原材料を検出することを目標に検出技術の開発が行なわれた．

　平成14年（2002年）11月6日には，都道府県知事，政令市市長，特別区区長宛厚生労働省医薬局食品保健部長通知「アレルギー物質を含む食品の検査方法について」（食発第1106001）が公表された．本通知は行政における表示の監視を目的としたものであるが，世界で初めてのアレルギー食品検査法の指針として重要な意味を持っており，行政機関のみならず企業における品質管理にも広く利用されるようになってきている．

　通知検査法において，スクリーニング検査としてはELISA法が採用されており，平成14年の通知では複合抗原認識抗体を用いた「FASTKITエライザシリーズ」（日本ハム）と単一/精製抗原認識抗体を用いた森永生科学研究所製「モリナガ特定原材料測定キット」（森永生科学研究所）を併用することとされた．両キットは互いの欠点を相補する性質を有している．平成17年（2005年）10月11日付改正通知（食安発第1011002号）では，タンパク質の抽出効率の改良がなされ，強い加熱などの加工処理がなされた食品に対しても適用可能となった「モリナガFASPEK特定原材料測定キット」（森永生科学研究所）[6] および「FASTKITエライザVer. IIシリーズ」（日本ハム）が新たにスクリーニング検査法に採用された．

　また，平成21年（2009年）には「えび」および「かに」の義務表示化に伴い，その検査技術の記述が追加された．平成21年1月22日付で，「えび，かに」の検査法が収載された改正通知（食安発第0122001号）が発出され，スクリーニング検査法としては，"FAテストEIA-甲殻類「ニッスイ」"（日水製薬）および"甲殻類キット「マルハ」"（マルハニチロ食品）の2種類のELISA法キット[7] が通知準拠キットとして収載されている．これらのキットはいずれも「えび」および「かに」の主要アレルゲンタンパク質であるトロポミオシンをモノクローナル抗体を利用して検知しているが，「えび」と「かに」を区別することはできない．また，「しゃこ」などのその他の甲殻類とも交差反応性を示す．

　通知検査法では，ELISA法の結果と製造記録の両者を用い，表示が適正であるか否かを，通知別添の「判断樹」（図9.5）を用いて判断する．「表示なし」で「ELISA法陽性」「製造記録に記載なし」の場合には，ウェスタンブロット法（卵，乳）やPCR法（小麦，そば，落花生，えび，かに）による確認検査を行なうこととされている．

　ウェスタンブロット法による確認試験法としては，「モリナガFASPEK 卵ウエスタンブロット

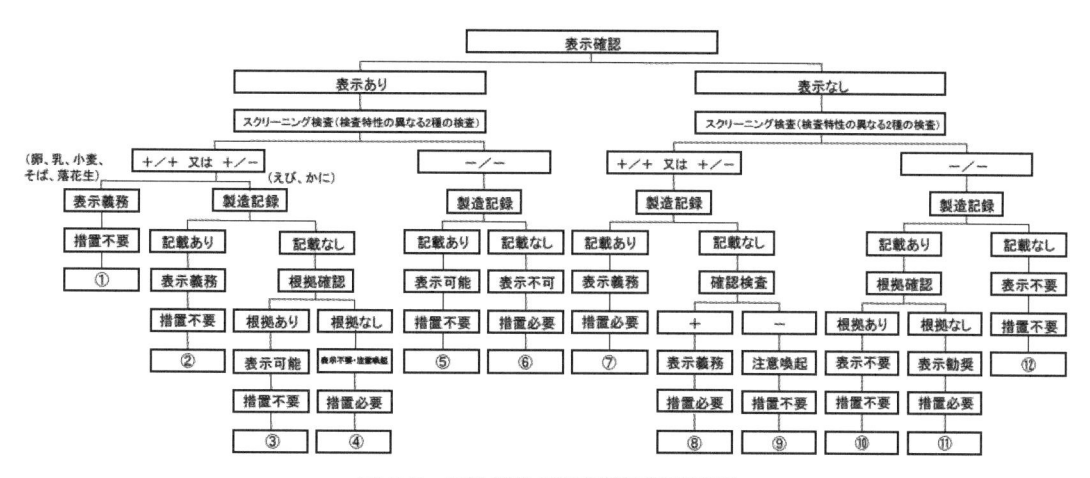

図 9.5 厚生労働省通知検査法判断樹

「アレルギー物質を含む食品の検査方法について」（食発第1106001 最新版：平21.7.24食安発0724第1号）より抜粋。①〜⑫の考え方については同通知「別添3」参照。
（消費者庁ホームページ，http://www.caa.go.jp/foods/ より入手できる）

キット（卵白アルブミンおよびオボムコイド）」（森永生科学研究所），同「モリナガFASPEK 牛乳ウエスタンブロットキット（カゼインおよびβ-ラクトグロブリン）」が，それぞれ，平成21年7月24日付通知（食安発第0724第1号）において，通知準拠キットとして収載されている。各特定原材料由来のタンパク質の分子量（SDS-PAGEにおける見かけ上の分子量；卵白アルブミン 50,000，オボムコイド 38,000，カゼイン 33,000〜35,000，β-ラクトグロブリン 18,400）付近に明瞭なバンドが検出されたものを陽性と判定し，卵タンパク質測定の際は，卵白アルブミンあるいはオボムコイド，乳タンパク質測定の際はカゼインあるいはβ-ラクトグロブリンのどちらか一方または両方の抗体で陽性の場合，各特定原材料が微量を超える混入があると判断する。図9.6にウエスタンブロット法による「卵」の分析例を示す。

PCR法による確認検査の標的遺伝子としては，「そば」では主要アレルゲン貯蔵タンパク質遺伝

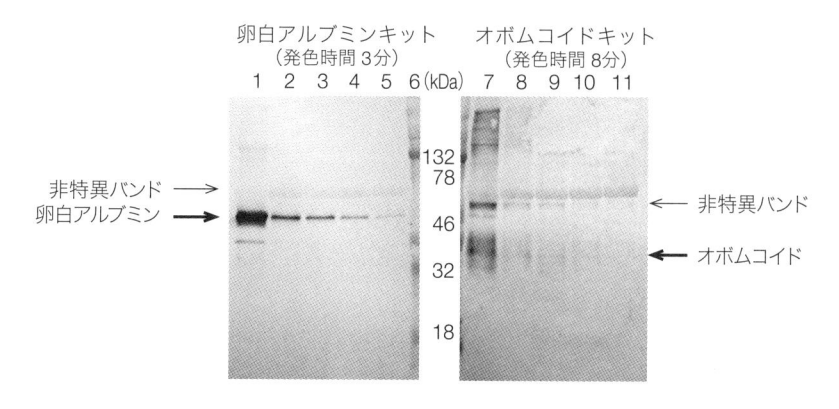

図 9.6 ウェスタンブロット法による卵の分析例

1,7：卵タンパク質 10 μg/mL，2,8：卵タンパク質 1 μg/mL，3,9：卵タンパク質 0.5 μg/mL，4,10：卵タンパク質 0.25 μg/mL，5,11：卵タンパク質 0.1 μg/mL，6：分子量スタンダード。
（モリナガFASPEK 卵ウエスタンブロットキット使用）

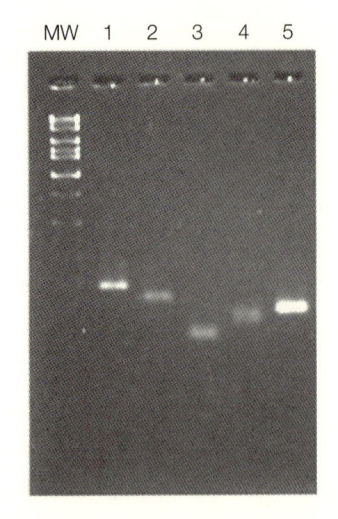

図 9.7　「えび，かに」の PCR 法による分析例

MW：分子量マーカー，1：えび DNA/えび検出用プライマー（187 bp），2：えび DNA/えび検出用プライマー・制限酵素 *Hae*Ⅲ処理（149 bp），3：かに DNA/かに検出用プライマー（62 bp），4：しゃこ DNA/しゃこ検出用プライマー（95 bp），5：植物由来 DNA/植物 DNA 検出用プライマー（124 bp）。

子（major allergenic storage protein；増幅遺伝子長 127 bp）[8]，「小麦」ではトリティシン前駆体遺伝子（triticin precursor；増幅遺伝子長 141 bp）[9]，「落花生」ではアグルチニン前駆体遺伝子（agglutinin precursor；増幅遺伝子長 95 bp）[10]，「えび，かに」では rRNA 遺伝子（増幅遺伝子長えび 187 bp，かに 62 bp）がそれぞれ用いられている。また，食品から植物由来 DNA が抽出されていることを確認するために，植物で高度に保存されている葉緑体の DNA 配列（増幅遺伝子長 124 bp）を標的とした PCR 反応を DNA 確認試験として同時に実施する。さらに，「えび，かに」の確認検査では動物由来 DNA が抽出されていることを確認するための試験（増幅遺伝子長 370〜470 bp）も同時に実施することとなっている。「えび」の PCR による検知においては一部の「かに」で増幅遺伝子が観察されるが，増幅産物を制限酵素処理することにより判別が可能である。図 9.7 に「えび，かに」の PCR 法による分析例を示す。

　平成 18 年（2006 年）6 月 22 日付改正通知（食安発第 0622003 号）では，アレルギー食品検査方法の妥当性確認などについてのガイドラインと，検査に使用する標準品規格が示された。これによって，ガイドラインに従って妥当性確認がなされた検査方法であれば，自由に特定原材料および特定原材料に準ずるものの検査に使用し，データを評価できるようになった。

　厚生労働省が示したこの通知検査法の存在は，わが国のアレルギー食品表示制度が他国と比べスムーズに実施できている要因の一つとなっている。製造業者と行政が同一の方法で検査を実施することにより，高いレベルでのアレルギー除去食品の供給を可能としている。特に，標準物質規格と検査方法の妥当性確認法ガイドラインは，今後，国際レベルでのアレルギー食品検査法標準化に大きな影響を与えるものと考えられる。

9.5 アレルギー食品新規検査技術の開発状況

アレルギー食品検知技術は現在も世界中で精力的に開発が進められている。

国内では，大豆，ゼラチンを検知するELISA法やキウイフルーツ[11]などの果実のPCR法による検知技術が開発されており，特定原材料に準ずるものの検査法として今後の活用が期待される。

海外においても，国内と同様，卵，乳，小麦，落花生，甲殻類，大豆など多くのアレルギー食品を検知するための技術が開発されている。さらに，クルミや魚類，日本では特定原材料もしくはそれに準ずるものとしては指定されていないが海外で表示義務があるヘーゼルナッツ，アーモンド，ゴマ，セロリ，ルピンなどのELISA法やPCR法も開発されている[12]。これらの海外の検知技術で使用されている標準物質は厚労省通知収載のキットとは異なるため，分析値を取り扱う際に注意が必要である。

また，二次元電気泳動と質量分析を組み合わせたプロテオミクス手法[13]や表面プラズモン共鳴（surface plasmon resonance：SPR）の利用[14]など，これまでに紹介してきたELISA法やPCR法とは異なった測定原理に基づく検知技術についても多くの検討が進められている。

9.6 おわりに

アレルギー食品検査に限ったことではないが，食品の検査法は万能なものではなく，それぞれ特長や欠点を有している。検査にあたっては各々の検査法の原理，性質，限界を十分に理解したうえで利用する必要がある。

アレルギー食品表示は，食物アレルギー患者にとって，QOL（quality of life）確保のための重要な制度である。その科学的検証法であるアレルギー食品検査は，制度の円滑実施の鍵を握る重要な技術であるが，一方で，その結果はアレルギー患者にとってきわめて重要な情報となっていることを常に忘れてはならない。

追記 本稿脱稿後の2010年9月10日付で，表示行政の消費者庁への移管に伴い，厚生労働省通知検査法は消費者庁通知検査法に変更されている。また，従来，通知本文に記載されていたガイドライン準拠キット名は削除され，新たに事務連絡により「参考」として示されている（http://www.caa.go.jp/foods/index.html）。

■参考文献

1) 文部科学省：『アレルギー疾患に関する調査研究報告書』，pp.3-5，アレルギー疾患に関する調査研究委員会（平成19年3月），2007
2) Jahansson, S. G. O. et al.：A revised nomenclature for allergy. Allergy, 56, 813-824, 2001
3) 扇元敬司：『わかりやすいアレルギー・免疫学講義』，講談社，2007
4) 海老澤元宏：第32回食品の表示に関する共同会議 資料5-5, 2007
5) General Standard for the Labeling of Prepackaged Foods, FAO/WHO Food Standards：CODEX Alimentarius Codex Standard 1-1985（Rev. 2- 2001）
6) Watanabe, Y. et al.：Novel ELISA for the detection of raw and processed egg using extraction buffer

containing a surfactant and a reducing agent. *J. Immunol. Methods*, **300**(1-2), 115-123, 2005
7) Sakai, S. *et al.*: Interlaboratory evaluation of two enzyme-linked immunosorbent assay kits for the determination of crustacean protein in processed foods. *J. AOAC Int.*, **91**, 123-129, 2008
8) Yamakawa, H. *et al.*: Specific detection of buckwheat residues in processed foods by polymerase chain reaction. *Biosci. Biotechnol. Biochem.*, **72**, 2228-2231, 2008
9) Yamakawa, H. *et al.*: Specific detection of wheat residues in processed foods by polymerase chain reaction. *Biosci. Biotechnol. Biochem.*, **71**, 2561-2564, 2007
10) Watanabe, T. *et al.*: A specific qualitative detection method for peanut (*Arachis hypogaea*) in foods using polymerase chain reaction. *J. Food Biochem.*, **30**, 215-233, 2006
11) Taguchi, H. *et al.*: Specific detection of potentially allergenic kiwifruit in foods using polymerase chain reaction. *J. Agric. Food. Chem.*, **55**, 1649-1655, 2007
12) Popping, B., Diaz-Amigo, C., Hoenicke, K. (eds.): Molecular biological and immunological techniques and applications for food chemists, John Wiley & Sons, 2010
13) Zeece, M. *et al.* (Koppelman, S. J., Hefle, S. L. eds.): *in* Detecting allergens in food, pp. 144-157, Woodhead Publishing and CRC Press LCC., 2006
14) Jonsson, H. *et al.* (Koppelman, S. J., Hefle, S. L. eds.): *in* Detecting allergens in food, pp.158-174, Woodhead Publishing and CRC Press LCC., 2006

| コラム | 乱用薬物の安定同位体比質量分析 |

　安定同位体比質量分析は，乱用薬物の産地判別や異同識別にも利用されている。「異同識別」とは，複数の資料の同一性や類似性を科学的に明らかにすることであり，「法科学（＝犯罪の解明と客観的立証のための科学）」領域における重要な鑑定事項の一つである。例えば，現場に残された証拠物件と被疑者の所有物との異同識別は，事件と被疑者の関連性を明らかにする目的で，さまざまな証拠物件に対し，さまざまな分析手法により日常的に行なわれている。押収薬物の異同識別は，事件や被疑者の関連性の解明を行ない，薬物犯罪捜査を支援する情報として活用される。

　天然由来の乱用薬物の例として，南米の各地からコカ葉を収集してコカインを抽出・精製し，得られた $\delta^{13}C$ および $\delta^{15}N$ の値とコカアルカロイドの含有量による産地判別を行なったものがある[1]。また，大麻草の $\delta^{13}C$ および $\delta^{15}N$ に施肥や生育環境が与える影響について調べ，実際の押収資料について，地植え（屋外栽培）と鉢植え（屋内栽培）の識別を行なった例[2]もある。一方，合成薬物の例としては，錠剤の形で出回っているMDMA（3,4-methylenedioxymethamphetamine）について，合成原料の同位体比の違いや，合成過程での同位体比の変動があることを利用して，安定同位体比による合成バッチ間の「異同識別」を行なった報告[3]などがある。また，日本で最も乱用されている合成薬物である覚せい剤メタンフェタミンについても，不純物分析[4]と安定同位体比質量分析を組み合わせて，確度の高い異同識別を行なう方法が開発されている[5]。

　乱用薬物分析を含む「法科学」分野への安定同位体比質量分析の応用例については，総説[6]によくまとめられている。興味のある方はご一読いただきたい。（岩田祐子）

■参考文献

1) Ehleringer, J. R. et al.: Tracing the geographical origin of cocaine. *Nature*, **408**, 311-312, 2000
2) Denton, T. M. et al.: Natural abundance of stable carbon and nitrogen isotopes in *Cannabis sativa* reflects growth conditions. *Aust. J. Plant Physiol.*, **28**, 1005-1012, 2001
3) Carter J. F. et al.: Isotopic characterisation of 3,4-methylenedioxyamphetamine and 3,4-methylenedioxymethylamphetamine (ecstasy). *Analyst*, **127**, 830-833, 2002
4) Inoue, H. et al.: Characterization and profiling of methamphetamine seizures. *J. Health Sci.*, **54**, 615-622, 2008
5) Iwata, Y.T. et al.: Evaluation method for linking methamphetamine seizures using stable carbon and nitrogen isotopic compositions: a complementary study with impurity profiling. *Rapid Commun. Mass Spectrom.*, **22**, 3816-3822, 2008
6) Benson, S. et al.: Forensic applications of isotope ratio mass spectrometry – A review. *Forensic Sci. Int.*, **157**, 1-22, 2006

第10章 混合割合

10.1 そば粉の配合割合を推定する種々の方法

そば製品の多くはそば粉につなぎ用の小麦粉を加えてつくられているが，一般的に消費者はそば粉の割合の多いそばのほうが良品であるというイメージを持っている。実際に日本農林規格（JAS）では，乾そば中のそば粉の配合割合[*1]が40%以上を標準，50%以上を上級と定めており，長野県信州そば協同組合が定めた信州そば認定規格では，信州そばのそば粉配合割合を40%以上と規定している。こういった理由から，時として企業は実際に配合したそば粉の量より多い配合割合を表示してしまうことがあったため，農林水産省による表示に関する調査がたびたび行なわれてきた。しかし，これから述べるような推定方法が開発されるまでは，検鏡によりデンプン粒の大きさを見て配合割合を判断するといった主観的な方法が用いられており，誤った判定が下されることもあった。一方で，そば粉高配合を売りにする製品を扱う企業の中には，そば粉配合割合の理化学的な証明を要望しているところも少なくない。以上のような背景から，これまでそば粉の配合割合を推定する種々の方法が開発された。ここではそれらを紹介するが，特にアミノ酸パターン類似率による方法および蛍光指紋による方法について詳しく説明する。

A. 灰分の違いによる方法

松橋ら[1]はそば粉と小麦粉の灰分の違いに着目した推定方法を開発した。そば粉の灰分は2%前後であるが，小麦粉の灰分は1%未満と2倍程度の差があることを利用し，原料そば粉，原料小麦粉と乾しそばの灰分を測定することでそば粉配合割合を推定した。ちなみに同文献では，顕微鏡観察による粒形の違いから推定する方法についても考察し，それのみによって配合割合を識別するのは困難であるが，場合によっては補助的手段として有用になるとしている。

B. 水溶性タンパク質による方法

松橋ら[2]はそば粉の水溶性タンパク質（WSP）が小麦粉の数倍も多いことに着目し，そば粉，小麦粉，乾しそばの各WSP含量からそば粉配合割合を求める方法を開発した。また黒河内ら[3]はWSPのみではなく，全タンパク質（TP）とWSPの比率から計算するのが妥当であるとし，配合割合の異なるそば粉・小麦粉混合試料のWSP/TP比から次の推定式を導いた。

[*1] ここでいうそば粉の「配合割合」とは，「乾めん類品質表示基準」に従って「食塩以外の原材料に占めるそば粉の重量の割合」とする。

$$R = 25.82\sqrt{W + 2.13} - 86.7 \quad [R：そば粉配合割合（\%），W：\text{WSP/TP}（\%）]$$

近藤ら[4]は松橋らの方法と黒河内らの方法をそれぞれ実際の乾しそば製品について適用し，2つの方法の分析精度を比較した。その結果から近藤らは，黒河内らの方法は原料による誤差を緩和できるため，より優れているとしている。

C. 尿素系ディスク電気泳動法による方法

小原ら[5]は尿素系ディスク電気泳動法を用いる方法を開発した。これは泳動パターンの主ピーク位置が小麦粉とそば粉で異なり，その主ピーク高が試料の全窒素（％）と比例関係にあることを利用した方法で，小麦粉とそば粉に由来する主ピーク高の比から配合割合を推定することができるとしている。その推定式は次のように求められた。

$$y = (0.38x + 1)/(-0.18x + 33) \quad (y：小麦粉ピーク高/そば粉ピーク高，x：小麦粉の配合比率)$$

主ピーク高は100℃前後まで加熱してもほとんど変化しないため，加熱した試料についても適用できる。

この報告では，小麦粉と米粉の主ピーク位置が異なることから，小麦粉中の米粉の割合の推定にも言及している。一方で，米粉とそば粉の主ピーク位置が類似しているため，そば粉と米粉を判別することは困難であるとしている。

D. 近赤外分光法を用いる方法

大日方ら[6]は脂質やタンパク質，アルコールといった単一の情報ではなく，それらを組み合わせた複合的な情報である近赤外スペクトルを用いて，そば粉配合割合を推定した。そば粉・小麦粉混合試料の近赤外スペクトルの二次微分データから重回帰分析によって得られた検量線を基に，市販の乾しそばについてそば粉配合割合の推定を行なった結果，多くは調査値とよい相関を示したが，一部はかけ離れた結果となった。その原因としては，バイタルグルテンなどの副原料の影響が考えられるとしている。この方法はほかにも粒度などの物理的性質に大きく影響されることがあげられているが，簡単な前処理で分析が行なえるという利点がある。

E. アミド態窒素による方法

岡本ら[7]は小麦粉タンパク質のグルタミン酸の多くがアミド態窒素（グルタミン）として存在し，そば粉タンパク質のアミド態窒素とその含有量が異なることに着目した推定方法を開発した。任意の割合で配合したそば粉・小麦粉混合試料のアミド態窒素量は，配合割合に対しほぼ直線的に比例し，また茹でそばに関してもアミド態窒素量は同様の比例関係を示した。この方法を用いて市販乾そばを分析したところ，一部を除き，業者が申告した配合割合からそれほど逸脱しない分析結果が得られたという。

F. ビスコグラフィーによる方法

遠山ら[8]は小麦粉などのデンプンの性質やα化による老化の程度を調べる手段として用いられる，ビスコグラフィーによる方法を開発した。小麦粉とそば粉の配合割合と粘度との間には直線的な関係がみられ，特に小麦粉0～70％にかけてきわめて高い相関を示した。そば粉とバイタルグルテンについても同様に相関がみられた。しかし実際の市販乾そばについて分析したところ，製造方法や品種の違いがビスコグラムに大きく影響するためか，表示されたそば粉配合割合と粘度の間には必ずしも相関はみられなかったとしている。

G. ルチンの定量による方法

大田ら[9]はそば粉に特徴的に含まれる機能性成分であるルチンを，高速液体クロマトグラフィーを用いて定量することで，そば粉配合割合を推定する方法を開発した。80%メタノールを用いて80℃，もしくは70%メタノールを用いて室温で抽出し，40%メタノールにシュウ酸を添加した溶媒を用いることで，原料の提示があればかなりの精度で配合割合を推定できるという。

H. 70%エタノール可溶性タンパク質による方法

今井ら[10]は，タンパク質に占める70%エタノール可溶性タンパク質（EtOH-SP）の比率がそば粉と小麦粉で数倍も異なることを利用した方法を開発した。小麦粉タンパク質のEtOH-SP比率はそば粉に比べて圧倒的に多く，試料乾しそば中のEtOH-SP比率は小麦粉のEtOH-SP比率にほとんど依存するため，少ない誤差で推定できる。任意の割合で配合したそば粉・小麦粉混合試料より求めた検量線による推定計算値と，そば粉配合割合の実測値はほぼ一致したが，茹でそばに関しては茹でるときに成分が溶出したためか，測定不可能であった。

I. アミノ酸パターン類似率を用いる方法

田村ら[11]は，アミノ酸パターン（タンパク質を構成するアミノ酸成分の組成比）がそば粉と小麦粉で異なることを利用して，そば粉配合割合を推定する方法を開発した。この方法はパターン類似率という統計手法を基につくられた独自の計算式からそば粉由来のタンパク質の比率を推定し，配合割合とする方法で，乾しそば以外の食品でも原材料のアミノ酸パターン類似率に有意な差があれば適用することができる。

理論的にはアミノ酸パターン以外の成分（一般成分，脂肪酸組成，ミネラル組成など）を用いても計算できるが，遊離アミノ酸の少ない原材料種においてアミノ酸パターンは生物種の特異性をよく示すため，計算結果が比較的安定している。また特定成分の構成比のみを用いるため，水分などの成分の変動や標本とする試料の違いにほとんど左右されないという長所もある。しかし田村らのアミノ酸パターン類似率による方法は非常に優れた方法である一方，前述のように，正確にいえばこの方法はそば粉由来の「タンパク質の割合」を求めるものであった。一般的に配合割合というのは「配合されている原材料の重量の割合」を指すため，そば粉と小麦粉のタンパク質量が大きく異なる場合は，実際の配合割合とかけ離れた推定結果になってしまう可能性がある（他のタンパク質を用いる推定方法[2-5,10]にも想定されることではあるが）。

松永ら[12,13]によって発展されたアミノ酸パターン類似率を用いる方法は，重量割合としてのそば粉配合割合を求められるうえに，3種類以上の原材料の配合割合を推定することができるように改善されている。現在，農林水産消費安全技術センターはこの方法をそば粉配合割合の推定分析に用いている。アミノ酸パターン類似率を用いる方法については，10.2.1項で詳述されている。

また田村らの方法の問題点を解決するために考案された方法として，田村らの方法を「従来法」として，それを改良した「改良法」[14]がある。この方法は松永らの方法よりも簡単な計算で配合割合を求められることに加え，アミノ酸パターン類似率を用いる方法のもう一つの問題点である，「バイタルグルテンが配合されたそば製品については正確な推定分析ができない」という点についても改善している。この方法については10.2.2項で詳述されている。

10.2 アミノ酸パターン類似率

10.2.1 アミノ酸パターン類似率を用いるそば粉配合割合推定方法
A. アミノ酸パターン

よく知られているようにタンパク質は約20種類のアミノ酸成分より構成されており，その組成比は生物種ごとに特有のものである。この組成比のことをここでは「アミノ酸パターン」と呼び，各アミノ酸成分量を $a_i (i=1, 2, \cdots, n)$ とすると次のように定義される。

$$a_i^N = a_i \frac{1}{\sum_{i=1}^{n} a_i} \qquad \sum_{i=1}^{n} a_i^N = 1 \tag{1}$$

ここで，a_i^N は総和が1（100%）になるように各アミノ酸成分量をアミノ酸パターンに換算した値であり，このように換算する操作をここでは便宜的に「パターン化」と呼ぶことにする。表10.1にそば粉，小麦粉，バイタルグルテン，および混合試料Ab50%のアミノ酸パターンを示す。

B. パターン類似率

パターン類似率とは，2つの数値群における各数値の構成比がどれだけ似通っているかを表わす指標であり，S_{AB} を数値群 A_i, B_i 間のパターン類似率とすると，次の式で表わされる。

$$S_{AB} = \frac{\sum A_i \cdot B_i}{\sqrt{\sum A_i^2}\sqrt{\sum B_i^2}} \qquad (0 \leq S_{AB} \leq 1) \tag{2}$$

アミノ酸パターンを数値群とする場合は，「アミノ酸パターン類似率」と呼ばれる。パターン類似率が1に近いほど2つの数値群は類似しており，逆に1から遠ざかるほど2つの数値群はより異なっていることになる。表10.2に各原材料どうし，およびAb50%とのアミノ酸パターン類似率を示す。例えば，そば粉と小麦粉は生物種が異なるのでパターン類似率は0.857だが，小麦粉を原料としているバイタルグルテンは小麦粉とのパターン類似率が0.998とほぼ1になる（つまりアミノ酸

表10.1 各原料のアミノ酸パターン

	Asp	Thr	Ser	Glu	Pro	Gly	Ala	Cys	Val	Ile	Leu	Tyr	Phe	Lys	His	Arg	合計
そば粉	9.92	4.05	5.35	18.79	3.79	6.10	4.45	3.93	5.08	3.79	6.75	2.89	4.90	6.52	2.65	11.04	100
小麦粉	4.10	2.82	4.85	35.69	11.36	3.65	3.03	3.28	4.14	3.61	6.94	3.03	5.05	2.13	2.23	4.09	100
グルテン	3.01	2.38	4.27	38.06	12.55	3.36	2.50	3.49	3.99	3.71	6.87	3.47	5.14	1.61	2.10	3.49	100
Ab50%	5.91	3.18	4.92	29.20	9.40	4.36	3.56	3.99	4.56	3.80	7.13	3.08	5.25	3.50	2.38	5.78	100

そば粉は7点（A～G），小麦粉は4点（a～d），バイタルグルテンは4点（i～iv）の平均より算出したアミノ酸パターンを載せてある。Ab50%は，そば粉Aと小麦粉bをそば粉の割合が重量比で50%になるように混合した試料。

表10.2 各原材料および試料間のアミノ酸パターン類似率

	そば粉	小麦粉	グルテン	Ab50%
そば粉		0.857	0.830	0.919
小麦粉	0.857		0.998	0.990
グルテン	0.830	0.998		0.981

各パターン類似率は表10.1のデータを基に算出した。

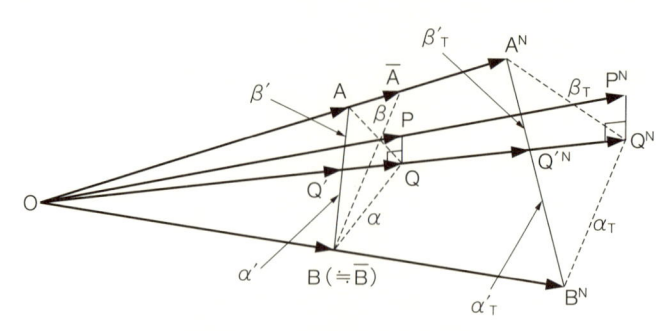

図 10.1 n 次元ベクトル図

$\overrightarrow{OA}$ $(a_1, a_2, \cdots, a_n)$：そば粉のアミノ酸量の成分ベクトル，$\overrightarrow{OB}$ $(b_1, b_2, \cdots, b_n)$：小麦粉のアミノ酸量の成分ベクトル，$\overrightarrow{OP}$ $(p_1, p_2, \cdots, p_n)$：試料のアミノ酸量の成分ベクトル，$\overrightarrow{OQ}$ $(q_1, q_2, \cdots, q_n)$：原材料 A, B からつくられる（理論上の）加工食品のアミノ酸量の成分ベクトル，α'：そば粉配合割合（$0 \leq \alpha' \leq 1$，$\alpha' + \beta' = 1$）。上付きの N は，構成成分量がパターン化されているベクトルであることを示す。また下付きの T は，原材料由来のタンパク質の割合であることを示している。また $\overline{A}$，$\overline{B}$ は平均のベクトルで，符号のついていないもの (A, B) は原料のベクトルを表わす。

パターンがほぼ等しい）。

C. 田村らによる方法（球面法）

　田村らによる方法は各原材料，およびその加工食品のアミノ酸パターンを図 10.1 のような n 次元空間に存在する成分ベクトルとして想定し，原材料ベクトル（$\overrightarrow{OA^N}$ および $\overrightarrow{OB^N}$）を合成することによりつくられる加工食品ベクトル（$\overrightarrow{OQ'^N}$）の合成割合（α_T' および β_T'）を，配合される原材料のタンパク質の割合とするものである。言い換えれば $\overrightarrow{OQ'^N}$ が $\overrightarrow{OA^N}$ と $\overrightarrow{OB^N}$ のどちらに近いか，ということを計算によって求めるのである（もし $\alpha_T' = 1$ なら $\overrightarrow{OQ'^N}$ は $\overrightarrow{OA^N}$ と一致し，すなわち $\overrightarrow{OQ'^N}$ は $\overrightarrow{OA^N}$ のみによってつくられていることになる）。原材料ベクトルのつくる平面と試料ベクトルとのパターン類似率を最大に，すなわち単位球面上の距離を最小にする計算方法であることから，「球面法」とも呼ばれる[11]。

　ここでは乾しそばを例にとって，$\overrightarrow{OA^N}$ をそば粉の，$\overrightarrow{OB^N}$ を小麦粉の，$\overrightarrow{OP^N}$ を試料そばのアミノ酸パターンベクトルとして説明する。

　Q'^N は線分 $A^N B^N$ と $\overrightarrow{OQ^N}$ の交点で，$A^N B^N$ を $\alpha_T' : \beta_T'$ ($\alpha_T' + \beta_T' = 1$) に分ける点であるから，ベクトル $\overrightarrow{OQ'^N}$ は次のように表わされる。

$$\overrightarrow{OQ'^N} = \alpha_T' \overrightarrow{OA^N} + \beta_T' \overrightarrow{OB^N} \tag{3}$$

α_T' は試料そば中のそば粉由来タンパク質の割合，β_T' は小麦粉由来タンパク質の割合を表わす。また Q^N は P から O，A^N，B^N のつくる平面上に降ろした垂線と平面との交点で，ベクトル $\overrightarrow{OQ^N}$ は次のように表わされる。

$$\overrightarrow{OQ^N} = \alpha_T \overrightarrow{OA^N} + \beta_T \overrightarrow{OB^N} \tag{4}$$

Q^N は線分 $A^N B^N$ 上にあるとは限らないので，$\alpha_T + \beta_T$ は必ずしも 1 にならない。

　また前提より $\overrightarrow{P^N Q^N}$ は $\overrightarrow{OA^N}$，$\overrightarrow{OB^N}$ のつくる平面と垂直に交わっている，すなわち内積が 0 であるので，$(\overrightarrow{OA^N}, \overrightarrow{P^N Q^N}) = 0$，$(\overrightarrow{OB^N}, \overrightarrow{P^N Q^N}) = 0$ である。式 (4) より，

$$\overrightarrow{P^N Q^N} = \overrightarrow{OQ^N} - \overrightarrow{OP^N} = \alpha \overrightarrow{OA^N} + \beta \overrightarrow{OB^N} - \overrightarrow{OP^N}$$

と表わせるので，$(\overrightarrow{OA^N}, \overrightarrow{P^N Q^N}) = 0$ に代入して計算すると，

$$\left(\overrightarrow{OA^N}, \overrightarrow{P^NQ^N}\right) = \left(\overrightarrow{OA^N}, a_T \overrightarrow{OA^N} + \beta_T \overrightarrow{OB^N} - \overrightarrow{OP^N}\right)$$
$$= \left(\overrightarrow{OA^N}, a_T \overrightarrow{OA^N}\right) + \left(\overrightarrow{OA^N}, \beta_T \overrightarrow{OB^N}\right) - \left(\overrightarrow{OA^N}, \overrightarrow{OP^N}\right) = 0$$

$$a_T \sum (a_i^N)^2 + \beta_T \sum a_i^N b_i^N - \sum a_i^N p_i^N = 0 \quad (5)$$

同様に $\left(\overrightarrow{OB^N}, \overrightarrow{P^NQ^N}\right) = 0$ より,

$$a_T \sum a_i^N b_i^N + \beta_T \sum (b_i^N)^2 - \sum b_i^N p_i^N = 0 \quad (6)$$

式(5)と式(6)の連立方程式を解くと,

$$a_T = \frac{\sum a_i^N p_i^N \sum (b_i^N)^2 - \sum a_i^N b_i^N \sum b_i^N p_i^N}{\sum (a_i^N)^2 \sum (b_i^N)^2 - (\sum a_i^N b_i^N)^2} \quad (7)$$

$$\beta_T = \frac{\sum b_i^N p_i^N \sum (a_i^N)^2 - \sum a_i^N b_i^N \sum a_i^N p_i^N}{\sum (a_i^N)^2 \sum (b_i^N)^2 - (\sum a_i^N b_i^N)^2} \quad (8)$$

となる。式(3), (4) より $a'_T = a_T/(a_T + \beta_T)$ と表わせるので, そば粉由来のタンパク質割合 a'_T は式 (7), (8) を代入して,

$$a'_T = \frac{\sum a_i^N p_i^N \sum (b_i^N)^2 - \sum a_i^N b_i^N \sum b_i^N p_i^N}{\sum a_i^N p_i^N \{\sum (b_i^N)^2 - \sum a_i^N b_i^N\} + \sum b_i^N p_i^N \{\sum (a_i^N)^2 - \sum a_i^N b_i^N\}} \quad (9)$$

と表わすことができる。i ($= 1, 2, \cdots, n$) は,ここでは各アミノ酸成分の番号で,例えば表10.1の場合, Asp を 1, Thr を 2 とすると, Ser は 3, Glu は 4, …となり,最後の Arg は 16 となる。

式(9)を見てもわかるように,この方法には計算が非常に煩雑であるという難点があったが,現在では Excel などの計算ソフトが普及しているので,それほど手間をかけずに計算が行なえる。ここで,そば粉 A [タンパク質 6.16 (g/100 g)] と小麦粉 b [タンパク質 11.7 (g/100 g)] の混合試料 Ab50% について計算してみよう(なお,ここでいうタンパク質量は組成アミノ酸量の総和とする)。表10.1より, a_i^N にそば粉の, b_i^N に小麦粉の, p_i^N に Ab50% のアミノ酸パターンをそれぞれ代入する。例えば, $\sum a_i^N p_i^N = 9.92 \times 5.91 + 4.05 \times 3.18 + \cdots + 11.04 \times 5.78 = 953.50$ となり, $\sum a_i^N p_i^N \sum (b_i^N)^2 = 1548129.60$ となる。同様にして計算を進めていくと, $a'_T = 0.32$ と求められる。ちなみに Ab50% に占めるそば粉由来タンパク質の割合は $0.5 \times 6.16/(0.5 \times 6.16 + 0.5 \times 11.7) = 34\%$ と計算されるので, a'_T にほぼ一致する。

D. 松永らによる方法

松永らはアミノ酸パターン類似率による方法を,ベクトルの考え方を用いながらも田村らとは異なるアプローチによって,原材料が3種類以上の場合にも適用できる方法へと発展させた[12]。また原材料のタンパク質量(アミノ酸成分の総和)を用いて,この方法により配合割合を重量割合に近い値として求められることを示した[13]。ここでは計算式の導出などは割愛して,実際に配合割合を計算するために必要な計算式と実用例を紹介するにとどめる。この方法の理論的な部分については文献12を参照していただきたい。

ここでは,ある物質 A(原材料もしくはその加工品)の各成分値の2乗の総和の平方根(つまり成分ベクトルの長さ)が1になるように換算したものを「成分パターンベクトル」とし, $\mathbf{p}_A$ と表わす(式(1)で定義されるようなベクトルは「単位量成分ベクトル」$\mathbf{u}_A$ とし, $\mathbf{p}_A$ と区別する。また原著に従って,ここではベクトルを太字で表わす)。成分パターンベクトル $\mathbf{p}_A$ は次のように定義される。

$$\mathbf{p}_A = \begin{pmatrix} P_{A1} \\ P_{A2} \\ \vdots \\ P_{An} \end{pmatrix} = \frac{1}{|\mathbf{a}|}\mathbf{a} = \begin{pmatrix} a_1/\sqrt{\sum_{i=1}^{n} a_i^2} \\ a_2/\sqrt{\sum a_i^2} \\ \vdots \\ a_n/\sqrt{\sum a_i^2} \end{pmatrix} \tag{10}$$

またそれぞれの原材料に由来する特定成分（ここではタンパク質）の割合を q_j $(j=1, 2, \cdots, m)$ とすると，各原材料の割合は次のように表わされる。

$$q_1 : q_2 : \cdots : q_j : \cdots : q_m = w_1 \sum_{k=1}^{n} p_{1k} : w_2 \sum_{k=1}^{n} p_{2k} : \cdots : w_j \sum_{k=1}^{n} p_{jk} : \cdots : w_m \sum_{k=1}^{n} p_{mk} \tag{11}$$

式中の w_j $(j=1, 2, \cdots, m)$ は「重み」と呼ばれる値で，重み $\mathbf{w}$ は次の式で求められる。

$$\mathbf{w} = \begin{pmatrix} w_1 \\ w_2 \\ \vdots \\ w_m \end{pmatrix} = ({}^t\mathbf{PP})^{-1}{}^t\mathbf{P}\mathbf{p}_X \quad \text{(ここで } \mathbf{P} = \begin{pmatrix} p_{11} & p_{21} & \cdots & p_{m1} \\ p_{12} & p_{22} & \cdots & p_{m2} \\ \vdots & \vdots & \ddots & \vdots \\ p_{1n} & p_{2n} & \cdots & p_{mn} \end{pmatrix}) \tag{12}$$

${}^t\mathbf{P}$ は $\mathbf{P}$ の転置行列で，$n \times m$ の行列である（$\mathbf{P}$ は $m \times n$）。m は原材料種の数，n は計算に用いる成分の数である。$\mathbf{p}_X$ は混合物 X の成分パターンベクトルを表わす。

例えば原材料の数が2種類（$m=2$）の混合物の場合，式(12) は

$$\mathbf{w} = \begin{pmatrix} w_1 \\ w_2 \end{pmatrix} = \frac{1}{1-S_{12}^2} \begin{pmatrix} 1 & -S_{12} \\ -S_{12} & 1 \end{pmatrix} \begin{pmatrix} S_{1x} \\ S_{2x} \end{pmatrix} = \frac{1}{1-S_{12}^2} \begin{pmatrix} S_{1x} - S_{12} \cdot S_{2x} \\ S_{2x} - S_{12} \cdot S_{1x} \end{pmatrix}$$

となり，式(11) から特定成分の割合 q_j を求めることができる。S はパターン類似率である（ちなみに，ここでは $S_{AB} = \mathbf{p}_A \cdot \mathbf{p}_B$ とも計算できる）。

例として，そば粉 A（$m=1$）と小麦粉 b（$m=2$）の混合試料 Ab50% について計算してみよう。パターン類似率は表 10.2 より，$S_{12}=0.857$，$S_{1x}=0.919$，$S_{2x}=0.990$ なので，上式より $w_1=0.266$，$w_2=0.762$ となる。また表 10.1 のそば粉，および小麦粉のアミノ酸パターンを式(10) に代入して計算すると，$\sum p_{1k}=3.38$，$\sum p_{2k}=2.48$ となるので，式(11) より，$q_1 : q_2 = 0.266 \times 3.38 : 0.762 \times 2.48 = 0.322 : 0.678$ となる。q_1，q_2 はタンパク質の割合であるから，これにそば粉 A のタンパク質量 [6.16（g/100 g）] と小麦粉の平均のタンパク質量 [13.1（g/100 g）] を交互にかけ，重量の割合に換算すると，$q_1 \times 6.16 : q_2 \times 13.1 = 0.322 \times 6.16 : 0.678 \times 13.1 = 0.50 : 0.50$ となる。この試料のそば粉配合割合は50%であるから，0.50 という計算結果は本来の配合割合にほぼ等しい。なお，そば粉は種類（製粉された部位）ごとにタンパク質量の差が大きいため，小麦粉のように平均値ではなく，実際に原材料として使われているものの数値を用いる必要がある。

なお，この方法は実際の原料そば粉に関する情報がない場合でも，「推定した配合割合から想定される試料のアミノ酸量」と「実際に分析した試料のアミノ酸量」がほぼ等しくなるように，想定した原料そば粉のタンパク質量を調整していけば，平均の数値からも配合割合を重量割合に近い値で推定できる。ただし，どのアミノ酸成分を対象にするかによって推定結果が多少変動するため，

分析者の主観がいくらか反映されてしまうということがいえる。

ほかにも松永らはこの計算方法を応用して，原材料が不明の製品について，配合されている主な原材料を推定する方法にも言及している。ただ，つなぎ用小麦粉と中力粉，小麦粉とバイタルグルテンのように，同じ生物種に属するものを区別して計算することは，アミノ酸パターン類似率を用いる方法では困難であるとしている。そのためこの方法では，そばなどの麺類のつなぎとしてしばしば用いられる「小麦タンパク」，通称バイタルグルテンが配合されたものについては配合割合の分析が困難であった。

10.2.2 アミノ酸パターン類似率を用いる方法の改良法

そば粉配合割合の推定は不適正表示の調査だけでなく，そば製品のそば粉配合割合に関する理化学的な証明としての用途もある。そのような証明を望む企業の実用上の要望に対して，田村らのアミノ酸パターン類似率を用いる方法には2つの不十分な点があったといえる。すなわち，① 重量割合として配合割合を求められるのは，基本的に原材料に関する情報（タンパク質量）がある場合，② 小麦粉とバイタルグルテンのようにアミノ酸パターンが酷似したものを区別するのが困難である，という2点で，これらの点を解決するために考案されたのが「改良法」である。以下では，この改良法について簡単な説明と，配合割合を求めるために必要な計算式，そして乾しそば製品（そば粉と小麦粉のみからなるもの）について実際に計算する例を紹介する。計算式の導出など理論的な部分の詳細については文献 14 に詳しく記されているのでそちらを参照していただきたい。

A. 原材料がそば粉と小麦粉のみで，その種類が不明な場合（2 点系の方法）

ここではアミノ酸量を表 10.1 のようにパターン化せずに，アミノ酸量そのもののデータを用いて計算を行なう。ところで次式のように，実際の原料そば粉のアミノ酸量を a_i，実際の原料小麦粉のアミノ酸量を b_i，試料そばのアミノ酸量を p_i として a_i，b_i，p_i を，式(9) の a_i^N，b_i^N，p_i^N とそれぞれ置き換えて計算すれば，ほぼ重量比としてのそば粉配合割合を求めることができる。

$$a' = \frac{\sum a_i p_i \sum b_i^2 - \sum a_i b_i \sum b_i p_i}{\sum a_i p_i (\sum b_i^2 - \sum a_i b_i) + \sum b_i p_i (\sum a_i^2 - \sum a_i b_i)}$$

つまり，図 10.1 の O，A，B よりなる平面について計算を行なうのである。しかし，ここでは実際の原材料が入手不可能な場合を前提としているので，配合されている原材料の代表的なデータ（例えば表 10.3 に示すような平均値）を用いて計算しなくてはならないのだが，表 10.3 に示すように，そば粉のアミノ酸量は種類の違いによる変動係数が大きく，平均値を用いて計算すると実際の配合割合よりもかなりずれた推定結果になってしまう。よって，そば粉の平均値のデータを補正して実際の原材料のデータに近似する，つまり図 10.1 において $\overline{\text{A}}$ を A に修正し，O，A，$\overline{\text{B}}$ よりなる平面について計算する必要がある（小麦粉のアミノ酸パターンの平均値は変動係数が小さいため，B ≒ $\overline{\text{B}}$ とすることができる）。

そば粉の平均のアミノ酸量を $\overline{a_i}$，そば粉の平均のタンパク質量を X_a，小麦粉の平均のアミノ酸量を $\overline{b_i}$，小麦粉の平均のタンパク質量を X_b，および試料そばのタンパク質量を X_p とすると，平均値を補正して計算した場合のそば粉配合割合 a' は次の式で表わすことができる。

表 10.3 各原材料の平均アミノ酸量 (g/100 g) および変動係数 (%)(水分調整なし)

	Asp	Thr	Ser	Glu	Pro	Gly	Ala	Cys	Val	Ile	Leu	Tyr	Phe	Lys	His	Arg	合計
そば粉	1.48	0.60	0.80	2.79	0.56	0.91	0.66	0.58	0.76	0.56	1.00	0.43	0.73	0.97	0.39	1.64	14.86
	(62)	(61)	(63)	(66)	(63)	(62)	(59)	(64)	(60)	(58)	(58)	(61)	(60)	(65)	(63)	(68)	(63)
小麦粉	0.54	0.37	0.64	4.68	1.49	0.48	0.40	0.43	0.54	0.47	0.91	0.40	0.66	0.28	0.29	0.54	13.12
	(16)	(12)	(9.6)	(7.3)	(9.4)	(13)	(16)	(11)	(12)	(11)	(10)	(13)	(9.1)	(19)	(13)	(20)	(9.9)
グルテン	2.41	1.90	3.41	30.46	10.04	2.69	2.00	2.80	3.20	2.97	5.50	2.78	4.11	1.29	1.68	2.79	80.03
	(3.9)	(5.3)	(6.0)	(6.2)	(7.4)	(3.5)	(3.7)	(7.0)	(5.0)	(5.3)	(5.4)	(4.8)	(7.2)	(3.1)	(5.8)	(4.9)	(5.8)
Ab50%	0.56	0.30	0.47	2.79	0.90	0.42	0.34	0.38	0.44	0.36	0.68	0.29	0.50	0.33	0.23	0.55	9.54
そば粉 B	2.65	1.05	1.42	5.23	0.98	1.61	1.14	1.07	1.33	0.98	1.73	0.75	1.27	1.73	0.70	3.13	26.77
Ba50 iv 5	1.70	0.81	1.21	6.35	1.76	1.19	0.87	0.74	1.04	0.84	1.57	0.70	1.16	1.09	0.59	1.99	23.61

そば粉は7点 (A～G), 小麦粉は4点 (a～d), バイタルグルテンは4点 (i～iv) の平均。括弧の中の数値はそれぞれの変動係数。タンパク質量の分布はそば粉が6.16～29.2 (g/100 g), 小麦粉が11.7～14.9 (g/100 g), バイタルグルテンが76.8～86.9 (g/100 g) である。破線より下のデータ (Ab50%, そば粉B, Ba50 iv 5) は, 実際の分析値である。Ba50 iv 5 は「そば粉Bを50%, バイタルグルテンivを5%(小麦粉aを残りの45%)」の割合で混合した試料。

$$a' = \frac{\sum \bar{a}_i p_i \sum \bar{b}_i^2 - \sum \bar{a}_i \bar{b}_i \sum \bar{b}_i p_i + \left(\frac{X_p - X_b}{X_a}\right)\left(\sum \bar{a}_i \bar{b}_i \sum \bar{a}_i p_i - \sum \bar{a}_i^2 \sum \bar{b}_i p_i\right)}{\sum \bar{a}_i p_i \sum \bar{b}_i^2 + \sum \bar{a}_i \bar{b}_i \sum \bar{b}_i p_i - \frac{X_b}{X_a}\left(\sum \bar{a}_i \bar{b}_i \sum \bar{a}_i p_i - \sum \bar{a}_i^2 \sum \bar{b}_i p_i\right)} \tag{13}$$

この方法はいわば「構成比」のみを用いる田村らの方法に,「量」の情報を加えたようなものであり, そば粉の平均のアミノ酸量 $\bar{a}_i$ を, 各原材料および試料のタンパク質量を用いて原料そば粉のアミノ酸量 a_i に補正して計算を行なっている。また松永らの方法において実際の原材料が入手できない場合に行なう推定方法を, タンパク質量を指標として1つの計算式で行なえるようにしたものともいうことができる。

例えば, 試料 Ab50%について計算を行なう。表10.3より, $\bar{a}_i$ にそば粉の, $\bar{b}_i$ に小麦粉の, p_i に Ab50%の各アミノ酸量の数値をそれぞれ代入する。また表10.3より, $X_a = 14.87$, $X_b = 13.11$, $X_p = 9.55$ を代入して計算を行なうと, そば粉配合割合 $a' = 0.51$ と求められる。

図10.2に, 式(9)(従来法)による計算結果を左のグラフに, 式(13)(改良法)による計算結果を右のグラフに示す。前述のように従来法による計算結果は試料中に占めるそば粉由来のタンパク質の比とほぼ等しいため, そば粉と小麦粉のタンパク質量が離れているほど, 本来の配合割合から外れてしまうことになる。一方, 改良法による計算結果は実際の原料そば粉が入手できない場合においても, たとえそば粉と小麦粉のタンパク質量が大きく異なっていても, 重量割合としての配合割合を推定することができることを示している。

B. そば粉, 小麦粉, バイタルグルテンの3原料からなる場合(3点系の方法)

ここでは, Oを基点とするA, B, Cよりなる3点系のベクトル空間を考える。$\overrightarrow{OA}$ はそば粉の, $\overrightarrow{OB}$ は小麦粉の, $\overrightarrow{OC}$ はバイタルグルテンのアミノ酸量の n 次元成分ベクトルで, パターン化はされていないものとする(なお計算の際には, 小麦粉およびバイタルグルテンのアミノ酸量は平均の値 $\bar{b}_i$, $\bar{c}_i$ を用いる)。そば粉, 小麦粉, バイタルグルテンの配合割合はそれぞれ a_1, β_1, γ_1 ($a_1 + \beta_1 + \gamma_1 = 1$) とする。

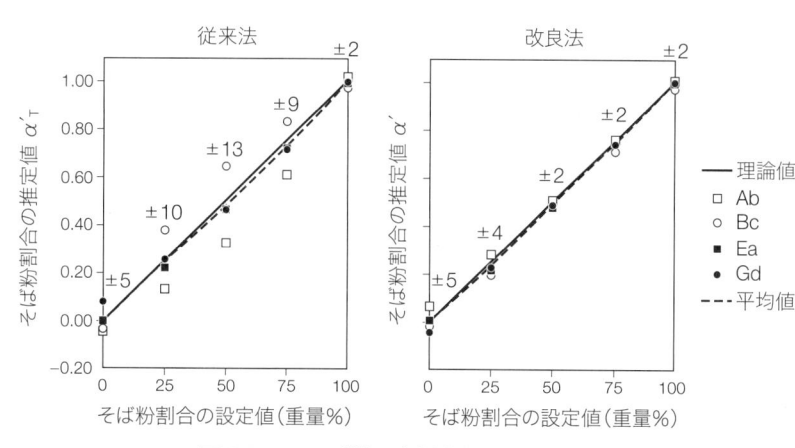

図 10.2　そば粉配合割合の推定計算結果

試料は7種類のそば粉（A～G）のうちA，B，E，Gと4種類の小麦粉（a～d）をランダムに組み合わせ，粉体のまま混合して作製したものを用いた。Abはそば粉Aと小麦粉bを混合した試料で，Bc，Ea，Gdも同様である。左が従来法 α'_T，右が改良法 α'。±で表わした数値は各設定値における推定計算値の標準偏差。

まず図10.3のようなA，B，Cから構成される平面を考えることで，次の式が導き出せる。

$$a'_2 = \frac{\sum a'_i p'_{1i} \sum \overline{b'_i}^2 - \sum a'_i \overline{b'_i} \sum \overline{b'_i} p'_{1i}}{\sum a'_i p'_{1i} \left(\sum \overline{b'_i}^2 - \sum a'_i \overline{b'_i} \right) + \sum \overline{b'_i} p'_{1i} \left(\sum a'^2_i - \sum a'_i \overline{b'_i} \right)} \tag{14}$$

ここで，$a'_i = a_i - c_i$，$\overline{b'_i} = \overline{b}_i - c_i$，$p'_{1i} = p_{1i} - c_i$ とする。なお，a'_2 は試料に配合されているそば粉と小麦粉の合計重量に対するそば粉の重量割合である。

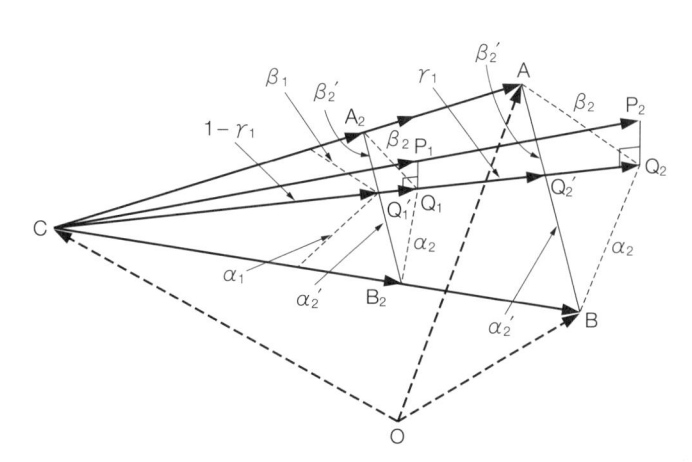

図 10.3　3成分ベクトル図のA，B，Cよりなる面

$\overrightarrow{OA}$ $(a_1, a_2, \cdots, a_n)$：そば粉のアミノ酸量の成分ベクトル，$\overrightarrow{OB}$ $(b_1, b_2, \cdots, b_n)$：小麦粉のアミノ酸量の成分ベクトル，$\overrightarrow{OC}$ $(c_1, c_2, \cdots, c_n)$：バイタルグルテンのアミノ酸量の成分ベクトル，$\overrightarrow{OP_1}$ $(p_{11}, p_{12}, \cdots, p_{1n})$：試料のアミノ酸量の成分ベクトル．$\alpha_1$：全体重量に対するそば粉の配合割合（$0 \leq \alpha_1 \leq 1$），$\beta_1$：全体重量に対する小麦粉の配合割合（$0 \leq \beta_1 \leq 1$），$\gamma_1$：全体重量に対するバイタルグルテンの配合割合（$0 \leq \gamma_1 \leq 1$），($\alpha_1 + \beta_1 + \gamma_1 = 1$）。$Q'_1$ は平面ABC上にあり，$\overrightarrow{OQ'_1} = \alpha_1 \overrightarrow{OA} + \beta_1 \overrightarrow{OB} + \gamma_1 \overrightarrow{OC}$ となる点．
Q_1 は $\overrightarrow{CQ'_1}$ の延長線と点 P_1 から平面ABCへの垂線との交点で，$\overrightarrow{CQ_1} = \alpha_2 \overrightarrow{CA_2} + \beta_2 \overrightarrow{CB_2}$ となる点．
Q'_2 は $\overrightarrow{CQ'_1}$ の延長線上でABとの交点であり，$AQ'_2 : Q'_2B = \beta'_2 : \alpha'_2$ となる点．A_2B_2 はABと平行で，Q'_1 を通る線分であるから，$A_2Q'_1 : Q'_1B_2 = \beta'_2 : \alpha'_2$ と表わせる．

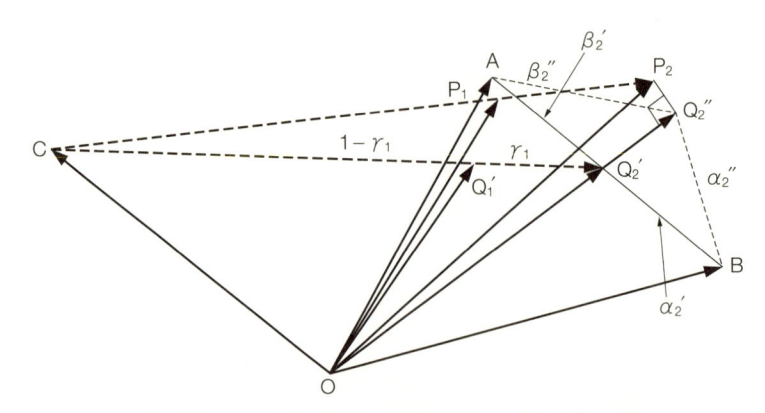

図10.4　3成分ベクトル図のO, A, Bよりなる面

図10.3より$CQ_1 : Q_1Q_2 = 1-\gamma_1 : \gamma_1$なので，$CP_1 : P_1P_2 = 1-\gamma_1 : \gamma_1$である。$Q_2''$は$\overrightarrow{OQ_2'}$の延長線と点$P_2$からOABを含む平面に降ろした垂線との交点で，$\overrightarrow{OQ_2''} = \alpha_2''\overrightarrow{OA} + \beta_2''\overrightarrow{OB}$となる点。

次に図10.4のようなO，A，Bによってつくられる平面について考える。ここで$CP_1 : P_1P_2 = 1-\gamma_1 : \gamma_1$であるから，$\overrightarrow{OP_2}$は

$$\overrightarrow{OP_2} = \frac{\overrightarrow{OP_1} - \gamma_1 \overrightarrow{OC}}{1-\gamma_1}$$

と表わすことができる。平面OABと点P_2について　前述の球面法の手順で計算するとα_2''，β_2''が求められる。それらを$\alpha_2' = \alpha_2''/(\alpha_2''+\beta_2'')$に代入し，$\gamma_1$について整理すると，

$$\gamma_1 = \frac{\sum \bar{b}_i^2 \sum a_i p_{1i} - \sum a_i \bar{b}_i \sum \bar{b}_i p_{1i} - \alpha_2'\{\sum a_i p_{1i}(\sum \bar{b}_i^2 - \sum a_i \bar{b}_i) + \sum \bar{b}_i p_{1i}(\sum a_i^2 - \sum a_i \bar{b}_i)\}}{\sum \bar{b}_i^2 \sum a_i \bar{c}_i - \sum a_i \bar{b}_i \sum \bar{b}_i \bar{c}_i - \alpha_2'\{\sum a_i \bar{c}_i(\sum \bar{b}_i^2 - \sum a_i \bar{b}_i) + \sum \bar{b}_i \bar{c}_i(\sum a_i^2 - \sum a_i \bar{b}_i)\}} \quad (15)$$

と表わせる。α_2'は式(14)から求める。a_1は次式より求めることができる。

$$a_1 = \alpha_2'(1-\gamma_1) \quad (16)$$

この方法で配合割合の推定分析を行なった結果を図10.5に示す。なお3点系の方法では，2点系の方法のようにそば粉の平均のアミノ酸量を実際の原料そば粉のものに近似補正して計算することができない。そのため小麦粉とバイタルグルテンに関しては表10.3にあるような平均のアミノ酸量$\bar{b}_i$, $\bar{c}_i$を用いるが，そば粉に関しては実際の原料そば粉のアミノ酸量a_iを分析して求め，計算に用いなくてはならない。

実際に，表10.3にあるそば粉B，小麦粉（平均），バイタルグルテン（平均），Ba50 iv 5のデータを使って計算してみてほしい。まず式(14)から$\alpha_2' = 0.53$，次に式(15)から$\gamma_1 = 0.055$，そして式(16)から$a_1 = 0.50$という計算結果が導き出せるはずである。

10.2.3　アミノ酸パターン類似率を用いる方法のまとめ

表10.4にそれぞれのアミノ酸パターン類似率を用いる方法についてまとめたものを示す。これらの方法はどれが優れているというのではなく，それぞれに特徴があるので，例えば
- 2種類の原料からなる製品のタンパク質の比率を求めたい場合は①か②
- そば粉・小麦粉のみからなるそば製品の場合は②か③

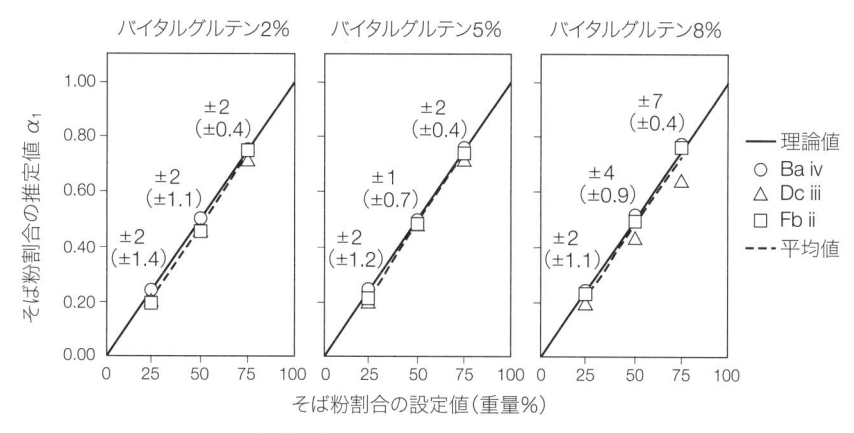

図 10.5　3 点系の方法による，そば粉配合割合 α_1 の計算結果

左から順にバイタルグルテンの設定値が 2%，5%，8%．±で表わした数値は各そば粉割合設定値における α_1 の標準偏差．(±)で表わした数値は各バイタルグルテン割合の設定値における γ_1 の標準偏差．試料は 7 種類のそば粉（A～G）のうち B，D，F と 4 種類の小麦粉（a～d），4 種類のバイタルグルテン（ⅰ～ⅳ）をランダムに 3 通り組み合わせ，粉体のまま混合して作製したものを用いた．Ba ⅳはそば粉 B，小麦粉 a，バイタルグルテンⅳを混合した試料で，Dc ⅲ，Fb ⅱも同様である．

表 10.4　各アミノ酸パターン類似率を用いる方法のまとめ（乾しそばの場合）

	① 田村らの方法	② 松永らの方法	③ 改良法
用いる計算式	(9)	(10)・(11)・(12)	(13) または (14)・(15)・(16)
求められる配合割合	タンパク質比	タンパク質比，重量比	重量比
原材料の数	2	2 以上	2～3
重量比で求める場合に原材料の情報	必要	場合によっては必要（なくても求められる）	3 原料の場合必要

- そば粉・小麦粉・バイタルグルテンからなるそば製品で原料そば粉を入手できる場合は③
- そば粉・小麦粉にバイタルグルテン以外の原料が配合されたそば製品なら②か③
- 上記にさらに別の原材料が含まれる（つまり 4 原料以上の）製品であれば②

といった具合に，その時々の目的や条件に応じて使い分けるのが望ましいと思われる．

10.2.4　アミノ酸パターン類似率による方法の現状と課題

　これまでに開発されたそば配合割合推定方法の多くは，実際に使われた原材料に関する情報を必要とし，それを必要としない方法でも原材料の品種や製粉方法の違い，バイタルグルテンなどの副原料の存在によってかなり影響を受けてしまう．その中でアミノ酸パターン類似率による方法は，そば粉と小麦粉のみであれば原材料に関する情報を必要とせず，またバイタルグルテンが配合されている場合でも配合割合の推定が可能である．しかしアミノ酸パターンの類似した原材料が何種類も含まれている場合や，バイタルグルテンが配合されたそばの原料そば粉に関する情報が入手できない場合などは，やはり配合割合の推定が困難であると思われる．

　法的な知識や情報が不十分で不適正表示をしてしまう業者がいる一方で，意図的に配合割合を偽装する悪質な業者もいる．表示基準の改正や中国産玄そばの高騰によって不適正表示は今後さらに

増加することが予想されるため，配合割合推定方法のさらなる発展を期待したい。

10.3 蛍光指紋

10.3.1 そばの表示

そばは日本の代表的な加工食品のひとつである。通常，そば粉だけではなく，小麦粉などの「つなぎ」が配合されている。その配合割合は，消費者が購入する場合の重要な選択基準になっていることはいうまでもない。

配合割合の表示に関しては，生麺と乾麺とで少し異なる。生麺においては，公正取引委員会の「生めん類の表示に関する公正競争規約及び公正競争規約施行規則」により，そばの配合が30％以上でないと，そばとは呼称できない。一方，乾麺においては，「農林物資の規格化及び品質表示の適正化に関する法律」（JAS法）により，30％以下なら配合割合の表示が義務づけられており，30％より多ければ配合割合の表示は不要となっている。ただし，30％以上であっても，原材料の表示は重量において占める割合の多い順に記載する必要があるため，「そば，小麦粉，…」というように原材料表示がされていれば，小麦粉が50％以上含まれていることはない。さらにJASマークが付与される日本農林規格においては，40％以上のそば粉配合が義務づけられている。また，表示義務がない場合でも，配合割合を任意で表示した場合は，その割合で配合されていなければ不当表示となる。

しかしながら，小麦粉の価格は，そば粉の価格より安価なため，規定量を超える小麦粉を原材料に混入した麺類を「そば」と表示し，不正に販売する事例があとを絶たない。製粉業者が原材料で配合割合を虚偽表示しても，製麺業者は確認する手段を持たないため，双方の間でしばしば問題が起きている[10]。また，そば粉製品に虚偽の配合割合を表記して販売する製麺業者の事例も報告されている[15,16]。

10.3.2 そば粉の配合割合の推定

そば粉と小麦粉の配合割合の測定には，すでに10.1，10.2節に示したように化学分析による手法が複数提案されている。しかし，化学分析によってそば粉の配合割合を推定する手法では，事前に試料を加水分解する必要がある。試料の前処理がきわめて面倒であるうえ，時間とコストがかかるため，処理できる検体の数も限られる。また，化学分析を行なうためには専用の人員と設備が必要であるため，生産・流通の現場で実際のそば粉の配合割合を推定することは困難であった。

現場でも使いやすい，迅速・容易な配合割合の推定法の開発が期待されている。

10.3.3 蛍光指紋とは

蛍光とは，図10.6に示すように，特定の波長の励起光を試料にあて，そのエネルギーが刺激となって，より長い波長の光が発生する現象[17]である。身近な例をあげると，蛍光灯は紫外線を蛍光体にあてて白色の光を出している。また，ブラックライトでワイシャツなどが青白く光るのも蛍光現象のひとつである。そして，この蛍光を計測するということは，特定の一波長における励起光により発生する光のスペクトル（蛍光スペクトル）を測定することにほかならない。

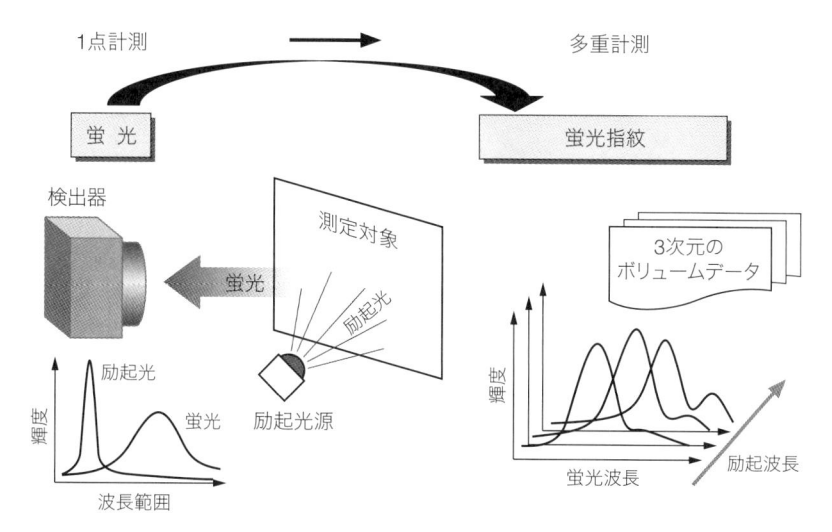

図10.6 蛍光から蛍光指紋へ

　蛍光指紋，またの名を励起蛍光マトリックス（excitation emission matrix：EEM）とは，この蛍光を発展させたものである。蛍光では，あてる励起光は1波長だけであったが，蛍光指紋では，励起光の波長を順次変化（走査）させて，その結果発生する光のスペクトル，すなわち蛍光スペクトルも順次計測する。その結果，励起波長，蛍光波長，蛍光輝度をXYZ軸とする3次元のグラフが描けることになる。

　図10.7は，実際にローダミンという赤色の蛍光色素の蛍光指紋を3次元グラフで表わしたもので，それを上から見た等高線図を下側に示す。見てわかるように，山の頂上に相当するポイントが従来の「蛍光」に相当し，単なる1点の情報であったのに対し，蛍光指紋はそれ以外の裾のパターンも

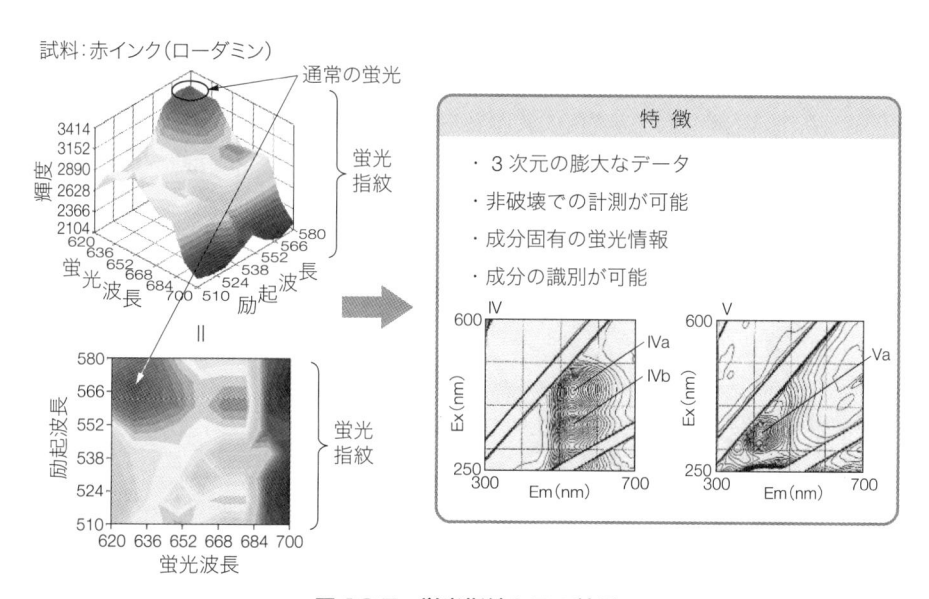

図10.7 蛍光指紋とその特長
（右のグラフは文献19より）

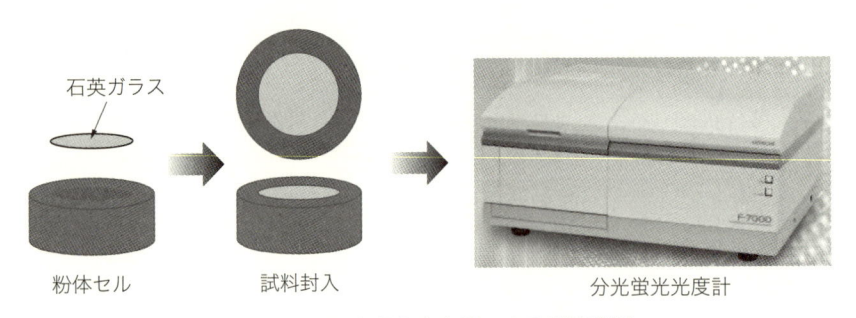

図10.8　分光蛍光光度計による蛍光指紋

すべて情報としてあわせ持っており，単なる蛍光に比べて膨大な情報量であることがわかる。光のスペクトル計測であるため，非破壊の計測であることが大きな特徴である。そして，この地図のようなパターンは成分固有の詳細な蛍光特性を表わしており，逆にそれを利用することで成分の識別（同定）が可能となる。

ただ，逆に問題なのは情報がたくさんありすぎるために，その中から目的とする情報だけをどのように取り出すかがキーポイントとなる。ここにおいて，コンピュータによるデータマイニングが大きな威力を発揮することになる。

10.3.4　そば粉における蛍光指紋

試料として，ここでは市販のそば粉と小麦粉の配合割合を0〜100％まで10％ごとに変化させてつくったモデル試料を用いた。測定には図10.8のような励起光波長を自動走査できる分光蛍光光度計を用い，粉体セルに220 mgの乾燥粉末試料を封入することにより蛍光指紋が計測できる。計

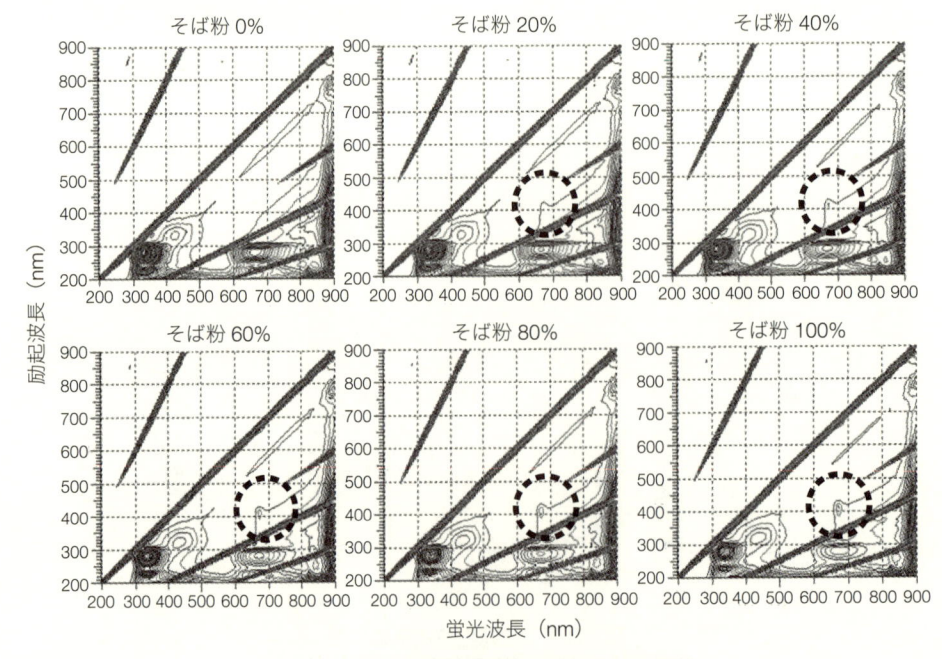

図10.9　異なるそば粉配合割合の蛍光指紋

測波長範囲を励起波長・蛍光波長ともに200〜900 nmとした場合，計測に要する時間はおよそ9分程度である。

図10.9にモデル試料の特徴を把握するために測定を行なった代表的な試料（そば粉0%，20%，40%，60%，80%，100%）の蛍光指紋を示す。等高線は，最大値10,000，等高線間隔50として作成された蛍光強度を示している。そば粉の配合割合を変えていくと，等高線図の励起光400 nm付近，蛍光650〜700 nm付近において，そば粉に特有のパターンがみられることがわかる。このパターンは，小麦粉単体の試料（そば粉配合割合0%）ではみられなかった。また，配合割合に応じてそば粉固有のパターンの強度が変化する傾向が存在した。

10.3.5 データ処理

蛍光とは励起光よりも長波長側に生じる光であるが[17]，今回の計測結果には，励起光よりも短い波長の蛍光指紋データや励起光の散乱光および散乱光の2次・3次光（図10.9における斜めの直線）が含まれている。これらのデータを除去したうえで[18]，解析用データとして供した。

図10.10にデータ処理の流れを示す。計測された蛍光指紋は，縦軸が励起波長，横軸が蛍光波長で表わされている。蛍光は励起波長よりも長い波長帯で生じるので，得られるデータは斜め45°より右下に表示される。ここに表示されるデータの1点は，特定の励起波長における特定の蛍光波長で観察した輝度値を示している。逆にいうと，励起波長と蛍光波長の組合せの数だけ，測定データである輝度値が存在することになる。今回の場合は，波長条件の組合せは，5393通りあり，5393個の輝度値が得られている。これが，1試料から得られる測定データである。すなわち，1試料から5393個の説明変数が得られる。筆者らが目的とすることは，これらの説明変数からそば粉の配合割合を推定することであり，これは重回帰式のような回帰問題に帰着する。ただし，重回帰分析では，数千もの説明変数をすべて使ってしまうと多重共線性で過度のあてはめ（オーバーフィッティング）が生じ，推定精度が非常に落ちてしまうため，今回はPLS回帰分析を採用した。PLS回帰分析は，図10.10の左下側に示すように，説明変数X（輝度値）と目的変数Y（配合割合）の間に，XとYの関係をよく説明できるような複数の潜在変数tを想定した線形モデルであり，多数の因

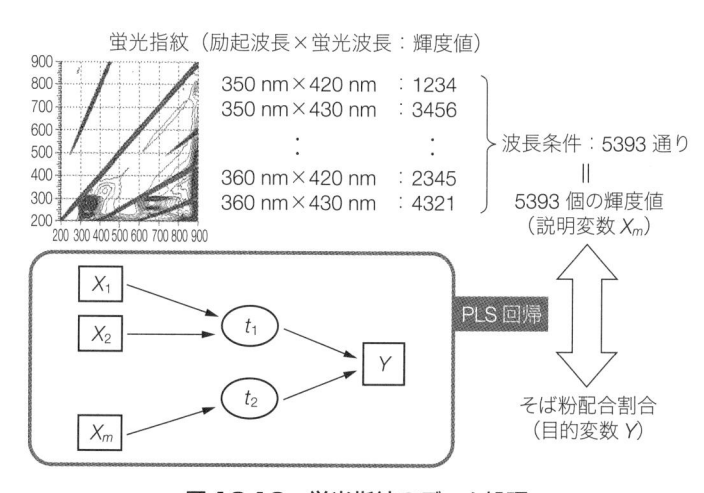

図10.10 蛍光指紋のデータ処理

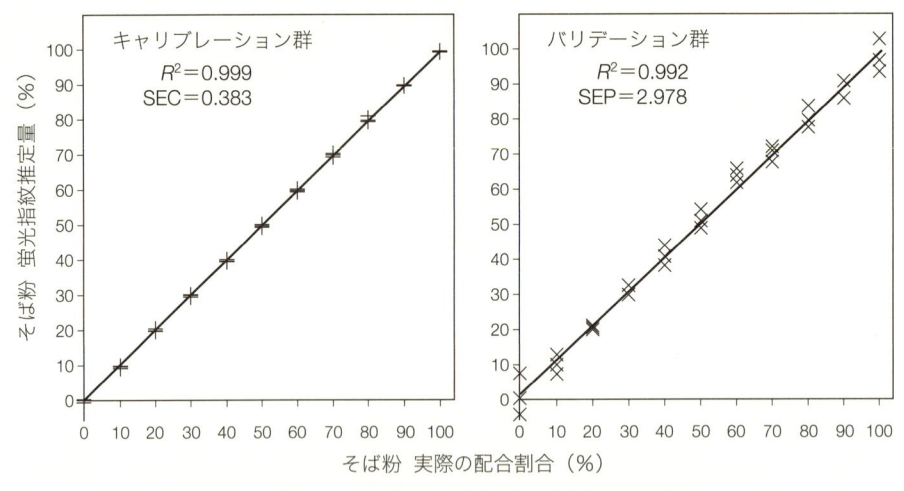

図10.11 そば粉の実際の配合割合と蛍光指紋推定値の関係

子の持つ情報を少数の潜在変数に代表させるため，比較的オーバーフィッティングは起こりにくいとされている。

10.3.6 PLS回帰分析による実測値と推定値

そば粉が0～100％まで，10％おきに11種類の配合割合のモデル試料から，1種類あたり6点の標本試料をサンプリングし，合計66点の蛍光指紋データを計測した。この66点の標本試料を2グループに分け，33点を検量線作成用（キャリブレーション群），残りの33点を検量線評価用（バリデーション群）とした。

蛍光指紋データに対してPLS回帰分析を適用し，検量線を作成した。交差検証法によりPLS回帰分析に用いる潜在変数の数＝7と求められた。PLS回帰分析により求められた実際の配合割合と蛍光指紋推定値の関係を図10.11に示す。相関係数はキャリブレーション群で0.999となり，試料の実際の配合割合と蛍光指紋データからの推定量に良好な相関がみられた。また，バリデーション群の相関係数は0.992であり，蛍光指紋データからそば粉と小麦粉の配合割合の推定が可能であることが示唆された。

10.3.7 今後の方向性

以上のように，モデル試料においては蛍光指紋により配合割合を精度よく推定できることが明らかになった。しかし，実際のそば粉においては，そば粉と小麦粉以外にさまざまな成分が入っているとともに，そば粉や小麦粉の品種の違い，産地の違い，あるいは収穫年の違いなど，さまざまな変動要因が想定される。一方で，今回の推定に大きく寄与している波長条件のデータはある程度限られていることがわかっており，今後さらに精査することにより，そば粉の量だけに着目した推定式の構築も考えられる。また，計測する波長条件を制限することは，計測時間の短縮にもつながることが明らかにされている。

本手法は産業界で多くの実用例がある近赤外分光法と同様に，あくまで観察される事象に対してコンピュータを用いて目的関数に対して最適化を施し，別のデータセットでその適用性を検証する

というデータ本位のアプローチに基づくテクノロジーといえる。一方で，その情報が分析化学的にどの成分（おそらく複数成分）のどの分子構造に帰属するかという科学的根拠は，サイエンスという別の目的と手法を持った研究によりバックアップされることが期待される。

実用化に向けて膨大な蛍光指紋の情報を有効活用する研究は，コンピュータの有効活用とあいまって，これから脚光を浴びる分野だと思われる。

■参考文献

1) 松橋鉄治朗・島田俊夫：「信州・乾しそばの品質評価に関する研究」長野食工試研報，4，96-99，1976
2) 松橋鉄次郎・島田俊夫ら：「乾しそばのソバ粉配合比に関する研究」長野食工試研報，4，109-113，1976
3) 黒河内邦夫・西沢憲一ら：「乾しそばの水溶性タンパク質（WSP）定量値のそば粉配合比による変化」長野食工試研報，9，61-66，1981
4) 近藤君夫・黒河内邦夫・松橋鉄治朗：「水溶性たん白質定量分析による乾しそばのそば粉配合比の推定」長野食工試研報，9，67-73，1981
5) 小原忠彦・米山 正ら：「穀類蛋白質の鑑別に関する研究」長野食工試研報，7，45-56，1979
6) 大日方 洋・金子昌二ら：「近赤外分光法によるそば粉と小麦粉の混合割合の推定に関する研究」長野食工試研報，23，48-52，1995
7) 岡本 奨・福島正行ら：「そば切りの小麦粉配合率の簡易測定法について」昭和女子大生活科学紀要，No.490，pp.175-181，1980
8) 遠山 良・関沢憲夫・村井一男：「そば粉の加工適正に関する研究〔Ⅲ〕」岩手県醸造食品試験場報告，16，148-152，1982
9) 大田朋槻・野妻義巳ら：「ルチンの定量によるそば粉と小麦粉からなる混合品の混合割合の定量」関税中央分析所報，45，15-21，2005
10) 今井 徹・柴田茂久：「そば粉および乾そば中の小麦粉配合比率の測定について」食総研報，33，23-27，1978
11) 田村真八郎・鈴木忠直ら：「加工食品の原料配合推定法について」食総研報，33，28-36，1978
12) 松永隆司・鈴木忠直・田村真八郎：「成分パターンによる原材料配合率の推定―理論的考察」食総研報，35，96-99，1979
13) 松永隆司・鈴木忠直・田村真八郎：「アミノ酸組成による原料蛋白質の配合率の推定」食総研報，35，100-105，1979
14) 山崎慎也・唐沢秀行・大日方 洋：「アミノ酸パターン類似率による干しそばのそば粉配合割合推定方法の改良」日食工誌，57(8)，355-360，2010
15) 農林水産省 東北農政局：「乾めん類の不適正表示に対する措置について」，2007（http://www.maff.go.jp/j/press/2007/20070330press_15.html）
16) 農林水産省 関東農政局：「干しそばの不適正表示に対する措置について」，2009（http://www.maff.go.jp/kanto/press/syo_an/hyouji/090304.html）
17) 御橋廣眞 編：『蛍光分光とイメージングの手法』，pp.57-95，学会出版センター，2006
18) 藤田かおり・蔦 瑞樹・杉山純一：「励起蛍光マトリックス計測を応用したデオキシニバレノールの新規判別法」食科工，55(4)，177-182，2008
19) 下山 進・野田裕子：「三次元蛍光スペクトルにおける古代染織遺物に使用された染料の非破壊計測的計測」分析科学，41，243-250，1992

> **コラム** 食品添加物高分子に含まれる水の物性分析

　ゼリー状のお菓子やクリーム状の食品などの成分表示の欄をみると，増粘多糖類とかゼラチンなどの用語に出くわす。いったいこれらは何モノなのか，もう少し具体的に調べてみると，多糖高分子やタンパク質鎖が3次元のネットワーク構造を形成しているものであり，前者の具体例としてはジェランガムやカラギーナン，後者の例としてはコラーゲンタンパク質を相転移温度以上で変性させ水溶化したものがあげられる。これらの食品の成分分析というと，まず増粘多糖類何％，コラーゲン何％，という配合「量」が重視される。しかし，これらの3次元構造にしっかりと蓄えられた水が，食品の食感や，どのような成分を溶かしこむかなどに大きな影響を与えている点をかんがみると，これらの水の物性評価も食品の性質を知るうえで重要な分析となろう。

　このような食品内部に含まれているミクロ空間に閉じ込められた水の極性や粘性といった性質（す

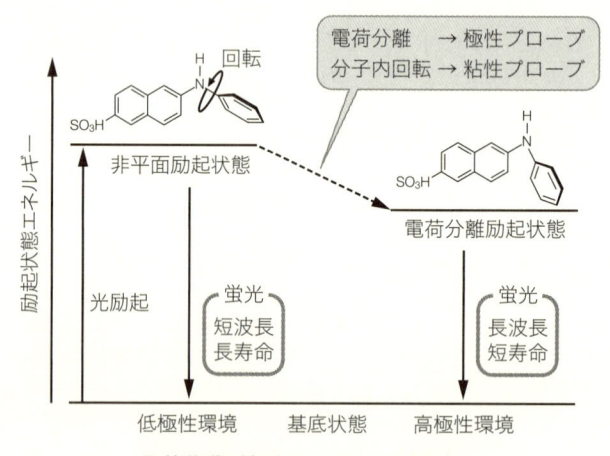

電荷移動型色素 ANS の光物理過程

なわち「質」)はコップの中の水と同じであろうか？ 実は同じ「水」でも閉じ込められる空間のサイズや，どのような物質で閉じ込められるかで，その性質が大きく変わる。例えば，狭い空間に閉じ込められると0℃以下でも凍らないこと，細胞内部に閉じ込められた水の構造物性は−9℃くらいの水に近いことなどが知られている。食品によく用いられている増粘多糖類やゼラチンの3次元ネットワーク構造に蓄えられた水の物性の理解は，食品中に含まれる他の成分の溶解や，食品内部での物質拡散の早さの理解につながり，このような分析は機能性食品の開発や保存技術の向上に欠かせないものと思われる。

ではどのようにこれらの性質を計測するか？ 最近筆者らは，「電荷移動型色素」と呼ばれる蛍光分子の持つ機能に着目している。特に注目をしているのはアニリノナフタレンスルホン酸(ANS)と呼ばれる一群の蛍光色素である。ANSは2つの光励起状態を有し，一方は低極性環境中で蛍光波長の短い(およそ400 nm台)，長寿命(数nsから十数ns)の蛍光を，一方は高極性環境中で蛍光波長の長い(およそ500 nm前後)，短寿命(サブns)の蛍光を発する(図)。この分子の大きさは1 nm程度であり，ナノメートルサイズの空隙にもしっかり入り，その内部環境を蛍光情報で伝えてくれるインテリジェントな分子である。いわば分子のミクロ空間の物性探査船といえる。筆者らはANSを用いて，これまでにカシューナッツの油から取られる糖脂質が集合してできた脂質ナノチューブがつくり出す，直径10 nmの空間に閉じ込められた水のミクロ極性や，ゼラチンやヒアルロン酸水溶液中のミクロ粘性の評価に成功している[1,2]。今後は食品の中に含まれている成分「量」だけでなく，その食品が固有にもつ内部構造に基づく「質」の分析も，その機能や品質を検査・保証するうえで重要性が増していくものと思われる。(由井宏治)

■参考文献

1) Yui, H. *et al.*：Local environment and property of water inside the Hollow Cylinder of a lipid nanotube. *Langmuir*, **21**, 721-727, 2005
2) Someya, Y., Yui, H.：Fluorescence lifetime probe for solvent microviscosity utilizing anilinonaphthalene sulfonate. *Anal. Chem.*, **82**, 5470-5476, 2010

第11章 判別技術の妥当性確認

　開発された判別技術の有効性を統計的に示す方法として，開発に用いた試料とは別に用意した未知試料の正解率による検証や，クロスバリデーション（cross-validation）[1]による検証が広く用いられている。これらの検証は通常は判別技術の開発者によって行なわれる。開発者以外の人にも判別技術を広く利用してもらうには測定手順書を作成する必要がある。測定に必要な技能をもつ人が測定手順書どおりに測定したら，その測定法の使用目的に適合した測定結果が得られることを確認する作業を測定法の妥当性確認（method validation）[2,3]という。本章では，規制に用いる測定法などに求められる妥当性確認について，食品分析分野のガイドラインを主に参照しながら説明する。

11.1 妥当性確認とは

　ISO/IEC 17025（試験所及び校正機関の能力に関する一般要求事項）（JIS Q 17025：2005は同等規格）には，「妥当性確認とは，試験に用いる測定法が意図する特定の用途に対して個々の要求事項が満たされていることを調査によって確認し，客観的な証拠を用意することである」と記載されている。妥当性確認を行なう対象は測定手順書である。妥当性確認には，単一試験室で行なう妥当性確認と，複数試験室による室間共同試験（collaborative study, interlaboratory study）を行なう妥当性確認がある。複数試験室で行なう妥当性確認の中で，試験室数，試験する材料数などがガイドラインの要求条件を満たす場合は，フルコラボ（full collaborative study, full interlaboratory study）と呼ぶことがある。測定機器，測定者，測定日，機器校正などの測定結果に与える影響が大きい要因が異なる複数の試験室で妥当性確認を行なうほうが，単一試験室で妥当性確認を行なうよりも妥当性確認のレベルは高い[4]。

　測定法の妥当性確認を単一試験室と複数試験室のどちらで行なうかは，測定法の利用者（例えば，公定法を定める国や団体，依頼分析の発注者など）の要求によって決まる。測定法の使用目的が公定法の場合は，フルコラボによる妥当性確認が通常は要求される[4]が，単一試験室による妥当性確認が認められる場合（例えば，多成分同時測定や新規物質の測定）[5]もある。妥当性確認は，当該の測定法について必要な技能を十分に有する試験室で行なう。そのため，試験室の測定能力の確認試験や訓練のための予備試験を事前に行なうことがある。

11.2 測定法の妥当性確認の必要性

　食品分析分野では，国際連合食糧農業機関（FAO）および世界保健機関（WHO）により設置された国際的な政府間機関であるコーデックス委員会（Codex Alimentarius Commission：CAC）が，食品の輸出入にかかわる試験所の条件として，① ISO/IEC 17025 への適合，② 適切なプロフィシエンシィテスティング（proficiency testing，技能試験）への参加，③ 妥当性が確認された方法の使用，④ 内部質管理の実施の4点をガイドライン（CAC/GL27-1997）にあげている。また，コーデックス委員会や，コーデックス委員会から独立してリスクアセスメントを行なう科学的専門組織である FAO/WHO 合同食品添加物専門家委員会（Joint FAO/WHO Expert Committee on Food Additives：JECFA），FAO/WHO 合同残留農薬専門家会合（JOINT FAO/WHO Meetings on Pesticide Residues：JMPR），FAO/WHO 微生物学的リスク評価専門家会合（Joint FAO/WHO Expert Meetings on Microbiological Risk Assessment：JEMRA）に提出する科学的データについては，妥当性が確認された測定法を用いるのが前提になっている。

11.3 妥当性確認実施上の判別技術の分類

　測定法は大別すると，定量法と定性法に分類される。判別技術は，① 純粋な定性法（2値データが直接得られる測定法），② 定量法による測定値に閾値を設定して結果をカテゴリー化（例えば，陽性・陰性の2値化，陽性・擬陽性，陰性の3値化）する方法の2種類に分類できる。例えば，微生物の培養法による検出（コロニーの有無），電気泳動バンドの有無による検知は①のタイプに分類され，酵素結合抗体法[*1]（enzyme-linked immunosolvent assay：ELISA 法）の吸光度変化による検知やポリメラーゼ連鎖反応法[*1]（polymerase chain reaction：PCR 法）の蛍光増幅による検知は②のタイプに分類される。

　①のタイプの測定法の性能は，判別結果の正解率によって評価する。②のタイプの測定法の性能は，判別結果の正解率だけで評価する場合と，定量法の性能（検出限界，定量限界，かたより，精度など）もあわせて評価する場合がある。食品分析分野では，ラテラルフロー（lateral flow）法[*2]（21試験室）[6]や PCR 法（13試験室）[7]について定性法と定量法のフルコラボによる妥当性確認の両方を行なった報告はあるが，報告数は少ない。

11.4 妥当性確認のガイドライン

　判別技術の妥当性確認を行なう場合，前項の①のタイプは定性法のガイドライン，②のタイプは定性法と定量法の両方のガイドラインを参照する。妥当性確認の主なガイドラインを表11.1に示す。表11.1以外では，現在，国際標準化機構（ISO）のDNA品種識別法の妥当性確認ガイドライン，

[*1] 詳細は3章3.6節，9章9.3節を参照のこと。
[*2] 詳細は8章8.2節を参照のこと。

表 11.1 妥当性確認の主なガイドライン

分類	規格番号など	妥当性確認のレベル[a]	対象	文献
定性法	AOAC OMA Appendix D (2005)	室間	分析法 (methods of analysis)	9
	ISO 16140 (2003)	室間, 単一	食品微生物の代替法	10
	AOAC 食品微生物部会ガイドライン (2002)	室間, 単一	食品微生物の代替法	11
	AFNOR NF V03-045 (2009)（フランス語）	室間, 単一	DNA 品種識別 (SSR, SNP)	12
	SWGDAM (2004)	室間, 単一	法医学分野の DNA 分析	13
定量法	JIS Z 8402-2 (1999) (ISO 5725-2:1994 の同等規格)	室間	測定法 (measurement methods)	14
	IUPAC (1995)	室間	分析法 (analytical methods)	15
	AOAC OMA Appendix D (2005)	室間	分析法 (methods of analysis)	9
	Codex 19th procedural manual (2010)	室間	PCR や ELISA 以外のフルコラボされた食品分析法	16
	ISO 16140 (2003)	室間, 単一	食品微生物の代替法	10
	AOAC 食品微生物部会ガイドライン (2002)	室間, 単一	食品微生物の代替法	11
	IUPAC (2002)	単一	分析法 (methods of analysis)	17
	AOAC (2002)	単一	サプリメントおよび植物製品の化学分析法	18
	厚生労働省 食安発 1115001 号 (2007)	単一	残留農薬などの代替法	19

[a] 室間：室間共同試験，単一：単一試験室。

国際純正・応用化学連合（IUPAC）の定性法の妥当性確認ガイドライン[8]を作成中である。

11.5 定性法の妥当性確認

定性法の妥当性確認試験を行なう際の主な設計パラメータである試験室数，試料数，反復数などに関する各ガイドラインの記述を表 11.2 に示す。

11.5.1 正解率を計算するデータ数

表 11.2 より，単一試験室による妥当性確認で，評価指標として正解率を計算するのに必要なデータ数は，最小で 20 個，最大で 60 個以上である。複数試験室による妥当性確認では，正解率を計算するのに必要なデータ数は，最小で 40 個以上，最大で 80 個以上である。

正解率を計算するデータ数の決め方は，正解率の信頼区間が所望の誤差範囲 $\pm\Delta$ に入るように設計するのが一つの方法である。正解率 p の 95% 信頼区間は正規分布近似を用いると

$$p \pm 1.96\sqrt{\frac{p(1-p)}{n}} \tag{1}$$

になる。ここで，n は p を計算したデータ数，1.96 は両側危険率 5% の正規分布の棄却限界値である。そこで，正解率を計算するデータ数 n は

表 11.2 定性法の妥当性確認試験の主な設計パラメータ

規格番号など	妥当性確認のレベル	主な評価指標	試験室数など	濃度数,反復数など	正解率を計算するデータ数	要求される正解率
AOAC OMA Appendix D	室間共同試験	感度[a]	10試験室以上	1マトリックスあたり陽性試料は2濃度以上,各濃度で6反復以上	60以上	記載なし
		特異性[b]	10試験室以上	1マトリックスあたり陰性試料は一つ	60以上	記載なし
ISO 16140	単一試験室	相対精確さ[c] 相対感度[d] 相対特異性[e]	全食品対象ならば5カテゴリーの食品	1カテゴリあたり3タイプ以上の食品,1タイプごとに20反復	カテゴリーごとに60以上	記載なし
	室間共同試験	相対精確さ 感度 特異性	10試験室以上	3濃度（陰性試料含む）以上,非明示で8反復以上	80以上	記載なし
AOAC食品微生物部会ガイドライン	単一試験室	感度 特異性	全食品対象ならば6カテゴリー以上で20タイプの食品	1タイプごとに2濃度（陰性試料含む）以上,各濃度で20反復	20	記載なし
	室間共同試験	感度 特異性 偽陰性率[f] 偽陽性率[g]	10試験室以上,全食品対象ならば6カテゴリー	1タイプごとに3濃度（陰性試料含む）,各濃度で6反復	60以上	記載なし
AFNOR NF V03-045	単一試験室	DNA抽出液内の再現性	10品種以上	各品種から1回抽出,各抽出液のPCRを3反復	30以上	100%
		DNA抽出液間の再現性	10品種以上	各品種から3回抽出,各抽出液のPCRは1回	30以上	100%
	室間共同試験	国内コラボによる室間再現性	4試験室以上 10品種以上	各品種から1回抽出,各抽出液のPCRは1回	40以上	100%
		国際コラボによる室間再現性	8試験室以上 10品種以上	各品種から1回抽出,各抽出液のPCRは1回	80以上	100%

[a] 感度（sensitivity）：陽性試料の正解率
[b] 特異性（specificity）：陰性試料の正解率
[c] 相対精確さ（relative accuracy）：標準法と代替法が同一反応（陽性・陰性）を示した率
[d] 相対感度（relative sensitivity）：標準法が陽性を示した試料の中で代替法が陽性を示した率
[e] 相対特異性（relative specificity）：標準法が陰性を示した試料の中で代替法が陰性を示した率
[f] 偽陰性率（false negative rate）：陽性試料の不正解率
[g] 偽陽性率（false positive rate）：陰性試料の不正解率

$$-\Delta \leq p \pm 2\sqrt{\frac{p(1-p)}{n}} \leq \Delta \tag{2}$$

を満たすように決める。表11.3に$p=0.95$について,$n=20, 30, 60, 80$のときの95%信頼区間を示す。正解率の$p=0.95$の±10%の誤差範囲（0.855〜1.045）に$n=20$の95%信頼区間がほぼ入り,±5%の誤差範囲（0.9025〜0.9975）に$n=60$の95%信頼区間がほぼ入る。

AOACの10試験室以上が各濃度で6反復以上の条件[9]は,正解率$p=0.8$の90%信頼区間が±10%の誤差範囲（0.72〜0.88）に入るように設計されている[20]。式(1)の示す範囲は$p=0.5$のとき最大になり,$p>0.5$ではpが大きくなるに従って狭くなるため,$p=0.8$で±10%の誤差範囲に入れば,$p>0.8$でも±10%の誤差範囲に入る。

表 11.3 正解率 p の 95% 信頼区間とデータ数 n の関係

n	p = 0.95	
	95% 信頼区間下限	95% 信頼区間上限
20	0.85	1.05
30	0.87	1.03
60	0.89	1.01
80	0.90	1.00

表 11.4 真の正解率が P のときに n 個のデータが 100% 正解する確率

n	真の正解率 P			
	0.8	0.85	0.9	0.95
10	0.11	0.20	0.35	0.60
20	0.01	0.04	0.12	0.36
30	0.00	0.01	0.04	0.21
60	0.00	0.00	0.00	0.05

正解率を計算するデータ数 n は，偶然に k 個以上正解する確率が一定の値以下になるように設定することもできる。例えば，真の正解率を P としたとき，n 個のデータのうち k 個以上が正解である確率は二項分布を用いると

$$\sum_{x=k}^{n} {}_nC_x P^x (1-P)^{n-x} \tag{3}$$

になる。エクセルでは式(3)を 1 − BINOMDIST（k−1, n, P, TRUE）で計算できる。k = n のとき，式(3)は P^n になり，真の正解率が P のときに n 個のデータが 100% 正解する確率を示す。表 11.4 より，n = 10 では真の正解率が 80% でも 100% 正解する確率が 11% もあるが，n = 60 では真の正解率が 95% でも 100% 正解する確率は 5% と低く抑えられる。n = 60 で 100% 正解の結果が得られたら，1 − BINOMDIST（59, 60, 0.95, TRUE）= 0.046 なので片側危険率 5% で真の正解率は 95% 以上といえる。

11.5.2　試験室数と反復数

正解率を計算するデータ数が決まれば，

$$\text{正解率を計算するデータ数} = \text{試験室数} \times \text{各試験室における反復数} \tag{4}$$

なので，試験室数と各試験室における反復数を決めることができる。妥当性確認のレベルを考えると，試験室をできるだけ多くすることが望ましい。

表 11.2 の食品分析分野のガイドラインでは，フルコラボによる妥当性確認の試験室数は 10 以上である。DNA 品種識別法のフランス規格である AFNOR NF V03-045（2009）だけは試験室が 4（国内コラボ）または 8（国際コラボ）である。法医学分野の DNA 分析法の妥当性確認ガイドライン（SWGDAM, 2004）には試験室数の記載はないが，このガイドラインに沿って妥当性確認を行なった論文[21]では，5〜8 試験室で室間共同試験を行なっている。したがって，分野または測定法によっては 10 試験室未満で定性法の複数試験室による妥当性確認を行なう場合がある。

11.5.3　受け入れ可能な正解率

正解率が何 % ならば受け入れ可能と判断するか明記しているガイドラインは，DNA 品種識別法のフランス規格である AFNOR NF V03-045（2009）だけであり，この規格では 100% の正解率を要求している（表 11.2）。受け入れ可能な正解率に関係する他のガイドラインの記述を以下に紹介する。

ISO 24276：2006 では，遺伝子組換え作物（genetically modified organism：GMO）の定量法の検出下限は室間再現相対標準偏差（RSD_R）が33%以下で，偽陰性率（GMO を GMO ではないと誤判定する率）が5%以下の最小 GMO 混入率と定めているため，測定法として採用するには感度（GMO を GMO と判定する正解率）は95%より高い必要がある。

AOAC の定量法の妥当性ガイドライン[9]によると，低濃度になるほど測定値の相対標準偏差は大きくなるため，ブランク試料が正の測定値になったり（偽陽性），分析対象成分をブランク試料に添加した試料が負の測定値になったり（偽陰性）することが確率的に発生する。この偽陽性率や偽陰性率が約10%を超えると分析対象成分が存在するのか存在しないのか信頼性がなくなるため，分析結果を解釈できなくなる。つまり，この場合の正解率は90%以上を要求している。ただし，AOAC の単一試験室による妥当性確認ガイドライン[18]では，ブランクの偽陽性率は5%を超えないことを要求している。

欧州連合（EU）では，規制値への合否を判定する定性法の偽陰性率は，他の法律で規程がなければ，最低必要性能（minimum required performance limit）として5%未満を要求している[22]。

判別技術の正解率は100%が目標であるが，100%を達成できなくても利用者には価値がある場合がある。この場合に，正解率が何%以上なら価値があるのかを決めるのは判別技術の利用者である。

11.6 定量法の妥当性確認

11.3項の②のタイプの判別技術については，定性法の妥当性確認とともに定量法の妥当性確認を行なう場合[6,7]がある。定量法の妥当性確認は表11.1のガイドラインに沿って行なうことを勧める。定量法の妥当性確認にも単一試験室による妥当性確認と複数試験室による妥当性確認がある。

11.6.1 フルコラボの必要条件

定量法のフルコラボの条件[9,15]は，測定手順書から逸脱したなどの明らかな削除理由のある試験室や，外れ値検定［コクラン（Cochran）検定とグラブス（Grubbs）検定を用いた逐次検定］で外れ値になった試験室を除去したあとの有効試験室数が8以上（例外として特殊な機器や設備が必要な場合は5以上），試験する材料数は5以上（例外として1マトリックスで1濃度しか試験しない場合は3以上）である。外れ値検定で除去する試験室数は，外れ値検定開始時の試験室数の2/9以下である[9,15]。2/9を超える場合は，そこで外れ値検定を終了し，定量法の性能指標を計算する。

11.6.2 室間共同試験で求める性能指標

室間共同試験で求める主な性能指標は室間再現相対標準偏差（RSD_R）と併行相対標準偏差（RSD_r）であり，場合によっては，かたより（バイアス）も求める。室間共同試験で得られたこれら3性能指標が受け入れ可能な大きさか判断する目安がガイドライン[16,18,22]に示されているので，その目安と比較することによって室間共同試験の成否を判断できる。ただし，RSD_R と RSD_r の目安は，食品分析分野で用いられる多くの化学分析法で成り立つ室間再現精度と濃度の関係の経験則であるホルウィッツ（Horwitz）の式[23]によって決められている。低濃度側と高濃度側についてはホルウィッ

ツの式の実データへのあてはまりがよくないため，以下のトンプソン（Thompson）の修正式[24]の利用を推奨しているガイドラインもある[17,25]。

$$\text{室間再現相対標準偏差の予測値 } PRSD_R,\% = \begin{cases} 22 & (C<1.2\times10^{-7}) \\ 2C^{-0.1505} & (1.2\times10^{-7}\leq C\leq 0.138) \\ C^{-0.5} & (0.138<C) \end{cases} \quad (5)$$

$$\text{室間再現標準偏差の予測値 } \hat{\sigma}_R = \begin{cases} 0.22C & (C<1.2\times10^{-7}) \\ 0.02C^{0.8495} & (1.2\times10^{-7}\leq C\leq 0.138) \\ 0.01C^{0.5} & (0.138<C) \end{cases} \quad (6)$$

ここで，C は質量分率（m/m）で示した濃度であり，1%（m/m）ならば $C=0.01$，1 ppm（m/m）ならば $C=1\times10^{-6}$ を代入する。ホルウィッツの式は式(5)および式(6)の中段の式である。室間共同試験で得られた RSD_R（%）と，ホルウィッツの式による予測値 $PRSD_R,\%$ の比である HorRat（Horwitz ratio の略語）が，室間共同試験結果の成否の判断に利用されている[9,16,25]。HorRat の受け入れ可能範囲は AOAC ガイドライン（$0.5<\text{HorRat}\leq 2$）[9]，EU 委員会規則（HorRat<2, RSD_r（%）/$(0.66\ PRSD_R,\%)<2$）[26]，コーデックス委員会の手続きマニュアルの規準（規制値が 0.1 mg/kg 以上では HorRat≤ 2）[16] で多少異なる。コーデックス委員会の分析用語ガイドライン[25]では，RSD_R の HorRat を HorRat(R)，RSD_r の HorRat を HorRat(r) と表記し，$0.5<\text{HorRat(R)}\leq 2$，$0.3<\text{HorRat(r)}\leq 1.3$ ならば正常である。ここで，HorRat(r) $= RSD_r(\%)/PRSD_R,\%$ であり，0.12 mg/kg 未満ではトンプソンの修正式を使用すべきと記載されている。

ホルウィッツの式が適用できない測定法（例えば，PCR 法，ELISA 法，水分・固形分などの重量法，粘度・屈折率・密度・pH・吸光度などの物理特性値，食物繊維・酵素・水分・ポリマーのように分子量不定なものなどの経験的分析法など）の場合は，RSD_R と RSD_r の受け入れ可能な目安を別途決める必要がある。ホルウィッツの式が適用できない測定法の RSD_R と RSD_r の受け入れ可能な目安の決め方について記載したガイドラインは見あたらないため，参考になる記述を紹介する。

ISO 24276:2006 では，遺伝子組換え作物（GMO）の定量法の定量限界（limit of quantification：LOQ）は RSD_R が 25% 以下の最小 GMO 混入率と定めている。ISO 6647-1:2007 では精米中アミロース含量の標準測定法の適用範囲は，アミロース含量が低くなるほど測定値の相対標準偏差が大きくなり，信頼性が低くなるため，RSD_R が 25% 以下，RSD_r が 7% 以下になるアミロース含量 5% 以上に定めている。つまり，これらの ISO 規格では定量法の受け入れ可能な RSD_R は 25% 以下と定めている。

米国食品医薬品局（FDA）の生物分析法の妥当性確認ガイダンス[27]には，定量限界では RSD_R は 20% 以下，回収率は ±20% 以下，定量限界より高い濃度では RSD_R は 15% 以下，回収率は ±15% 以下と記載されている。

性能指標の具体的な計算方法については文献28を参照願いたい。

11.6.3 単一試験室の妥当性確認で検討する主な性能指標

単一試験室による妥当性確認ガイドライン[17,18]に記載されている主な性能指標は以下である。
- 適用性（妥当性確認された成分・濃度・マトリックス・測定条件の許容範囲・用途[17]）

- 選択性（マトリックス効果の有無[17,18]）
- 検量線の直線性（検量線標準はブランク含めて6点以上，各点で2反復以上[17,18]）
- 検出限界（ブランクを6反復以上測定した不偏標準偏差の3倍[17]）
- 定量限界（妥当性確認での利用は推奨しない[17]）
- 回収率（1日2反復以上を5日以上測定の条件で中間精度と一緒に求めること可能[18]）
- 併行精度（1セット2反復を5セット以上[18]，3濃度で各3反復以上[29]，1濃度なら6反復以上[29]），中間精度
- 頑健性テスト（一部実施要因計画の利用[17,18]）
- 測定の不確かさ

各項目の詳細については文献3を参照願いたい。

11.7　時間的検証

　開発された判別技術を広く利用してもらうための準備として，測定法の妥当性確認を行なう必要があることを説明した。ただし，妥当性確認の最高レベルであるフルコラボにも限界があるため，たとえフルコラボが成功しても，測定法の妥当性を必ず保証できるものではない。例えば，フルコラボで試験する材料数は通常5～10程度であり，測定法の開発段階でさらに多くの材料を試験していたとしても，実際に測定する材料のすべてについて試験しておくことは一般に困難である。同様に，試薬や分析用カラムなどの消耗品のロット間差の影響をすべてについて試験しておくことも困難である。そのため，実用開始後の正解率が開発段階や妥当性確認時の正解率よりも低くなるなどの問題が起きないか一定期間検証し，利用目的を達成できることを確認することによって，測定法の妥当性は最終的に確認される。

■参考文献

1) 岩崎 学・中西寛子・時岡規夫：「クロスバリデーション」『実用統計用語事典』，p.77, オーム社, 2004
2) 編集委員会：「本書で使用する用語の定義」永田忠博・後藤哲久・丹野憲二・安井明美・湯川剛一郎 編：『食品分析法の妥当性確認ハンドブック』，pp.19-22, サイエンスフォーラム, 2007
3) 安井明美・内藤成弘：「バリデーションに対する要求事項」永田忠博・後藤哲久・丹野憲二・安井明美・湯川剛一郎 編：『食品分析法の妥当性確認ハンドブック』，pp.23-31, サイエンスフォーラム, 2007
4) 後藤哲久：「分析法の妥当性確認のレベルと分析法」永田忠博・後藤哲久・丹野憲二・安井明美・湯川剛一郎 編：『食品分析法の妥当性確認ハンドブック』，p.33, サイエンスフォーラム, 2007
5) Codex : General criteria for the selection of single-laboratory validated methods of analysis. Codex Alimentarius Commission 19th procedural manual, p.52, 2010 (ftp://ftp.fao.org/codex/Publications/ProcManuals/Manual_19e.pdf)
6) Salter, R., Douglas, D., Tess, M., Markovsky, B., Saul, S. J. : Interlaboratory study of the charm ROSA safe level aflatoxin M1 quantitative lateral flow test for raw bovine milk. *J. AOAC Int.*, **89**(5), 1327-1334, 2006
7) Yang, L., Zhang, H., Guo, J., Pan, L., Zhang, D. : International collaborative study of the endogenous reference gene LAT52 used for qualitative and quantitative analysis of genetically modified tomato. *J. Agric. Food Chem.*, **56**(10), 3438-3443, 2008
8) IUPAC : Establishment of guidelines for the validation of qualitative and semi-quantitative (screening) methods by collaborative trial: a harmonized protocol., 2006 (http://www.iupac.org/projects/2005/2005-024-2-600.html)

9) AOAC Int. : Appendix D: Guidelines for collaborative study procedures to validate characteristics of a method of analysis. Official Methods of Analysis of AOAC Int. 18 ed., 2005 (http://eoma.aoac.org/app_d.pdf)
10) ISO 16140 : Microbiology of food and animal feeding stuffs—Protocol for the validation of alternative methods, 2003
11) Feldsine, P., Abeyta, C., Andrews, W.H.: AOAC International methods committee guidelines for validation of qualitative and quantitative food microbiological official methods of analysis. *J. AOAC Int.*, **85**(5), 1187-1200, 2002 (http://www.aoac.org/Official_Methods/Food_Micro_Validation_Guidelines.pdf)
12) AFNOR NF V03-045 : Selection principles and validation criteria for varietal identification methods using specific nucleic acid analyses, 2009
13) Scientific Working Group on DNA Analysis Methods (SWGDAM) : Revised validation guidelines. *Forensic Sci. Commun.*, **6**(3), 2004 (http://www.fbi.gov/hq/lab/fsc/backissu/july2004/standards/2004_03_standards02.htm)
14) JIS Z 8402-2：測定方法及び測定結果の精確さ(真度及び精度)—第2部：標準測定方法の併行精度及び再現精度を求めるための基本的方法，1999
15) Horwitz, W. : Protocol for the design, conduct and interpretation of method-performance studies. *Pure Appl. Chem.*, **67**(2), 331-343, 1995 (http://www.iupac.org/publications/pac/1995/pdf/6702x0331.pdf)
16) Codex : Table 1 : Guidelines for establishing numeric values for the criteria, Codex Alimentarius Commission 19th procedural manual, p.53, 2010 (ftp://ftp.fao.org/codex/Publications/ProcManuals/Manual_19e.pdf)
17) IUPAC : Harmonized guidelines for single laboratory validation of methods of analysis. *Pure Appl. Chem.*, **74**(5), 835-855, 2002 (http://www.iupac.org/publications/pac/2002/pdf/7405x0835.pdf)
18) AOAC Int. : AOAC guidelines for single laboratory validation of chemical methods for dietary supplements and botanicals, 2002 (http://www.aoac.org/Official_Methods/slv_guidelines.pdf)
19) 厚生労働省：食安発1115001号，2007 (http://www.mhlw.go.jp/topics/bukyoku/iyaku/syoku-anzen/zanryu3/dl/071115-1.pdf)
20) McClure, F. D. : Design and analysis of qualitative collaborative studies: minimum collaborative program. *J. AOAC*, **73**(6), 953-960, 1990
21) Krenke, B. E., Viculis, L., Richard, M. L., Prinz, M., Milne, S. C., Ladd, C., Gross, A. M., Gornall, T., Frappier, J. R. H., Eisenberg, A. J., Barna, C., Aranda, X. G., Adamowicz, M. S., Budowle, B. : Validation of a male-specific, 12-locus fluorescent short tandem repeat (STR) multiplex. *Forensic Sci. Int.*, **148**(1), 1-14, 2005
22) EU : Commission decision of 12 August 2002 implementing council directive 96/23/EC concerning the performance of analytical methods and the interpretation of results, 2002 (http://eur-lex.europa.eu/LexUriServ/LexUriServ.do?uri=OJ:L:2002:221:0008:0036:EN:PDF)
23) Horwitz, W., Kamps, L.R., Boyer, K.W. : Quality assurance in the analysis foods for trace constituents. *J. AOAC*, **63**(6), 1344-1354, 1980
24) Thompson, M. : Recent trends in inter-laboratory precision at ppb and sub-ppb concentrations in relation to fitness for purpose criteria in proficiency testing. *Analyst*, **125**(3), 385-386, 2000
25) Codex : Guidelines on analytical terminology (CAC/GL 72-2009), 2009 (http://www.codexalimentarius.net/download/standards/11357/cxg_072e.pdf)
26) EU : Commission Regulation (EC) No 333/2007 of 28 March 2007 laying down the methods of sampling and analysis for the official control of the levels of lead, cadmium, mercury, inorganic tin, 3-MCPD and benzo(a)pyrene in foodstuffs, 2007 (http://eur-lex.europa.eu/LexUriServ/site/en/oj/2007/l_088/l_08820070329en00290038.pdf)
27) FDA : Guidance for industry: Bioanalytical method validation, 2001 (http://www.fda.gov/downloads/Drugs/GuidanceComplianceRegulatoryInformation/Guidances/UCM070107.pdf)
28) 内藤成弘：「データの統計的取扱い」安井明美・五十君靜信・後藤哲久・丹野憲二・湯川剛一郎 編：『最新版食品分析法の妥当性確認ハンドブック』，pp.73-106，サイエンスフォーラム，2010
29) ICH : Validation of analytical procedures: text and methodology Q2(R1), 2005 (http://www.pmda.go.jp/ich/q/q2r2_97_10_28e.pdf)

(＊URLは2010年9月2日現在)

| コラム | 考古学における産地判別 |

　考古学遺物の産地判別には，主に意味の異なる2種類の産地を推定することがあげられる。一つは考古学遺物がどこで生産されたか，もう一つは考古学遺物の原材料がどこから流通してきたかである。いずれにしても生産や流通に関し，当時の経済的・文化的・技術的勢力を把握するには，考古学遺物の産地推定は欠かせない重要な調査・研究事項となっている。特に金属材料は，武器，祭器，農工具などの重要な器具に使用することができるので，金属器使用の有無によりその社会的・経済的な影響は計り知れないことである。しかし，金属器の多くは，鉱石あるいは鉱物から化学的処理されたり，複数の金属の合金からつくられたりしているので，金属材料あるいは金属原料の産地推定は，金属材料中に含有される同位体比あるいは元素濃度比の変化から識別を行なうことができる。

　例えば，青銅器の産地推定には，原料や製品に微量含有される鉛同位体比（$^{207}Pb/^{206}Pb$，$^{208}Pb/^{206}Pb$）の分布によって判別している。すなわち，青銅をつくる場合，鉛と銅との合金をつくるので，この鉛と鉛鉱石に含有する鉛同位体（^{206}Pb，^{207}Pb，^{208}Pb）を定量し，各同位対比から鉛鉱山を判別することになる。また，銅鉱山も鉛鉱山もほぼ同一の地域から産出するので，青銅器の産地推定の指標に本法が利用されている。

　鉄器の産地推定は，従来あまり行なわれてこなかったが，筆者らは鉄器と鉄鉱石（砂鉄を含む）中に不純物として含有されるppm（$\mu g/g$）レベルのヒ素（As）およびアンチモン（Sb）の濃度比（As/Sb）から，産地判別が行なえることを見いだした。その結果，わが国で出土した6世紀以前の鉄器の一部には，朝鮮半島産の鉄材が使われていたが，その後7世紀以降の鉄器では，わが国産の鉄鉱石が使われていたことが明らかとなった。一例ではあるが，福井県敦賀市の舞崎遺跡（弥生時代中期末～古墳時代前期）にある古墳から出土した2点の板状鉄製品［1点（$18.0 cm \times 5.4 \sim 6.9 cm \times 1.0 \sim 1.3 cm$，649 g）は錆化しているが，1点（$16.0 cm \times 3.8 \sim 5.4 cm \times 1.2 cm$，422 g）は金属部を残している］のAs/Fe濃度比とSb/Fe濃度比の相関関係を示したのが図である。図中の45°の破線はAs/Sb濃度比が1の直線である。これらのAs/Sb濃度比は約0.04である。この値が1以下であるということは，わが国の鉄原料ではなく，朝鮮半島の鉄原料が使われていた証となる。

　また，鉄器ではないが，鉄づくりに関連して出土する鉄滓では，鉄滓中に含有するチタン（Ti）およびバナジウム（V）の濃度と原料の砂鉄中のTi/V濃度比から産地判別が行なえることと，さらにV/FeとTi/Feの相関図を作成することで，製錬工程で排出される製錬滓か，あるいは精錬工程で排出される精錬滓かを判別することもできる。（平井昭司）

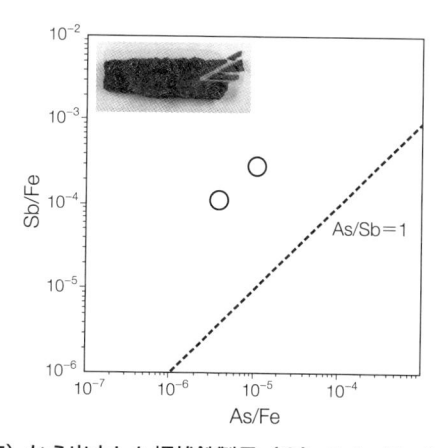

舞崎遺跡（敦賀市）から出土した板状鉄製品（○）のAs/FeとSb/Feの相関図

付録 1

参考図書，研究機関などのウェブページ

■参考図書

食品偽装に関する図書
- ビー・ウィルソン 著/高儀 進 訳：『食品偽装の歴史』，白水社，2009
- 農林水産省 表示・規格 課・新井ゆたか・中村啓一・神井弘之 共著：『食品偽装 起こさないためのケーススタディー』，ぎょうせい，2008
- 藤田 哲：『食品のうそと真正評価—消費者と公正な業者を守るために』，エヌ・ティー・エス，2003
- Ashurst, P. R., Dennis, M. J.（eds.）：Food authentication, Blackie Academic & Professional, 1996

食品表示に関する図書
- 食品表示研究会 編：『三訂 食品表示 Q & A —制度の概要と実務に役立つ事例』，中央法規出版，2008
- 安本教傳・安井明美・竹内昌昭・渡邊智子 編：『五訂増補 日本食品標準成分表分析マニュアル』，建帛社，2006

食品判別技術に関する図書
- 初谷誠一：『文献ガイド トレーサビリティーと食品判別技術の最新動向』，流通システム研究センター，2005
- 太田英明・湯川剛一郎・丹 敬二・土肥由長 編：『食品鑑定技術ハンドブック』，サイエンスフォーラム，2005
- Da-Wen Sun：Modern techniques for food authentication, Academic Press, 2008

同位体分析に関する図書
- J. ヘフス著/和田秀樹・服部陽子 訳：『同位体地球化学の基礎』，シュプリンガージャパン，2007
- 田中 剛・吉田尚弘 共編著：『地球化学講座 8 地球化学実験法』，培風館，2010

食品照射に関する図書
- 世界保健機関：『照射食品の安全性と栄養適性』，コープ出版，1996
- Elias, P. S., Cohen, A. J. 編著/林 力丸・斎藤和実 訳：『食品照射の化学 安全性評価のために』，学会出版センター，1981

アレルゲン分析技術に関する図書
- Koppelman, S. J., Hefle, S. L.（eds.）：Detecting allergens in food, Woodhead Publishing and CRC Press LLC, 2006

- Popping, B., Diaz-Amigo, C., Hoenicke, K. (eds.): Molecular biological and immunological techniques and applications for food chemists, John Wiley & Sons, 2009

妥当性確認に関する図書
- 安井明美・五十君靜信・後藤哲久・丹野憲二・湯川剛一郎 編:『最新版 食品分析法の妥当性確認ハンドブック』, サイエンスフォーラム, 2010

■研究機関のウェブページ

- 農林水産消費安全技術センター   http://www.famic.go.jp/
- (独) 農業・食品産業技術総合研究機構
  品種識別・産地判別研究チーム   http://wenarc.naro.affrc.go.jp/team_group/team/03_foodmolecular/index.html
  食品総合研究所 食品分析研究領域   http://nfri.naro.affrc.go.jp/guidance/ryouiki/bunseki/index.html
  食品総合研究所 食品安全研究領域   http://nfri.naro.affrc.go.jp/guidance/ryouiki/anzen/index.html
  食品総合研究所 食品工学研究領域 計測情報工学ユニット   http://www.nfri.affrc.go.jp/guidance/soshiki/kougaku/keisoku/index.htm
- 国立医薬品食品衛生研究所 代謝生化学部   http://www.nihs.go.jp/dnfi/
- 日本分析化学会 表示・起源分析技術研究懇談会   http://www.jsac.or.jp/~kigen/
- 英国食品環境調査庁 (Food and Enviroment Research Agency)   http://www.fera.defra.gov.uk/foodDrink/foodAnalysis/foodAuthenticity.cfm
- ユーロフィン (Eurofins)   http://www.eurofins.com/en/our-services/food--feed-testing/authenticity-testing.aspx
- 欧州委員会 判別技術・トレーサビリティーシステム研究プロジェクト (Trace Project)   http://www.trace.eu.org/
- 欧州委員会 照射食品分析法   http://ec.europa.eu/food/food/biosafety/irradiation/anal_methods_en.htm

■食品表示制度に関するウェブページ

- 農林水産省 食品表示とJAS規格   http://www.maff.go.jp/j/jas/index.html
- 消費者庁 食品表示に関する制度   http://www.caa.go.jp/foods/index.html
- コーデックス国際規格 (Codex Alimentarius)
  食品表示の一般規格   http://www.codexalimentarius.net/download/standards/32/CXS_001e.pdf
  照射食品の一般規格   http://www.codexalimentarius.net/download/standards/16/CXS_106e.pdf

付録 2

用語集

(和語 50 音順 + 英語アルファベット順)

●**安定同位体**(stable isotope)
同じ原子番号を持つ原子において,質量数が異なる原子を同位体という。この中で放射性崩壊せず安定な同位体を安定同位体といい,放射線を発する同位体を放射性同位体という。

●**永年作物**(perennial crop)
何年間にもわたり栽培を繰り返し,枝や幹が木質化する樹木などで,果樹,茶,コーヒーなどはこれにあたる。

●**吸収端**(absorption edge)
物質に X 線を照射し,その X 線のエネルギーを徐々に上げていくと,X 線吸収原子の内殻電子の結合エネルギー E_b に相当するエネルギーで X 線の吸収係数が急激に上昇する。この立ち上がりを X 線の吸収端という。E_b よりも大きなエネルギーの X 線を照射すると,内殻電子は光電子となって放出され原子は励起状態になり,その緩和過程で蛍光 X 線が発生する。

●**軽元素同位体**(isotope of light element)
軽い(質量数の小さい)元素の同位体の意味で用いられる。例えば,炭素(C)には質量数 12 と 13 の安定同位体と,質量数 14 の放射性同位体が存在し,^{12}C,^{13}C などと表記される。そのほか水素,窒素,酸素,硫黄などが軽元素にあたり,質量数が小さいことから,生命活動,気象条件,環境などにより容易に同位体比が変動し,さまざまな研究に利用されている。測定には安定同位体分析装置が利用されることが多いが,ほかに核磁器共鳴,近年ではキャビティリングダウン分光,あるいはキャビティー増強レーザー吸光分光などによる測定も行なわれている。軽元素同位体比の詳細は 2.3.1 項を参照。

●**ケモメトリックス**(chemometrics)
化学分析により得られた多成分からなるデータを数学的および統計的手法により解析し,最適化,パターン認識,回帰分析などを行なう方法である。判別分析,主成分分析,SIMCA(soft independent modeling of class analogy),クラスター分析,重回帰分析,主成分回帰分析などがある。日本語訳した表現として,計量化学ということもある。

●**重元素同位体**(isotope of heavy element)
重い(質量数の大きい)元素の同位体の意味で用いられる。本書でとりあげる産地判別では,ストロンチウム(Sr)同位体比を利用した研究が進んでおり,その安定同位体は質量数 84,86,87,88 の 4 種類が存在し,^{84}Sr,^{86}Sr などと表記する。ほかに,鉛(Pb)の安定同位体を利用した産地判別研究も報告されている。質量数がいくつ以上なら重元素とするかの定義はない。一般的な性質として,土壌水から植物への吸収,植物体内における移動,代謝経路,分析操作,機器測定などにおいて同位体分別が起こりにくい点が大きな特徴である。このようなことから,環境試料の重元素同位体比の違いは非常に小さいため,精確な分析が求められ,一般に測定には表面電離型質量分析装置や多重検出器型誘導結合プラズマ質量分析装置が用いられる。詳細は 2.3.2 項を参照。

●**資料**(specimen)/**試料**(sample)
法科学の分野では,鑑定資料や押収資料などの現場から送られてくるものを資料とし,そ

の後，分析に供する形となったものを試料としている。

● **新型シークエンサー**（next-generation sequencer）
次世代シークエンサーともいう。CCD やイメージセンサーを用いて光で検出する新型の DNA シークエンサーで，同時に超多数の DNA の塩基配列を解析できる。従来法と比較して，一度に読み取れる塩基配列の長さが 25〜35 塩基（従来法では約 800 塩基）と短いものの，同時に解析できる数が非常に多いので，全体として膨大な遺伝子 DNA 配列情報を得ることができる。

● **ハーバー・ボッシュ法**（Haber-Bosch process）
Fritz Haber と Carl Bosch により開発されたアンモニア合成法。「水と石炭と空気とからパンをつくる方法」といわれ，このアンモニア合成法の開発以降，窒素化合物が肥料として世界中の農地に供給されたため世界の人口は急速に増加した。現在では地球生態系の最大の窒素固定源といわれる。

● **CAPS 法**（cleaved amplified polymorphic sequence method）
PCR-RFLP 法とも呼ばれる。対象とする DNA を PCR 法で増幅したのち，制限酵素で特定の塩基配列を切断して DNA 断片の長さの違いを検出する方法。

● **DNA マーカー**（DNA marker）
個体または系統によって DNA の塩基配列に違いがみられる現象を DNA 多型といい，遺伝子分析のためのマーカー（目印）として利用できる。これを DNA マーカーという。DNA 多型の検出方法として，RAPD 法，CAPS 法，SSR 法，SNP 法などがある。

● **ICP-AES**（inductively coupled plasma atomic emission spectroscopy，誘導結合プラズマ発光分析）
ICP-OES と同義。ICP-OES を参照。

● **ICP-MS**（inductively coupled plasma mass emission spectroscopy，誘導結合プラズマ質量分析）
ICP（ICP-OES 参照）に試料を導入して含まれる原子をイオン化し，それらを質量分析装置に導いて元素を同定・定量する方法である。一度に多数の元素を ppt レベルの極微量の濃度まで分析できる。現在，微量元素の定量分析法として最も汎用性のある方法として普及している。

● **ICP-OES**（inductively coupled plasma optical emission spectroscopy，誘導結合プラズマ発光分析）
ICP-AES ともいう。気体に高周波電圧をかけることによりプラズマ（気体を構成する原子または分子がイオンと電子に分かれた，電離した気体）を発生させ，そこに試料を導入して原子またはイオンを励起させ，基底状態に戻るときに発する光の波長から，存在する元素を同定し，光の強さから定量する方法である。発生させたプラズマは誘導結合プラズマ（ICP）といい，分析には通常，数千℃に達するアルゴンのプラズマが用いられる。一度に多数の元素を分析できる点が特徴である。

● **JAS 規格**（Japanese Agricultural Standard，日本農林規格）
「農林物資の規格化及び品質表示の適正化に関する法律」（JAS 法）に基づき，農林物資（飲食料品，油脂，農林畜水産物とその加工品）に対して定められた規格制度である。この法律は，飲食料品などが一定の品質や特別な生産方法でつくられていることを保証する「JAS 規格制度」（任意の制度）と，原材料・原産地など品質に関する一定の表示を義務づける「品質表示基準制度」からなる。詳細は第 1 章を参照。

●**LAMP 法**（loop-mediated isothermal amplification method）
DNA 増幅法のひとつ。DNA の増幅には，標的遺伝子の配列から 6 つの領域を選んで組み合わせた 4 種類のプライマー，鎖置換型 DNA ポリメラーゼ，基質（デオキシリボヌクレオシド三リン酸），および反応緩衝液（バッファー）が必要である。PCR 法における 2 本鎖から 1 本鎖への変性反応が必要なく，60 ～ 65℃の定温で反応が進行するという特徴があり，サーマルサイクラーのような機器を必要としない。また，増幅速度が速く，特異性も高い。DNA 合成酵素による伸長反応で副産物として生成されるピロリン酸が反応液中のマグネシウムイオンと結合することによる白濁で，標的遺伝子の増幅の有無を肉眼でも確認できる。

●**PCR 法**（polymerase chain reactions method, ポリメラーゼ連鎖反応法）
増幅対象（テンプレート）の DNA に対し，増幅したい領域の両端に相補的なプライマーと呼ばれるオリゴヌクレオチドと耐熱性 DNA ポリメラーゼ（DNA 鎖を合成する酵素）を用いてサイクル反応（2 本鎖 DNA の 1 本鎖への解離→プライマーとのアニーリング→伸長反応）を繰り返すことにより，DNA 断片を数千倍から数万倍に増幅させることができる。ごくわずかな量の DNA から特定領域の DNA 断片を増幅することができるため，各種 DNA マーカーの検出に利用される。

●**RAPD 法**（randomly amplified polymorphic DNA method）
任意に合成した 10 個程度の塩基配列をプライマーに用いて，ゲノム DNA を鋳型として PCR 反応を行ない，増幅される DNA 断片の種類や長さの違いを検出する方法。

●**SNP 法**（single nucleotide polymorphism method）
ゲノム DNA 上の特定の 1 塩基程度の違いを検出する方法。

●**SSR マーカー**（SSR marker）
SSR とは simple sequence repeat（単純反復配列）の略で，短い数塩基の配列の繰り返し構造のこと。マイクロサテライト，STR ともよばれる。この塩基の繰り返しの数は個体または系統によって異なる。この繰り返し数の違いを DNA 多型として利用した DNA マーカーが SSR マーカーである。繰り返し部分の塩基配列を PCR 法で増幅し，得られた増幅産物をアガロースゲル電気泳動あるいは DNA シークエンサーにかけることによって，DNA 多型をバンドの位置の違い，あるいは塩基配列数の違いとして検出する。

索引

ギリシャ字・数字

δ^{15}値	118
70％エタノール可溶性タンパク質	192

【英字】

AFLP法	73
CEN標準分析法	140
DNA鑑定	71
DNAマーキング	92
EEM	203
ELISA法	170, 180
ESR法	145
FP法	33, 35
GMP	139
HorRat	216
IPハンドリング	168
ISO/IEC 17025	210
JAS法	1
LAMP法	74
PCR法	183
PLS回帰分析	205
PSL法	144
RAPD法	73, 94
RFLP法	73
SNP法	74
Sr同位体比	54
SSR法	73
STS化	95
TL法	142
Trace Project	17

【あ行】

アサリ	25
雨よけ施設栽培	117
アミド態窒素	191
アミノ酸パターン	193
アミノ酸パターン類似率	192
アユ	161
アレルギー表示	12
アレルゲン	178
安定同位体比	46
イチゴ	78
遺伝子組換え農作物	168
遺伝子組換え不分別	12
ウェスタンブロット法	181
牛	97
ウナギ	27
ウンシュウミカン	85
栄養学的適合性	139
遠紫外分光法	59
欧州食品安全機関	179
欧州標準法	141
オウトウ	85

【か行】

解凍	148
ガイドライン	211
化学肥料	118
花き	128
加工食品品質表示基準	4
可視・近赤外分光法	148, 151
眼球の白濁	149
慣行栽培	114
カンパチ	162
乾めん類品質表示基準	190
キノコ	127
キャリブレーション群	206
牛肉	44
球面法	194
魚介類	148
切り身	153
近赤外分光法	191
クリ	85
黒毛和種	100
蛍光	202
蛍光X線分析法	29
蛍光指紋	201
景品表示法	2
計量法	2
ケモメトリックス	21
健康増進法	2
原産国表示	8
原産地呼称統制制度	17
原産地名称保護制度	17
減衰全反射遠紫外分光法	62
健全性	139
元素組成	18
原料原産地表示	6
検量線作成用	206
検量線評価用	206
検量線法	33
豪州産牛	103
厚生労働省通知検査法	184
酵素活性	150
国産牛	98
コーデックス委員会	211
コーデックス標準分析法	140
コーヒー生豆	36
小麦	96
小麦粉	37
米	93, 129
混合割合	190
コントロールプラスミド	172

【さ行】

栽培法	114
栽培履歴	114
作物保護栽培法	117
サトイモ	45
産地判別	16
サンドイッチ法	181
時間的検証	217
次世代シークエンサー	91
施設栽培	116, 117

施設土耕栽培	123	電荷移動型色素	208	物性分析	208
室間共同試験	210	電子スピン共鳴法	145	フルコラボ	210
室間再現相対標準偏差	215	天然魚	158	分別生産流通管理	11, 168
施肥窒素	118	透過型遠紫外分光法	63	併行相対標準偏差	215
脂肪酸	158	凍結水産物	148	米国産牛	103
重イオンビーム	74	毒性学的安全性	139	ベクトル	195
重元素	53	特定原材料	179	べたがけ栽培	117
種特異的プライマー法	109	特別栽培	115	紅秀峰	91
種判別マーカー	92	トンネル栽培	117	放射化分析法	39
照射検知法	142	トンプソンの修正式	216	放射線照射食品	139
消費期限	9			放射線照射履歴	139
消費者庁通知検査法	187			ホルウィッツの式	215
賞味期限	9	**【な行】**		ホルスタイン	100
食品衛生法	2, 12	ナス	84		
食品添加物の表示	13	肉種判別	104	**【ま行】**	
食品添加物高分子	208	ニホングリ	88	マイクロサテライト	73
食物アレルギー	178	ニホンナシ	85, 87	豆類	97
水産物	148	尿素系ディスク電気泳動法	191	マルチ栽培	117
水溶性タンパク質	190	認証標準物質	34	ミニサテライト	72
スクリーニング検査	184	ネギ	84	メト化	152
スタック品種	174	熱ルミネッセンス法	142	免疫学的手法	180
スペクトル	152	農作物	48	モモ	85
生鮮食品品質表示基準	1				
製造物責任法	2	**【は行】**		**【や行】**	
性能指標	216	バイオインフォマティクス	76		
赤血球の崩壊	149	灰分	190	薬事法	2
即発γ線分析	41	パターン類似率	193	有機JAS認証	124
そば粉の配合割合	190, 202	ハチミツ	52	有機オレンジ	126
		バリデーション群	206	有機栽培	114
【た行】		判別モデル	25	有機栽培米	130
多元素分析	20	光励起ルミネッセンス法	144	有機質資材	130
妥当性確認	210	ビスコグラフィー	191	有機質肥料	118
タマネギ	22, 42, 84	微生物学的安全性	139	有機食品の表示	12
畜産物	50	非破壊分析	150	有機茶	127
窒素安定同位体	117	標準分析法	172	有機ナシ	126
定性PCR法	170	品質表示基準	1	誘電特性	150
定性法の妥当性確認	212	品種識別	71	誘導結合プラズマ質量分析	18
定量法の妥当性確認	215	品種同定理論	81	誘導結合プラズマ発光分析	18
適正製造規範	139	不正競争防止法	71	養液栽培	116, 124

養液土耕 124, 127	**【ら行】**	リンゴ 85
養液土耕栽培 115	ラウンド魚 151	ルチン 191
養殖魚 158	ラテラルフロー法 170, 182	レトロトランスポゾンマーカー 74
	リアルタイム PCR 法 171	路地栽培 116
	リステリア菌 139	ローダミン 203

執筆者一覧

【執筆者一覧】（執筆順）

氏名	所属	担当
安井 明美	（独）農業・食品産業技術総合研究機構 食品総合研究所	まえがき，付録2
小森 栄作	（独）農林水産消費安全技術センター	1，コラム
有山 薫	日本穀物検定協会 東京分析センター	2.1, 2.2.1A, 付録2
井口 潤	（独）農林水産消費安全技術センター	2.2.1B
山下由美子	（独）水産総合研究センター 中央水産研究所	2.2.1B
保倉 明子	東京電機大学 工学部環境化学科	2.2.2
中井 泉	東京理科大学 理学部応用化学科	2.2.2
中西 友子	東京大学 大学院農学生命科学研究科	2.2.3
田野井慶太朗	東京大学 生物生産工学研究センター	2.2.3
鈴木彌生子	日本認証サービス株式会社	2.3.1
川崎 晃	（独）農業環境技術研究所	2.3.2
池羽田晶文	（独）農業・食品産業技術総合研究機構 食品総合研究所	2.4
東 昇	倉敷紡績株式会社	2.4
尾崎 幸洋	関西学院大学	2.4
矢野 博	（独）農業・食品産業技術総合研究機構 近畿中国四国農業研究センター	3.1
松元 哲	（独）農業・食品産業技術総合研究機構 野菜茶業研究所	3.2
山本 俊哉	（独）農業・食品産業技術総合研究機構 果樹研究所	3.3，付録2
岸根 雅宏	（独）農業・食品産業技術総合研究機構 食品総合研究所	3.4
万年 英之	神戸大学 大学院農学研究科	3.5
笹崎 晋史	神戸大学 大学院農学研究科	3.5
髙嶋 康晴	（独）農林水産消費安全技術センター	3.6
中野 明正	（独）農業・食品産業技術総合研究機構	4.1, 4.2，付録2
西田 瑞彦	（独）農業・食品産業技術総合研究機構 東北農業研究センター	4.3
等々力節子	（独）農業・食品産業技術総合研究機構 食品総合研究所	5
木宮 隆	（独）水産総合研究センター 中央水産研究所	6
岡﨑惠美子	（独）水産総合研究センター	6
齋藤 洋昭	（独）水産総合研究センター 中央水産研究所	7
橘田 和美	（独）農業・食品産業技術総合研究機構 食品総合研究所	8
布藤 聡	株式会社ファスマック	9
山崎 慎也	長野県工業技術総合センター	10.1, 10.2
杉山 純一	（独）農業・食品産業技術総合研究機構 食品総合研究所	10.3
内藤 成弘	（独）農業・食品産業技術総合研究機構 食品総合研究所	11
山越 昭弘	日本生活協同組合連合会 品質保証本部商品検査センター	付録1
太田 充恒	（独）産業技術総合研究所	コラム
後藤 晶子	首都大学東京 大学院理工学研究科	コラム
吉田 尚弘	東京工業大学 大学院総合理工学研究科	コラム
富山 眞吾	三菱マテリアルテクノ株式会社	コラム
後藤 慎吾	日本アルコール産業株式会社	コラム
力石 嘉人	（独）海洋研究開発機構 海洋・極限環境生物圏領域	コラム
伊永 隆史	首都大学東京 大学院理工学研究科	コラム
岩田 祐子	科学警察研究所	コラム
由井 宏治	東京理科大学 理学部化学科	コラム
平井 昭司	東京都市大学	コラム

【編者紹介】

日本分析化学会 表示・起源分析技術研究懇談会編集委員会（＊：代表）

＊安井　明美	（独）農業・食品産業技術総合研究機構 食品総合研究所
有山　　薫	（財）日本穀物検定協会 東京分析センター
保倉　明子	東京電機大学 工学部環境化学科
等々力節子	（独）農業・食品産業技術総合研究機構 食品総合研究所
鈴木　忠直	（独）農林水産消費安全技術センター
力石　嘉人	（独）海洋研究開発機構 海洋・極限環境生物圏領域

本書は東京電機大学学術振興基金の援助を得て刊行された

食品表示を裏づける分析技術　科学の目で偽装を見破る

2010年11月30日　第1版1刷発行　　　　　　　ISBN 978-4-501-62580-1 C3043

編　者　日本分析化学会 表示・起源分析技術研究懇談会
　　　　©The Editorial Board, Discussion Group of Analysis for Labeling and Origin,
　　　　The Japan Society for Analytical Chemistry 2010

発行所　学校法人 東京電機大学　　〒101-8457　東京都千代田区神田錦町2-2
　　　　東京電機大学出版局　　　　Tel. 03-5280-3433（営業）03-5280-3422（編集）
　　　　　　　　　　　　　　　　　Fax. 03-5280-3563　振替口座 00160-5-71715
　　　　　　　　　　　　　　　　　http://www.tdupress.jp/

JCOPY ＜(社)出版者著作権管理機構 委託出版物＞
本書の全部または一部を無断で複写複製（コピー）することは，著作権法上での例外を除いて禁じられています。本書からの複写を希望される場合は，そのつど事前に，(社)出版者著作権管理機構の許諾を得てください。
［連絡先］Tel. 03-3513-6969, Fax. 03-3513-6979, E-mail: info@jcopy.or.jp

印刷：新日本印刷（株）　　製本：渡辺製本（株）　　装丁：川崎デザイン
落丁・乱丁本はお取り替えいたします。　　　　　　　　　　Printed in Japan

ワトソン遺伝子の分子生物学 第6版	中村桂子 監訳／滋賀陽子ほか 訳	10500 円
アミノ酸　タンパク質と生命活動の化学	船山信次 著	3990 円
オープンソースで学ぶ バイオインフォマティクス	オープンバイオ研究会 編	4095 円
生体機能代行装置学　血液浄化	海本浩一 編著／北村 洋ほか 著	2730 円
一流の科学者が書く英語論文	アン・コーナー 著／瀬野悍二 訳編	2730 円
燃料電池の技術	西川尚男 著	3570 円
化学工学の基礎	鈴木善幸 著	3360 円
入門 有機化学	佐野隆久 著	3570 円
基礎化学の計算法	鈴木善幸ほか 著	1995 円
物理化学の計算法	鈴木長寿ほか 著	2625 円
化学工学の計算法	市原正夫ほか 著	2730 円
高分子合成化学	山下雄也 監修／青木俊樹ほか 著	4935 円
代謝工学　原理と方法論	清水　浩・塩谷捨明 訳	8190 円
《科学コミュニケーション叢書》		
科学技術は社会とどう共生するか	岡本暁子ほか 編著	2625 円
ジャーナリズムは科学技術と どう向き合うか	小林宏一ほか 編著	2625 円
科学技術ジャーナリズムは どう実践されるか	小林宏一ほか 編著	3360 円
科学技術政策に市民の声をどう届けるか	若松征男 著	2940 円

定価は変更されることがあります。ご注文の際は http://www.tdupress.jp/ にてご確認ください。